除了野蛮国家，整个世界都被书统治着。

司母戊工作室

诚挚出品

中国淑女

[英] 谢福芸 Dorothea Soothill Hosie 著
沈迦 主编
龚燕灵 译

人民东方出版传媒
東方出版社

图书在版编目（CIP）数据

中国淑女 /（英）谢福芸（Dorothea Soothill Hosie）著；龚燕灵 译 .
— 北京：东方出版社，2018.5
书名原文：Portrait of a Chinese Lady and Certain of Her Contemporaries
ISBN 978-7-5207-0288-1

Ⅰ . ①中…　Ⅱ . ①谢…　②龚…　Ⅲ . ①长篇小说—英国—
现代　Ⅳ . ① I561.45

中国版本图书馆 CIP 数据核字（2018）第 054166 号

中国淑女
（ZHONG GUO SHU NÜ）

作　　者：［英］谢福芸
译　　者：龚燕灵
主　　编：沈　迦
责任编辑：闫　妮
出　　版：东方出版社
发　　行：人民东方出版传媒有限公司
地　　址：北京市东城区东四十条 113 号
邮　　编：100007
印　　刷：北京联兴盛业印刷股份有限公司
版　　次：2018 年 5 月第 1 版
印　　次：2018 年 11 月第 2 次印刷
开　　本：855 毫米 ×1092 毫米　1/32
印　　张：16.5
字　　数：376 千字
书　　号：ISBN 978-7-5207-0288-1
定　　价：62.00 元
发行电话：（010）85924663　85924644　85924641

序

班女士的诗[1]

《针缕赋》

熔秋金之刚精[2]，
形微妙而直端。
性通达而渐进，
博庶物而一贯。

惟针缕之列迹，
信广博而无原。
退透逦以补过，
似素丝之羔羊。

何斗筲之足算，
咸勒石而升堂。

1　鸣谢加拿大麦吉尔大学孙念礼博士（美国汉学家，著有《班昭传》Pan Chao：Foremost Woman Scholar of China，1 century A.D.）。（本书脚注均为译者注）

2　秋天属金，正如春天属木，夏天属火，冬天属水。

作者前言

亲爱的励诚——真诚的鼓励者：

我在上一本书里主要写了你的家庭，还把写给你的一封信作为书的前言。真不敢相信，这一晃已经五年了。这次我又找上门来，只能怪你自己喽。你还记得那年八月咱俩一起去位于渤海湾的北戴河拜访宋太太吧？回来的路上你问我：“为什么不再写一本有关中国人的书呢？”我答道：“岂敢呀！我对中国的了解太少了，所知道的那一点点东西早已经写进上一本书里了。”你和蔼地跟我交流你的看法：“你的第一本书写得很好，说明你对中国的理解是对的。那么现在，你该写写我们了。”“写写‘我们’？”我有些纳闷，“你指的是什么？”你说：“在《名门》那本书里，你写的是家父及其友人的事儿，是上一代人的故事。你写长辈们的故事，这很让人钦佩。现在你应该写写我们了，因为我们这一代才算是当代的中国人。我们的故事肯定会很有趣！”

你希望我继续写下去。你这么信任我，真的让我感到受宠若惊。“可是，”我继续反驳道，“我在书里早已经写过你了，励诚。如果再继续写你的故事，你的尾巴该翘上天啦！”听我这么说，你大声笑了起来。“接下来该写谁的故事，还用我说吗？”你答道，“你该写写我们中国的新一代女性。她们是那么迷人，那么充满活力！让宋太太做你下一本书的主人公吧，你非常了解她。写写她，写写那些正在改变中国的人们，是他们让中国发生了翻天覆地的变化。”

好了，眼前的这本书，就是应你的要求而写的。我花了整整两年时间才完成，不过我自己还是觉得不太满意。我对中国的看法也随着写作的进展不断地发生着变化。我认真研究你们的生活，中国又反过来教给我许多东西。比如那个伟大的“礼”字，用中文说出来是那么简单，可是自从西方学者潜入中国文学的海洋后，他们对如何翻译这个字的争论就一直没有停止过。国与国之间的交往，是否应该做到互相尊重才算是以“礼”相待呢？也许使徒在写下“要爱别人胜过爱自己”这句话的时候，他就是想要表达“礼”的意思吧！你觉得呢，励诚？

另外，无论是在西方还是在东方，都有一个共同的理想一直激荡在人们心头，那就是国家之间的友谊与合作。那场令人刻骨铭心的战争[1]向西方人昭示，国家间的嫉恨可以带来多么惨痛的后果。对于实现上述理想，你我也许做不了太多，但正像政治家们签订和平协议那样，大家一起喝喝茶，说说笑话，在海边散散步，也许同样会让我们内心感到温暖和持久的安宁。一小撮采摘自你家山坡上的褐色茶叶，配上一只瓷茶杯——还是从你们的祖先那里学来的制瓷工艺，就可以让我们结下深厚友谊，牢固得可以和神圣盟约媲美。

治大国如烹小鲜。有时候看似微不足道的事物却可以成就伟大的事业。解决民族矛盾和争端的途径也许恰恰来自当事双方本身，世间很多重大事务其实都是这样。解决问题的基础

1　1914 至 1918 年第一次世界大战。

其实一直都在那里，那就是我们的同情心和慈悲心。欢笑与泪水，遗憾与恐惧，亲情与友谊，一起造就了人类的共同命运。最后一点，也是必然的一点，那就是所有人都必须首先生存下来，然后才有机会在一起聊天、聚餐，通过有血有肉、有情有义的一条条鲜活的生命去体验饮食的奇妙，理解它背后蕴藏的文化。神的话语和启示，只有先转化成看得见、摸得着的现实，才有可能被人类的眼睛感受到。

本书原本打算着重描写中国的女性，可是，我们又怎能将两性截然分开呢？当然不能！只有当男性勇敢而文雅时，女性才可能温柔而慷慨。

再一次，我用令尊赐我的名字来署名。在我们二十年的书信往来中，我不知多少次签下过这个可爱的名字。

你的姐妹

福芸——快乐的园丁

1929 年牛津

主要人物

中国女士：上海的宋太太

她的家人：宋先生及两个孩子，女儿云云五岁，儿子聂聂两岁

吴小姐，一所女子学院的教师

三位中国男性知识精英：

铁路总办 / 逻辑学教授 / 地质学金奖获得者

魏小姐，汉族，一所女子学校的校长

骆香华小姐，魏小姐同事，满族人，前山西巡抚骆大人之女

宫励诚，出身于书香门第。他的名字意为“真诚的鼓励者”。其夫人淑英的名字意为“贤惠而勇敢”。

其他人物：

英国子爵，子爵夫人，几位美国、英国及法国传教士，一两位医生，中国将军及其儿子，满族格格，尼姑，佛教徒，天主教徒，士兵，人力车夫，仆人，阿姆（保姆，为温州方言），麻风病人，土匪，等等

时间：当代中国

地点：上海，长江，南京，杭州；温州，一个南方小港；北京，天津，北戴河；奉天和满洲（今天的沈阳和东北）

[目录]

contents

中国淑女

†

第 1 章

中国母亲

一艘装有宽大横梁和白色遮阳棚的汽轮启动螺旋桨，鸭子划水般缓缓驶离喧闹的码头，和那些仍被拴在码头上的轮船姐妹默默道别。一离开上海外滩，汽轮马上拐进黄浦江。江边鳞次栉比伫立着不同国家风格各异的建筑。在浦东码头，停泊着一艘急需重新粉刷的苏联船只，从船头到船尾挂满了旗子，不禁使人联想起苏联经常庆祝的节日。它似乎在用这种方式来藐视自己所遭遇的排斥。在对面的法国码头，一艘意大利炮艇正在为即将参加的某个意大利庆祝活动而精心梳洗打扮。英国商人们则正忙于交付货物。太阳升起来，阳光照在江中一艘笨重的大船上，船员的金发在晨光中闪闪发亮。

站在我身边的大副告诉我“那是潜水艇的放缆船”。过了一会他又说:“这条海岸线上的锚索业务被丹麦人全包了，他们的工作效率确实很高。”

这时，一艘小船从我们船旁快速驶过。

“这艘船是从温州港过来的，”大副说，“温州在宁波南面大约三百英里的地方，那里几乎没有白人，是真正的中国。那里生产油纸伞，我去过几次。”

我冲他笑了笑。

“我生在宁波，长在温州。”我告诉他，“如果把我扔到那艘船上，我会像在荆棘丛里的野兔那样悠然自得。那里的一切，无论是厨房里飘来的大蒜和炒肉的香味，还是每顿饭都给我做红薯吃的好心的胖船员（就是因为有一次我告诉他我喜欢吃红薯），都会给我一种回到家的感觉。我还能告诉你那艘船上装运了什么货物：一筐筐略带一丝苦味儿却深受美食家追捧的瓯柑，据说人发烧时吃它很管用。你知道吗？这种柑子在“满洲”能卖个好价钱呢！我自己更喜欢吃小蜜橘，下等舱的孩子们都会自己剥着吃。”

“可能船上还装着大量运往上海的个大汁多的胡萝卜，”他补充道。

“是啊，还有那些造型古怪的宽边浅口的箩筐，”我也附和着，“里面装满了小鸡雏儿，叽叽喳喳地叫个不停。鸡雏儿的主人蹲在一旁，给它们喂食、喂水。如果你好好央求央求，他会很乐意给你看那些漂亮的黄色小绒球。”

我的眼睛热切注视着那艘毫不起眼的小船驶向岸边。她就像一只小母鸡，温顺谦卑地穿梭在那些消耗大量煤和油的大船中间，在被大个头儿们摈弃的杂物中悠然自得地寻觅着食物。这时，思乡之情不禁油然而生，我开始想念那个充满甜蜜回忆的南方乡村。久居北京的江浙人有时也会有这样的经历，突然冲出家门，为自己的阳台买一株夹竹桃，或者为下一顿饭买上几个南方运来的柚子或是竹笋。虽然由于运输耽搁太久，果蔬的质量很差而且贵得出奇，但这些小东西却可以瞬间让他感受到回家的感觉。

大副和我四处张望。我的脑海中浮现出这样一幅画面，一名苦力挑着扁担颤颤悠悠地从山上往下走，扁担两头各挑着一筐小鸡雏儿。这些小鸡雏儿刚刚从农家的暖箱里孵出来，叽叽喳喳叫个不停。苦力连跑带颠儿，双脚啪嗒啪嗒地踩在弯弯曲曲的田埂上，周围稻田里春天刚插的秧苗透着满眼的嫩绿。轻风吹过，竹林在他的头顶摇曳，好似窃窃私语一般。他不时停下脚步，小心翼翼地把箩筐浅浅地在小溪里浸一浸，用那已经被太阳晒得暖融融的溪水沾湿一下小鸡雏儿的脚爪儿。他还轻轻掀开箩筐盖，仔细察看有没有哪个受了伤。小鸡雏儿在箩筐里挤成一团，惊魂未定地走来走去，浑然不知到底发生了什么。过了一会儿，它们小心翼翼地用柔嫩的小尖嘴巴犹犹豫豫地喝下平生第一口水。

汽轮掉转船头，沿着黄浦江宽阔的水面顺流而下。大副这时也去忙他的工作了。上海各大银行和报社大楼的各式穹顶以及商业王国壮丽的景观都渐渐消失在远处。远远望去，似乎伦敦、柏林、纽约和巴黎等大都市的楼群被千里迢迢挪移到了这里，又像是一群神情庄严、站在低洼沼泽地上的长腿白鹭。我很少见到这样的景象。我是一个来自温州的女孩，和那艘毫不起眼的小汽船来自同一个地方。我和箩筐里的小鸡雏儿一样，都是在农家长大，那里远离温州市区，要先乘坐舢板船沿着河道来到某个乡村，然后再走路、坐轿，最后才能到达寂静的山里。那里很快就会漫山遍野开满火红的杜鹃，从山顶一直开到山脚下清澈的小溪边。我的怀里抱满娇艳的杜鹃花，父亲和母亲在我前面的树下走着，和他们的中国朋友开心畅谈。他们对自己的帮手也很满意，那都是些饱经风霜的人。在这样美丽的地方，有这些人的陪伴真是一件乐事。一名轿夫这时执意要我尝一尝杜鹃花瓣，说它能给最好的茶叶增添美味，我将信将疑地轻轻咬下一片花瓣。轿夫们便开始相互吆喝着为我寻找最美丽的花枝，很投入地为他们的外国小主人服务。他们一边聊着天，一边相互讲着笑话，不时爆发出一阵阵开怀的大笑。他们每个人都肩负着沉重的负担，但也在条件允许的时候尽情享受着生活。我注意到一个轿夫在跟我说话。

“姑娘，”他又重复了一遍，“尊贵的小主人！”

“什么事？”我问道，隐约觉得轿夫们一直在对我用“漂亮”这个词，只是原以为他们是在说杜鹃花。

“刚才我们在聊天，聊了很多话题。我的搭档阿劳说，你们有些外国人一定觉得自己长得好看。如果你们不这么认为，他会觉得很奇怪。我问你这个问题，你会不会觉得我很失礼？”

我笑了。

“我们有些人觉得自己漂亮，有些人觉得自己不漂亮。怎么了？你们中国人是不是觉得我们这些外国人没一个长得好看的？”

他蜜黄色的脸上顿时写满了同情，他应该感到很后悔把自己的真实想法告诉了我。

“嗯，”他摇了摇头，吞吞吐吐地回答，“你们确实不太漂亮。我们知道，你们都是善良的人。只是，长相是爹妈给的，自己也没办法，对吧？”

“那你觉得我们的长相有什么毛病呢？”我继续逼问他。

“哎呀——”他有点不知所措，好像毛病太多了，不知道从何说起，“首先，我们很少看到长着圆圆脸蛋儿的外国女士；其次，你们头发和眼睛颜色太杂了，很少是正常的黑色。你们的鼻子也太大了，长在脸上显得非常突兀。请一定原谅我这么直接；不过，是你让我说实话的，对吧？”他似乎有点惶恐。

这时我突然想捉弄他一下，该给他点儿教训。

“那你也让我大胆地说出自己的看法吧，”我假装很认真地说道，“我也常常纳闷，你们中国人觉得自己长得好看吗？”

听到这个问题，他心情好了起来。“有些人觉得自己长得好看，有些人——”说到这儿，他突然明白了我的意思，顿时哈哈大笑起来，爽朗的笑声在山谷里回响。“我明白了。”从那以后，每到一个村子，他都会把刚才那段对话不厌其烦地一遍遍讲给聚在一起聊天的当地农民听。最后他会说，“所以，你们现在可能也会觉得，有些外国人按照他们自己的奇怪标准也算长得好看的咧！”

突然，身后甲板上传来挪动椅子的吱嘎声，一下把我拉回到眼前的黄浦江，以及外滩上离我越来越远的建筑群。我这才意识到，此时此刻我正微笑着伏在甲板的护栏上，对周围的一切浑然不知。我往下望去，正好与一位中国老农的目光相遇。他站在我们下方甲板的船首位置，靠在一个绞盘架旁，正若有所思、目不转睛地盯着我看。他悠然自得地吸着烟，竹制烟杆又细又长，烟斗里装满了烟丝。像我一样，他也在沉思。也许是在琢磨我的奇怪长相吧。想到这里，我觉得很有趣。这时，一艘巨型海轮从我们身边嗖的一声驶过，比风还快，肯定是广东或是宁波的水手，他们都是出色的水手，热心又机敏。擦身而过的时候，他们几乎连看都没看我们一眼。

这时，太阳已经完全升起，耀眼的阳光照在海轮巨大的折叠船帆上。浑浊的黄浦江在这时也完全变了样，一阵微风吹过，江面上泛起细小的波浪，黄浦江从一汪满是淤泥的褐色洪水，摇身变成了一面带格子纹的希腊勇士盾牌。数百年来，中国依靠辽阔的黄海和它背后的长城守护着自己的心脏。这只是一面水做的盾牌，西方人从海路来到了中国。一些人纯粹是来冒险的，到了中国后贪婪地攫取，根本不在乎是否伤害了中国人的感情。另外一些人，虽然同样抱着聚敛财富的目的，不过他们心怀慈善。还好，后一种人的数量在一代代地增加。尽管他们属于不同的种族，但当他们将要离开中国的时候，心里会感到非常伤心，因为他们不想离开自己的中国朋友。双方都渐渐喜欢上了共同的人性造就的亲情和友谊，双方通过共同的努力，在追求共同利益的过程中都学会了相互尊重。

还有一些西方人的人生第一步就开始于那面水盾牌的某个角落。他们酣睡过的第一个臂弯就是中国人的，嘴唇发出的第一句话是短促、简单、表现力丰富的中文。小时候做错事被人发现时，他们会逃到慈祥的阿姆[1]怀里承认错误。他们把耳朵紧紧贴在阿姆的胸前，听着阿姆均匀有力的心跳，心里马上就得到了安慰。

正在我独自出神的时候，一位小个子的中国老妇人，走到绞盘架旁的农夫身边，显然她是他的妻子。她仰头冲我笑了笑，点了点头，算是跟我打了招呼，我也冲她点头回应。我想如果我愿意，她会毫不犹豫地把我揽进她的怀里，尽管她与我素昧平生。这时，我也想到这世界上还有些孩子从来没有机会把自己的脸靠在中国阿姆的短上衣上，或是看她娴熟地削去甘蔗皮，露出干干净净的美味甘蔗肉，就等着孩子的乳牙扑上去啃吸那甜美的甘蔗汁。想到这儿，我不禁觉得那些孩子很可怜！中国阿姆会在你走错路的时候，用爱抚把你拉回来，她们也从来不会责骂孩子。

1　温州方言，保姆。

我继续回忆着我的阿姆。每次有机会去大英博物馆，我总会去瞻仰大地之母德墨忒耳的雕像。大地之母宽阔的肩膀和温暖的膝盖让我想起疼爱我的阿姆，想起阿姆的肩膀和膝盖。我是多么感激她！记得当年我只有五岁，生活在温州，当我藏到橱柜里面，穿着蓝色棉裤和棉衣的阿姆走进餐厅坐在我旁边的地上。她把我抱到自己的腿上，用膝盖夹住我的双脚。

“小宝贝儿，”阿姆在我的耳边低声说，双唇轻轻摩挲着我的额头，这是中国式的吻，“太太好像真的很担心你呢！你压根儿就没有努力去学习认字。刚才她跟我说起你的时候一直唉声叹气，担心你天生就是个笨小孩，说如果尊贵的老爷认为他自己生了这么个笨孩子一定会很伤心的，那她也会感到羞愧难当。而那些中国牧师和朋友，如果他们听说自己无比敬仰的老师生了一个不会读书的女儿时，也会为此感到羞愧。之前已经有一两个人来问过我了，问你现在能认多少字了。我跟他们说，学着读写那些奇怪的英文字母要比中文难多了，所以要花更多的时间。可是如果你还是不努力学习，下次他们再问我，我该怎么回答？我现在已经受洗了，他们再问我，就不能再搪塞他们了。你说呢，我的宝贝儿？”

“阿姆，”想到自己可能面临这样的未来，我也吓坏了，“那些字母看上去长得都一样，根本记不住哪个是哪个。我该怎么办呢？我真的不想让你和我的爸爸妈妈感到羞耻。”

她从头发里取出一支银质的掏耳勺，平常掏耳勺被藏在头发里，这时她一边刮着脸颊，一边想着主意。

“你说得对呀，”她叹了一口气，“外国字母都长得太像了。就在昨天，苦力从轮船上取回邮袋送到厨房来的时候跟我说，无论把那些字母怎么颠过来倒过去地看，他还是什么也看不明白。那些字母就像是蜘蛛蘸了墨水爬出来的，他就是这么说的。不过，说真的，这些字母一定是有意义的。你看你母亲，一个女人家，就能很轻松地读懂它们。还有人告诉我，有些中国人也掌握了这门神奇的语言呢。”

“那我该怎么办呀？”我呜咽着说，“我太笨了，笨死了！长辈们一定会因为我而丢脸的。”

“你得把智慧吸进去，”她边说边做深呼吸，示范给我看，“太太把那些字母分开放到你和小弟弟身边的时候，你一定要像我们中国人说的那样‘把智慧吃进肚子里去’。”

她眼神热切地望着我，我也热切地望着她。她从身旁捡起一本儿童书。

“看看，”她说，“试着认认上面的字。”

天哪，那本书上的字，我连一个字母也不认识，更别说字了。“阿姆，”我说，“我是不是该吃掉一小片书，也许那样我就能有智慧了？”

她好像也恍然大悟。我们撕下半页纸，卷成一个个小卷儿，然后阿姆就在地板上教我怎么把它们吃下去。我顺利地把它们吃了下去，看来获取智慧并不难。那页纸的上半部分是一幅海上航船图。不过阿姆觉得图画没什么用，真正需要记住的是文字，而不是艺术。

这个法子真的很神奇，我几乎马上被治好了。不到一个星期，我就能认几个字了。阿姆那天对我的劝导，让我把小孩子爱玩儿的天性转移到这些像蜘蛛爬的字母上去。不久，为了逃离南方的酷暑和潮湿，我们就收拾行装搭乘小汽船来到上海，然后去北方上学。母亲拿着那本被撕掉半页纸的书找到我，书页上还有那幅航船图。

她大声说："我很奇怪，这本书是怎么被撕坏的！"

阿姆和我都没吭声。

我难道不该感激她吗？正是她给了我文学的启蒙——就在餐厅的地板上，靠着橱柜。亲爱的阿姆，我会一直祝福你。很久很久以前，你肉体的心脏停止了跳动，灵魂却已升上了智慧的天空。在天堂里，你们中国人是只和中国人打交道，被放在一个单独的国家里吗？我们西方人跟你们是隔离开的吗？抑或是那里也有一些白人小孩让你来给他们特殊的母爱呢？这些白人孩子和你自己可爱的孩子可是有很多不同哦。当你坐在那里，一边低声哼唱，一边轻轻晃动身体的时候，一定会有一个英国小孩微笑着跟在你身边。你是否还是一边看着小天使的眼睛，一边唱歌哄他们入睡呢——

"滔天的洪水来了，把竹桥全都冲走了。"

谢谢你给了我文学的药丸！它们可比数百年来中国皇帝梦寐以求的长生不老金丹更有价值！这些药丸恐怕也给了我长生不老的钥匙呢！如果乔叟遇到你，他会把你抱上一头灰耳朵毛驴背上，一边和你从容漫步，一边请你讲你自己版本的《伊索寓言》。莎士比亚呢，他可能就直接让你给罗莎琳德[1]当保姆，跟她一起去阿登[2]，帮她调整紧身上衣以便呼吸更顺畅。而对于你们自己伟大的孔子来说，虽然你除了知道他很伟大之外几乎对他一无所知，但你在真正的知识面前展现出的谦恭正是孔子倡导的美德。孔子不是说过嘛："诚者，天之道也。"这么看来，你肯定已经实现了这个目标。

1 罗莎琳德是莎士比亚喜剧《皆大欢喜》中的女主角。

2 阿登是莎士比亚喜剧《皆大欢喜》的背景地。

最后，通过让我吞下纸浆药丸，你让我明白，如果不能成为自己血液的一部分，像血液那样在身体里流淌，文学是没有用处的，圣言必须变成具体的活生生的东西，否则它就会像呼吸一样，看不见，摸不着。

我站在从上海出发沿黄浦江顺流而下的汽轮上，俯视着那对老农夫妇。我并不认识他们，却不由自主地对着他们微笑。在亲切善良的中国，这么做是很自然的。我身后的椅子又发出了吱嘎的刮擦声，把我重新带回到现实之中，已长大成人的我正在一艘汽轮上。我叹了口气，转过身去。随着一阵急促的脚步和欢笑声，两个中国孩子从露天甲板室猛跑过来，正好撞在我的膝盖上。一位阿姆身穿被浆洗发硬的短上衣急急忙忙地追赶着。可凭她那双被裹过的小脚，又怎能赶得上孩子们无拘无束的脚步呢？阿姆马上尽职尽责地开始训斥孩子们的鲁莽。这时，从我身后传来一个声音。原来椅子上坐着的那个人正是那两个孩子的母亲。

“哎，聂聂，云云，你们怎么可以这样呢？”她说的南方方言，我刚好能听懂一点，“你们刚才差点把这位外国女士撞倒了。”那两个被我揽住的小淘气在我的怀里挣扎着，嬉笑着，压根儿就没有悔过的意思。

“没事儿，”我转头对他们的母亲说，“无论被多少小孩撞翻在地，我都乐意，如果是中国孩子，我就更乐意了。我就出生在你们尊贵的国度，所以我也算有着一半的中国心呢。”

“不敢当——不敢当，”她看我说的是普通话，就也改用普通话来回答我，“我姓宋，请问您贵姓？”

阿姆把两个孩子从我身上拉开。我从白色甲板的一边拉过另一把篮子式的椅子（状如沙漏，干干净净，座位上扎着白色帆布，在所有的中国汽轮上都能看到这样的椅子），在宋太太身边坐了下来。

“免贵，敝姓谢，”我告诉她。在说“谢”这个字的时候，我能感觉到柔软得像叹气似的呼吸在齿间轻轻流过。这是许多年前我丈夫还年轻的时候在北京得到的中国姓，是一个和公使馆有联系的谦恭的中国老学者给他取的。

宋太太听到从我嘴里说出这么一句极度自谦的中国用语，不由得笑了一下。她又继续织起她的毛衣——编织是中国女性新学来的一项技能。她的孩子们穿着浅蓝色羊绒衫，很漂亮。她告诉我，那是她亲手织的。那骄傲的神情我在其他母亲身上也看到过——每当她们跟我介绍自己在家里有多能干，她们多么无微不至地照顾自己的家人时，我都能看到同样骄傲的神情。在远处，聂聂正在解羊绒衫的扣子，想把它脱下来。宋太太说，聂聂三岁了。

“等你感觉凉快一点的时候才可以脱。”五岁的云云一边下着命令，一边毫不犹豫地把弟弟的毛衣重新扣好，一直扣到脖子。

看到此情此景，宋太太和我相视一笑。

“真是奇怪，五岁的云云在自己弟弟面前怎么像个妈妈一样呢？”她感叹道。

不知道古往今来天下有多少母亲曾这样温柔地赞叹自己懂事的女儿啊！

“昨天，她还教弟弟在众人面前如何行为举止，怎么鞠躬。过来，聂聂，”她叫道，“给这位姓谢的外国女士鞠个躬，说声对不起，请她原谅你刚才撞到了她。”

小宝贝慢悠悠地走过来，用大黑眼睛盯着我，可爱的脸上一副波澜不惊的表情。他把两只小胖手合在一起，搭在吃得胖鼓鼓的肚皮上，飞快地弯了一下腰。云云马上抓起他的两只手，把它们摆放在另外一个位置。“不是这样的，聂聂，”她抱怨道，“昨天我是怎么教你的？必须把手摆得高一点。你就是不用心记。”

“他得‘把智慧吃进去’。”我喃喃地说。不过这时他们早已经跑远了。这样也好，我不建议孩子们必须遵从书本上的条条框框。宋太太问我说的是什么意思，我就把刚才孩子们撞到我时自己脑子里一直在回忆的事儿告诉给她。

听完我的讲述，宋太太给我写了两个孩子的名字。

“云云是一小片云的意思，好听吧？而聂聂[1]，”她顿了一下，似乎想笑，又有点不好意思：“是强壮的意思。不是说人的身体强壮，或者像钢铁般坚硬，而是说，坚不可摧，沉着镇定，坚如磐石。你明白吗？”

我明白。她指的是西蒙——而西蒙已变成了彼得[2]。她希望儿子像岩石一样坚强，不是吗？

年轻人呀，年轻人！从迦太基到伦狄尼姆，从耶路撒冷到北京，这就是你们必须通过的考验。你们当中有多少个优柔寡断的西蒙最终会变成坚如磐石的彼得？看来这是你们的母亲，无论来自东方还是西方，对你们共同的期望。

1　聂聂，原文中注音为 Nieh-Nieh，因宋太太是苏州人，译者推测应是苏州方言中有类似字表示坚强之意，但终未寻到，权且用音译“聂聂”代替。

2　《马太福音》1：42。彼得是岩石的意思，耶稣把西蒙的名字改成了彼得。

第 2 章

河上的汽船

宋太太一边跟我闲聊，一边织完了一只袖子，之后又开始织另外一只。我不时地打量一下她。我喜欢这位中国女士，喜欢她的长相，她的神态，她的装束，喜欢她织毛衣时的灵巧。这时，她丈夫也下到甲板上来，宋太太给我做了介绍。于是，我们仨坐在一起聊了起来。很快，我们的船就驶入了长江。在长江两侧，堤岸向远处无限延展。离我们稍远的那侧堤岸看上去像是地平线上一条模糊的黑线，这条大江的江口真宽啊！我也喜欢宋太太的丈夫，他性格直率，笑容可掬，身穿剪裁完美的欧式服装，非常合身。他曾经在伦敦上过五年学，但是让我吃惊的是，他竟然没有交到一个英国朋友。

“我太害羞了，”他解释道，“而且，伦敦人都习惯各忙各的事。”

“英国人也很害羞呀。”他的经历着实让我吃惊。

“现在我知道了，”他说，“可是已经太晚了。”说完，他转身望向他太太，似乎要把害羞暂存到她那里。宋太太能够理解丈夫的心理，而这恰恰帮助丈夫克服了这一缺点。丈夫对她的爱慕显而易见。她恰好弥补了丈夫在社交方面的不足。她跟随了她当外交官的父亲的步伐，在美国完成了部分教育。她父亲很有名，因为一提到他的名字，我马上就知道他是谁了。这样我就没必要再用磕磕绊绊的中文来难为他们了，我们开始用英语聊天，他们两人英语说得都很好。

我跟他们说，我发现外国人很难在中国结交到中国朋友。“怎样才能交到真正的朋友呢？”我问他们。我跟他们讲了一个英国年轻人的故事。他刚从剑桥来到中国，目前住在北京，他梦想着在中国生活一辈子。在写给我的信中，他说他在北京已经待了十八个月，可几乎还是找不到可以交谈的中国人，又谈何了解他们呢！他感到很绝望。“唯一能找到说话的人是人力车车夫，”他写道，“他们是挺有趣，可是我多么想跟中国的知识分子深入交谈啊！有时候我也能在一些场合碰到留学归来的中国学生，可是大多数时候他们都是在滔滔不绝地谈论中国的历史和传统。”

“是这样，确实是这样。”宋太太用力点了点头。

“还有一位年轻的英国太太，大学毕业后嫁给了南方一个知名老公司的合伙人。最近，她写信给我，说她终于有机会和一位知书达礼的中国男士交谈了，这可是第一次哦。‘领事答应我在吃饭时坐在他的旁边，’她在信中开心地写道。你看，交朋友的困难是双方共同造成的。”

谈完这个话题后，我们继续交谈。他们俩我都喜欢，也喜欢他们俩在一起的感觉。他们之间的温情脉脉使我如沐三月春风。周游列国的苦行僧——孔子，在《中庸》里曾经充满赞许地引用《诗经》里的话：“妻子好合，如鼓瑟琴……宜尔家室，乐尔妻帑。”在我看来，夫妻间这种令人愉悦的家庭和谐，如琴瑟共鸣般的美好，是所有人都梦寐以求的吧。

按照中国人的习惯，宋太太告诉我她不到三十。所以，她身上仍然有着年轻人的青春活力。她的第一个孩子夭折了，云云是她结婚几年后才生的。“所以她弥足珍贵，”我感叹道。宋太太感激地看了我一眼。当我看到她双脚的时候，不禁眼前一亮。她穿着一双漂亮的黑色漆皮鞋，鞋子的款式和装饰都是中国流行的稻穗图案。丝袜是浅灰色的，黑色的花绸百褶裙半掩着她那纤细的脚踝。我挪了挪椅子，这样谈话时可以正对着她。她身穿深蓝色丝绸上衣，色调饱满，有如暮光中的靛蓝。衣服上绣着梅花的轮廓，看起来若隐若现。衣领和袖口处分别镶着一圈黑色缎面，配上同样若隐若现的白色亚麻刺绣，更衬托出她的曼妙动人。她的装束既干练又漂亮，非常适合旅行，浑身散发着迷人的魅力。

她的耳朵上佩戴了一对珍珠玉坠，美玉的翠绿和珍珠的乳白交相辉映。这恐怕不是她最好的珠宝，只是简单的小装饰罢了。她的头发整齐地从额头梳向脑后，只在耳旁留下一小绺儿弯卷着，恰好中和一下这种严肃的发型。头发上涂了些化妆用的松香，显得纹丝不乱。中国女性都喜欢把松香当润发油来用。我的目光滑向她的脸庞，在黑发和深色衣服的衬托下，她的脸像珍珠般白皙甚至透着些苍白。

“我最近身体不太好，”她主动告诉我，“医生建议我乘船到杭州去玩一玩。其实是因为我们最近连着熬夜，父亲要我帮他招待客人和朋友，我们连着办了好多场招待会和晚宴。”

她的嗓音轻柔——对女士来说非常得体。嘴唇的弧线显示出她不仅脾气好，而且颇有节制。她常常面带微笑，不过最吸引我的是她的眼睛。大部分时间里，她低头看着手中正在编织的毛衣，偶尔抬起头来看看我。她的眼睛充满活力，眼珠乌黑，炯炯有神。这位女士会毫不留情地嘲笑任何的虚情假意，而对于她所珍视的原则和价值则一点也不会含糊。

当知道她父亲的身份后，我对她又添了一份新的好奇。她父亲是位知名的政治家，早年曾经留学巴黎学习西方知识，但同时又非常珍视中国的历史与文化，绝不愿颠覆传统。最近，他就对中国传统的颠覆者们进行了强烈谴责，质问他们到底是何居心。

“该说的你们都说了，”他说，“可你们到底做了些什么？！你们到了哪里，哪里就会遭受破坏。难道还要那些中国城镇来为你们收拾烂摊子吗？在你们统治的区域，司法正义难道只是摆设吗？在你们的统治下，穷人反倒受到更大的压迫！”

让一位年长的政治家讲出这些令人不快的事实，而且是在公开场合，着实需要很大的勇气。也正因为如此，一家认同老先生观点的外国媒体忠实地报道了这件事，但是中国媒体却集体保持了沉默。那些更加深思熟虑的中国人可能觉得，老先生的做法在某种程度上已经损害了自己国家的名声，让全世界的人都知道他的国家是有缺陷的，而君子应该秉承的态度却是：儿不嫌母丑，家丑不可外扬。再者，这样的坦白会伤害大家庭其他成员脆弱的感情。有些人会想，从此其他国家会因此减少对中国和中国人的尊重。

而我们西方人正好处在盛行自我批评的时代，认为自我检讨是一件令人愉悦的事，所以对这位老政治家的告白毫不吝惜地表达了钦佩之情。

“令尊的演讲非常精彩，”我跟宋太太说，“有这么一位勇敢的长者公开表达看法，身处国外的外国人会因此更加尊重中国。我希望令尊没有因为这件事感到不快。”

“除了外国人，没有人对他的行为表示赞赏，”她伤心地答道，“中国人都保持了沉默。”

“别人谁也不敢做这样的演讲，他有一颗狮子般勇敢的心。”我告诉她。

一方面，她的父亲已是年近古稀，资历远超其他年轻政客。另外，他是最早的改革派。尽管现代的年轻人因为他主张君主立宪而将其归为守旧派，但仍然因其反抗暴政的态度而对他敬佩有加。此外，经济上的富有和社会地位的稳固，也为他赢得了最激进的革命党人的尊敬，因为谁也不想忽视他的影响力。通过和新派领导以及传统大家族的联姻，他的社会关系和地位得到了进一步的巩固，这是现代中国依然在践行的古老习俗。在他举办的某个招待会上，我曾经与他有过一次交谈，但那次宋太太碰巧没有出席。宋太太的父亲和我丈夫是多年前在禁烟委员会上认识的，彼此欣赏对方的工作能力，因此互相敬重，最后为了同一个对社会有益的目标密切协作。宋太太的父亲身材瘦高，举止优雅，但看上去很疲惫。我把我的上述观察说给宋太太听。

“家父最近身心俱疲，”宋太太说，“他说，当今世界现代思潮风起云涌，对他们这样年纪的人来说有些难以承受。这次演讲也是他最后一次为挽救这个国家所做出的努力，希望国家不再继续衰弱下去。至少，他是这么认为的。”

通知孩子们吃饭的铃声响起来，阿姆带着他们先去了餐厅。孩子们吃的是中式米饭，鱼和鸡肉酱。一小时后，大人们也去吃了一顿英式午餐。宋太太刚吃了一会儿就溜走了。她悄悄跟我说：“我喜欢看着我的孩子们吃饭。最近云云身体不太好，我得盯着点儿她。”宋先生在餐厅里多待了几分钟。他好像在上海做房地产生意。

“我会在我觉得有发展前景的城市买下一块地皮，盖些商场或者公寓，然后以别人给出的最高价卖出去。”

临近租界的地价自然是最高的，也是性价比最高的，因为住户们可以享受租界内高质量的道路和供水系统。

“这在中国是一种新兴行业，”他解释道，“是从西方学来的。”

午餐后，我躺在甲板的长椅上打盹儿。在所有乘客当中，最引人注目的是一群天主教修女。她们单独围坐在一张桌子四周，嬷嬷是一名奥地利修女。船长告诉我，他们公司的货运办公室全部建在该天主教会所有的土地上。通过出租土地，教士们可以筹集到在中国传教所需的大部分经费。他们有专门预留的泊位，方便船只去往长江中上游地区。嬷嬷坐在桌子的一头，身穿一件厚厚的白色羊毛罩袍。她四十几岁，每甩一下她那宽大的袍袖，都能让人感受到她的得体举止和冷漠孤傲。在配套的修女头巾和压发帽的衬托下，她尖尖的下巴显得很有魅力。她率领的这群女孩年纪都在二十岁上下，像她一样长相甜美。修女们通常是离群索居的，所以在公共餐厅看到她们拿着刀叉享用白人的午餐，难免会让人觉得有点奇怪。

我和修女嬷嬷几乎同时起身，于是刚好在餐厅门口碰到。我们都礼让对方先走，就自然地开启了话题。问题马上涌到我的嘴边，她们这是要去哪儿呢？

“去长江上游，”她答，“重庆以西”——那是长江的腹地。一两个中国修女停下脚步和我聊了几句，不过马上被嬷嬷叫走了，至少我是这么觉得的。她们告诉我，她们很喜欢偶尔能品尝一下外国食品，像这样坐船旅行也很有趣。可是修女嬷嬷把她们叫走了，我又怎能让她们不听主管的话呢？我又问了嬷嬷是否知道太原府孤儿院院长嬷嬷的近况。那位嬷嬷也是奥地利人，以前每年会来和我及我的母亲喝一两次茶。她也穿着同样的白色羊毛拖地罩袍，漂亮是漂亮，可从卫生的角度看，这并不是最好的设计。那位嬷嬷是位很可爱的人，简直是真诚和慈善的化身。

“我不认识她，”这位刚结识的嬷嬷冷冷地回答，“这么多年过去了，什么事儿都有可能发生。你知道，我们听从教会的召唤，不知道会被派到哪里去。我们出发之前就做好了永远回不了国的思想准备。”

我微微笑了笑。我坚信，天主教会也和其他教会一样了解这样一个常识，那就是偶尔去造访一个让人热爱的环境会使人重新焕发活力。不管怎样，把他们那些忠诚的传教士长期禁锢在中国某个地方服务很多年，这样的做法恐怕确实有些残忍，但这样的情况又实实在在地发生着。

作为读者的你一定能感受得到，上面这段话是在自尊心被伤害的情况下写成的，有点不怀好意。

我继续在甲板上打盹儿。从另一侧的甲板室里传来奥地利嬷嬷朗诵《圣经》的声音，然后是一个中国修女的声音，她恐怕已经决心把自己的一切，包括生命、幸福和美好品格，都奉献给仁慈的教会了。我知道，她们要前往的地区动荡不安，只是希望她们常常谈论及展望的殉道不会真地降临到她们身上。有不少天主教徒在中国殉道，当然也有新教教徒。天主教徒最清楚迫害和殉道的含义，因为正是他们在七十年前悄悄地把某项条款塞进了《中法条约》的中文版中，使中国政府默认基督教在中国的合法性——那时的基督教指的其实就是天主教。

“你为什么叹气啊？”随着这句问话，坐在我对面长椅上的年轻英国男子笑盈盈地走过来坐到我的身边。他牵着的那只英国小猎犬顺势蜷伏在我的膝边，似乎要给我做个伴儿。

“亚伯拉罕我的父啊，这是怎样的基督徒啊！”我边说，边捋着小狗的耳朵。

“今天早晨和你交谈的中国朋友是基督徒吗？”他问，“他们看着是挺好的人，那两个孩子真是开心！”

“如果你想认识他们，我可以帮你引见。”我说。

“嗯，”他犹豫了一下，接着脱口说道，“真希望我也能交到这样的中国朋友，能常常和他们交谈。可我总是不知道该怎么跟他们搭话。他们是基督徒吗？”

“我真的不知道，”我答，“不过我相信他们一定不是‘异教徒’。也许是介乎两者之间吧。很有趣，对吧？——我猜你一定是个受过洗的坚定的基督徒？”他点头。“我也是，加上这艘船的船长和水手们，还有那些修女们，基督徒的数量还不少呢。从长远来看，碰到那么多背景身份不同的基督徒，肯定会对宋先生和宋太太这样的人产生一些影响。”

他表情严肃地望着我，似乎对我提及的这个话题感到有些惊愕。不过很快他就重新整理思绪，像其他的现代年轻人一样准备和我继续探讨生活中的各种问题。

“也许像你的朋友宋太太这样的人不怎么经常能碰到传教士，”他试着分析道，“所以他们就得通过我这样的普通基督徒来了解基督教，寻求精神指引。这是不是你刚才想表达的意思？我一直都认为，光靠传教士来传播我们的宗教，这种做法很奇怪。”

我们就像是两个中国人那样坦诚、充分地交换了看法，话题紧紧围绕着中国。

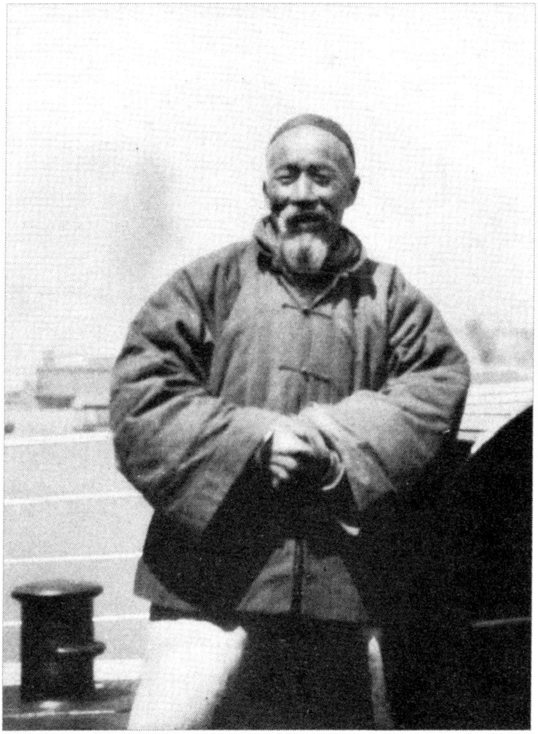

真正的中国——长江江轮上一位和善的老农。

汽船溯江而上，河道渐渐变窄。大片浅绿色的低洼稻田里，偶尔会有一棵杏树剪影般地映衬着满天红霞，一群群低矮的浅棕色房子就是一个个村庄。远处的一座小山把长长的倒影投进我们面前的水里。在一棵满身瘤节的树下，伫立着一座庙宇，保卫着布满岩石的山峰不受恶魔的侵扰。每一道河湾，每一个海岬，除了它们古老的中国名字，都有一个英文名称，这是某个白人船长在一百年前完成的工作。他最初是个商人，划着一艘小艇四处探险，给神秘的中国内陆水域绘制地图，给后来的西方同行们提供了莫大的方便。

我们的船准备靠岸。一艘满身污垢的大舢板船正等着开船。看到我们，这艘舢板船猛地顶着激流朝我们驶来。船上都是些乡下人，坐在高高的行李堆上，两只手还紧紧抓着其他行李和各式各样的篮子。汽轮减慢了速度，不过并没有停下来。裹着小脚的女人、小孩子、老农和一个出门找工作的身强力壮的年轻苦力挤在一起，他们会被赶到下层舱。他们的行李卷儿被扔上船，船上的人熟练地接住。在那个英国年轻人和我看来，他们是在拿自己的生命冒险。我们的汽轮开始加速，继续向前航行。就在这时，我们听到有人放声大哭。一个年轻女子一边哭，一边朝逆流而行的那艘大舢板船挥舞着双臂，大声喊道：“阿爸，阿爸！”豆大的泪珠扑簌簌地滚下她的脸颊，她的脸颊红扑扑的，这是农村姑娘所特有的红扑扑的脸颊。这个嫁到“长江上游”的年轻女子显然是坐船来看望父母的，对她来说，这样的骨肉团聚非常难得。可现在，她的父亲——她的“阿爸”——一个上了年纪的农民，却正坐在另一艘船上，和她擦肩而过。“我什么时候才能再见到您呀？啊？！啊？！”

英国男子满脸困惑地看着我。

“她真可怜！”随后，他就开始和我探讨中国的穷人，“我敢说，如果我是中国人，我就会出于绝望而成为一个红色革命者。当然，按我现在的身份，无论我做什么都只能是添乱而已。”

我们开始在甲板上遛弯。不知道为什么，我觉得奥地利修女看我的眼神稍微柔和了一些，也许是因为她发现我并没有去打扰或试图影响她带领的女孩子们。她用眼角余光找寻我和我的同伴。后来，她请我用我的相机给她们拍照。但当我正要开拍的时候，她却突然又想改变主意。这时我开始对这位包着头巾、下巴有个窝儿的女士感到不满，所以不管她怎么想，我还是坚持给她们拍了照。为什么她要这样提防我，难道担心我是魔鬼撒旦派来的使者不成？给宋太太拍照的时候，她就配合得很好。

“大约两个星期以前，”我告诉我的旅伴，“我去拜访南方沿海一座城市的天主教差会。修道院院长是位七十多岁很有魅力的女士。她认识诺贝尔文学奖得主苏利·普吕多姆[1]，能够极富神韵地背诵他那些独具匠心的诗句。在她小的时候，诗人常常去参加她妈妈举办的沙龙。对于像我这样住在南方港口的外国人来说，能去拜访她是件很愉快的事。她会派她的修女们热情地接待客人，让她们取来糖浆，并从精美的饼干罐里取出一份宝贵的英式饼干来招待客人，这是专门为这样的场合准备的。接着我们会一起去看望孤儿，看望病房里住着的患病的罪犯，这是差会通过百般努力才从市政府官员那里争取来的。还有来自威尼斯的玛丽·安吉丽克修女的药房，在那里她像一个

1　苏利·普吕多姆（1839—1907），法国诗人，于1901年成为第一位诺贝尔文学奖得主。

专业的药剂师那样，用小药瓶来制作各种简单的混合药剂。我们还会参观一个诊所，英国的玛丽·克莱尔修女每周两次来给一百个穷人看病。她依靠纱布、硼酸、体温计和奎宁等治疗发烧及各种病痛。对这些伟大的女性心怀感激，同时，也深感自身的微不足道。”我停顿了一下。

“不过这些女士都有自己的思想！”我补充道，脑子里想起了另一个修道院院长。

那座南方城市一直酝酿着一场动乱，谣言四起。老旧的一些传言又重新传播开来，比如，天主教修女们收容孤儿是为了挖他们的眼球和心肝来制作药物。这位年长的修道院院长出生于法兰西第二帝国，非常清楚该采取怎样的行动。她通过中国邮局给法国的海军上将发了封电报，请求得到保护。这消息自然很快就传开了。海军上将亲自率领军舰前来。海军陆战队员们登陆后，带着机关枪就来到天主教差会所在的小区。但修道院院长根本不同意这样的保护计划。“发生动乱时，城里的其他人和我们一样有权得到保护，”她告诉上将，“如果恶棍们——每个城市都有这样的恶棍——攻击我们，他们会在我们的周边进行烧杀抢掠。住在我们这个地区的所有人都有权得到你们的保护。”

于是她制定了自己的军事部署，把带着机关枪的海军陆战队员以及带倒刺的铁丝网布置在主要街道的关键位置，以便尽可能覆盖更大区域。渴望安宁的中国商人们蜂拥而至，为她的善举而向她致谢。

与此同时，当驻扎在城市另一头的英国新教传教士们意识到局势不稳时，他们要求派一个警察在他们小区门口驻守——以此显示法律和秩序在他们一边。中国的时事评论员们马上就开始对此大做文章，刊登头条新闻，发表长篇大论来谴责英国人邪恶的帝国主义行径。每个细节都被夸大，大学校长手里拿着自行车打气筒，就被写成拿着左轮手枪追杀无辜的被吓坏了的学生。这些故事被刊登在上海的中国媒体上，用大号字体进行转载。无论是本地还是上海的中文报纸都只字未提架在大街上的法国机关枪，停泊在城市旁边的法国军舰，或是法国修道院院长的军事部署与操纵！毫无疑问，她一定在通过诗歌吟诵向海军上将率领的士兵们施展魅力，时不时地提个小建议，在哪里架设更多的铁丝网，以便安抚她社区里的商人们。

这就是现实生活中的正义！即便在名人堂里也照样有流言蜚语，东西方概莫如是。

我的年轻英国旅伴听完故事，会心地一笑，说这一点儿也不让他感到惊讶。他也出生在中国。“跟不按常理出牌的人打交道，可比跟那些总是中规中矩的人打交道有意思多啦！”

第 3 章

来自上海的年轻人

这个年轻人对我非常友善，几乎称兄道弟。我们谈论各种话题，尤其是对于贸易的看法。他是干这行的，是一家公司的初级职员。这家公司由他的祖父创办，之后又传给了他的父亲。

“我属于人们眼里那种典型的上海人。”他告诉我。

“给体面明理的人贴上这么一个讨厌的标签真是可恶，”我宽慰他，“我先生曾经当过商务参赞，所以我不会低估你们所发挥的作用。正是你们在造就东方的利物浦、鹿特丹或是纽约这样了不起的大都市。与此同时，在上海这样一个由许多国家的人组成的大染缸里，你们还能保持清醒的头脑，公正地从事管理工作。”

他说，他认为只有贸易才能缓解中国所面临的困境——但愿中国领导人能够认识到这一点。我完全同意他的看法。贸易往来绝不仅仅只是物质的交换。来自世界各地的众多商品为我们带来了舒适的生活，中国人也开始享用机织袜子，还有电话、皮箱、蜡烛和煤油灯——而不再是只能穿那些用棉布做成的不成形的袜子以及老式的油灯。对外贸易还会带来思想的交流，这会促使一个国家的心态保持活力。与世隔绝的国家会变成无可救药的井底之蛙——愚蠢而骄傲。我们真的要感谢东方人给我们带来的美好。英国家具设计师齐本德尔不就是从中国的设计中找到了爪形座椅的灵感吗？我们当中又有谁没有感受过精美绝伦的中国屏风或扇面给我们的心灵带来的那种愉悦呢？

“我真希望公司能让我留在上海从事自己的事业，”他抱怨道，“虽然听说我将要被派去工作的港口会有赛马，可是我在上海已经有两匹能够参加比赛的可爱的小马驹了。现在我姐夫把它们接手了，它们真是美极了。以前我每天早晨六点就已经在赛道上和它们一起训练了。”

想起要离开自己的心肝宝贝，他不禁沉浸在忧郁之中。谁能抵御这样一个年轻人的魅力呢？他把自己的狗也带来了，船长允许他在甲板上遛狗。世界大战爆发的时候，他还是个学生。战争的最后一年他已出现在战场上，战士的荣光足以让他度过余生。在中国的动乱岁月里，他不得不再次换上了戎装。

“为了防范暴徒攻入租界戕害人们的性命，”他咆哮着，“我们被迫连续数周全副武装地在租界里巡逻放哨，真是浪费时间。我真的无法想象自己跟中国人——我的朋友们打仗。当然，如果真的像当年义和团运动时的外国人那样被逼无奈时，我们也只能被迫做出这样的选择。令人意想不到的是，租界里大多数的中国人都支持我们穿着军装巡逻。这给了他们足够的勇气去坚持他们认为正确的东西，而不是被迫和那些受蒙蔽的民众一起去上街喊口号。我们在上海街头盛装行进的时候，中国人把我们围得水泄不通，纷纷说一些赞赏的话，就好像我们是市长阁下专门为他们安排的演出似的。他们完全没有对我们的全副武装感到生气或者怀有戒备心理。”

我们围着甲板转着圈走。

“整个冬天，我才打了两场高尔夫，”他说。

“真遗憾，中国的军阀们不是在高尔夫球场上解决问题，”我说道。

“我会用这种方式来解决所有的冲突——或是在足球场上，那样你会有团队协作，”他表态道。

接着，他就跟我讲起他们部队里那些年轻的中国志愿兵，都是些好枪手、好军官，机灵又聪明。

“他们是我们部队的骄傲，”他说，“尽管听起来很奇怪，他们怎么会加入我们保卫租界的队伍来对抗他们自己的同胞。但如果打起仗来，他们真的会把枪口对准自己的同胞。他们很忠诚，和我们一起巡逻检查，服从命令，被训斥，像——”

“像真正的男子汉，”我补充道。他使劲儿点了点头。

这个词对他来说太神圣了，以至于都不能马上说出来。我问他有没有听说过“威海卫华勇营”的故事。我的先生过去总喜欢讲这个故事，我也很喜欢听。一位陆军上校负责该营的新兵招募——对于那些已经被解散了的中国士兵来说，他的名字至今依然很亲切——当时他在招募新兵时碰到了一些困难。最后他就直接到田间地头去招兵。他碰到一个正在锄地的中国农民。

他问：“朋友，你每个月挣多少钱？”

“三美元一个月，还包伙食，”农民回答，停下手里的活儿看着这个陌生人。（现在看来，这个数目显然不对。）

“如果你来当我的兵，我给你两倍的工资，更好的伙食，”上校说。

农民想了一会儿。然后说：“好！我去。我去当兵。可是——我不打仗！”

我的英国朋友笑了，说：“情况一样啊，‘威海卫华勇营’在 1900 年确实打了仗，并且打得很好，不是吗？因为他们坚信自己的长官会为他们着想。在中国，任何一个受到士兵信任的将军都会得到这种忠诚，这也让全世界惊叹不已。”

我想起我在北京的老师。他是那种老派的教师——如果我学习进度太慢时，他可能会在讲课中间打起瞌睡。在革命期间的某个早晨，他上课来晚了，我都以为他不会来了呢。他给我讲最近发生的那些令人恐怖的事情，最后他说：“昨晚，士兵们在街上横冲直撞，朝天开枪，那场面真是太恐怖了！”

“朝天开枪，”我疑惑不解，“为什么朝天开枪？”

老师看着我，有点被我问蒙了。他也许在琢磨我这是什么意思，怎么会这么没人性？！

“你一定不是想让他们朝人群开枪吧？”他一字一顿地说。

我连忙否认，为我刚才说话的语气感到羞愧。跟人相比，天空当然更适合开枪。

英国男子也顺势谈到了自己的经历。“他们多信任我们啊！”他感叹道，“几个月前，我到天津出差，买办带了两个中国朋友来到我公司的办公室，毫不犹豫地要把二十五万两白银存进我的账户！并且，完全没有提任何担保！天哪！他们想当然地认为，到时候我自然会把钱还给他们。最后，我与他们约定，这笔钱可以在我的账户里存放六个月——我可不想让他们只是为了图几天的方便而把我的账户弄坏了。这对一个银行家来说可不公平。”

他冲着我哈哈大笑起来，气氛立即轻松起来。

“对我来说，在我的银行账号里一下子多出这么一大笔银子，这倒真是个不小的变化！当然我也告诉他们，他们会拿到利息。”

多么讨人喜欢的年轻人啊！

“让人费解的是，他们居然选在这个时候把钱存到租界来。当时我们随时都可能被攻击——那些对租界怀有敌意的部队已经好几个月没拿到军饷了。我们的买办是个温文尔雅的老绅士。我跟他说，现在把钱存进租界恐怕时机不对，因为我们随时可能被包围。你能想象他是怎么回答的吗？他说，这正是他们把钱存进我银行的原因。他说：‘你们这些来自海外的人，一定会进行自卫，而且一定会竭尽全力，这样你们就一定能打败那些红胡子、恶棍、土匪。他们遭到挫败后，就该开始洗劫我们毫无防卫能力的城市了。他们一定能设法找到这笔钱。如果真乱起来，我和我的家人就准备来租界避难了。’”

“所以，”我分析，“他们宁可跟你们一起被围困在租界里，因为他们感觉这样比留在自己家里或街上更安全。”

“后来确实出现了动乱，”他继续讲，“一天晚上，我似乎听到马厩里有些动静。由于担心马儿们的安全，我便出去查看，结果发现有三十来个人正带着家当露宿在我的院子里。我的马夫求我千万别赶他们走。他们都是从周围村子逃过来的，都是仆人们的亲戚朋友。为了逃避本国的士兵，他们反而成为了难民。我又怎能赶他们走呢？我告诉马夫给他们拿些干草铺床，只要他们不影响马儿们，他们就可以留下来！可怜的乞丐们，好像为了暖和些他们就睡在了马厩里。我们就这样乱哄哄地过了好几天。我跟马夫说一旦租界被包围，他们就必须离开。我哪有能力来照顾这么一大帮人呢？马夫忙不迭地答应——不过我敢打赌，如果我们真的被包围，他又会来求我的。还好，上帝保佑，我们最后没有被包围。”

“你听过传教士靴子的故事吗？”这回该我问他了。“这是件真事儿，因为是传教士亲口告诉我的。讲这个故事的时候他既感到有些不安，同时又觉得好笑。”

那位传教士当时乘坐了一艘很小的汽船——“绝对是你见过的最小的汽船，”他描述道。船长是个中国人。对于当时航行在中国海岸线上的汽船来说，这样的任命可是非同寻常的。他是跟以前曾经服务过的外国船长们那儿学来的技术。他三十岁左右，决心要做个出色的船长，认真完成每一项任务。这也是过去的船长们对他进行训练的结果。船到海门的时候，一群人已经在浮桥上等着了。船刚一靠岸，人们就急忙开始登船。我的传教士朋友站在甲板上看着看着，突然有一种预感告诉他必须回去看看自己的舱门有没有锁好。可是已经晚了，他的一双崭新的靴子不见了。那时候可不像现在，随便在中国的哪个城市都可以买到皮靴，过去能穿靴子的大多是外国人，而且得专门派人到上海才能再买上一双这样的皮靴。而作为一位英国传教士，经费是很有限的，所以当时他非常恼火。他只带了这一双靴子。没了靴子，会让他非常不方便：道路泥泞，他都没法上岸。当午餐铃响起，他在饭桌上很坚决地把他的想法跟船长说了。他说让这些暴民蜂拥上船，横七竖八地塞满各个角落，实在是太不明智了，压根儿就不该让他们上船。最后，他说，他的靴子丢了。

“包在我身上！”在他们起身离座时，船长说，“你会拿回你的靴子。在我的船上被人偷走，这太丢人了！”

传教士坐在甲板上写作，写了一两个小时。船上、码头周围和城市都出奇地安静。他很享受这段难得的安静。可是，这次安静的时间未免长得有些奇怪，于是他站起身，想看看到底发生了什么情况。一直走到船尾，他才找到那些船员。船长正站在一门速射炮旁，炮口对准了城市。传教士吃惊地看看炮，又看看船长。他问：“这到底怎么回事——？”

“您别管！”船长打断他的问话。“这是我的事。我决不允许我的乘客在我的船上被偷了东西。我会像外国人那样坚决果断地处理这件事。”

传教士惊骇万分。为了他的靴子——况且他还是个爱与和平的使者——还有所谓的“外国人的坚决果断”，竟然要把一个城市用炮轰了？正当他想表示强烈反对时，船长的脸一下子乐开了花。“没事了，”他说，“你的靴子已经现身了，就在跳板上。”传教士往那儿一看，果然看见两个衣衫褴褛的人，每人手上捧着一只靴子，正急匆匆地向他们跑过来。船长迎过去，狠狠地训斥了他们一顿，只听他们一句“是”一句“不是”地乖乖地回应着船长的训斥。

“所以一切又回归到了爱与和平，”传教士说，“只是今后无论被偷多少东西，我再也不会向充满能量的年轻中国船长提出任何抗议了。”

“船长是怎么把靴子找回来的呢？”我好奇地问。

“这简直是个传奇，”传教士也不得不承认，“午餐后他立即传话给离码头不远的山上的警察局，大意是他船上一个外国乘客的靴子被偷了，而警察的职责就是保护公众，所以如果两小时内靴子还不出现的话，警察局就该上天了，因为已经被他的速射炮瞄准了。”

“好凶残啊！”我惊叹道。

“不是这样的，”传教士为船长开脱，可是当中国人感受到这种现代的开拓进取精神时，他们往往会奋不顾身。警察马上捎信儿给丐帮头领——就是流动小偷们的头子。中国每个城市都有他们的组织，他们还有自己的官员。警察告诉他们希望见到他和他的二当家来商议紧急事务；他不愿得罪警察，就乖乖地来了。警察把他关进一间禁闭室，简明扼要地交代道："一个外国人的皮靴在港口停泊的一艘炮艇上被人偷了，船上的大炮已经瞄准了这栋楼，隆隆的炮声全省的人都能听到。我们把你一个人留在警察局里。如果船长下令开炮，这栋楼连同你马上就会飞上天。他给了我们两个小时来找到这双靴子。告诉你的副手该怎么去找靴子吧。"

警察说完马上离开了。丐帮帮主心急火燎地把二当家叫过来，命令他即刻在城市的各个贼窝里开展调查。就这样，靴子很快就回到了传教士的脚上。

听到这里，英国男子差点笑岔了气，就像我当初第一次听到那样。"对于一个和平的使者来说，这真是一个进退两难的困境呀！"他评论道。

我们开始谈论上海。他很同情那里成千上万的人力车夫，每天无数趟地拉着车穿行在拥挤的街道和人群中，恐怕最后他们眼里只剩下那些闪烁的车轮辐条及轮毂了。"这些不幸的人，"他说，"还常常一不小心就被当值的中国和锡克警察用棍棒痛打。乡下来的愣小子，多数人都没见过碎石铺设的街道。加上在马路上全速前进的摩托车、人力车、无轨电车，还有人行道上行色匆匆的人群，这些都会让他们不知所措。他们怎么知道世上还有交通规则这样的东西，尤其是在他们连当地话都听不懂的上海。我真佩服他们。每当我看到他们被自己的警察用警棍暴打的时候，我都会感到愤怒。任何人都不该被那样暴打——除非是公立学校的男孩，不是吗？"

“哦，你的意思是，被暴打应该是上层社会的特权？”我挖苦他。

他笑了。“差不多是这个意思，”他说，“你有没有读过一个人力车夫在去年圣诞节庆祝活动之后写的那段话？庆祝活动结束后，人力车公司选了一个会写字的车夫，向给人力车夫们捐款的人说些感谢的话。这封感谢信登在了报纸上，这是一个基督教差会[1]设计的出版物，租界里每人都会订阅。感谢信的第一段是这样写的：‘我们特别想感谢两个好心的外国绅士专程来给我们讲解了上海市议会的交通规则和《马可福音》。’全都放在一个句子里，连个逗号都没有！”

“信里提到的这两个由不同的‘神秘当局’制定的完全不搭嘎的章程，倒确实可以给住在租界里的人们提供重要的生活指引呢。”我们边走边开着玩笑。

太阳渐渐沉入水中。空气似乎凝固了。一股不太好闻的厨房味道从下层舱飘上来，穷苦的中国乘客们开始烧晚饭了。唯一飘荡在空中的是船长给机房拨打电话的铃声。

“咱们待会儿见，”他低声说。

“为什么不留下来和宋太太聊一聊呢？”我低声问。

“我得——嗯——遛狗了，”他回答，脸红了一下，说着就走开了。

“你的朋友看到我又逃走了，”宋太太坐下来笑着说，“我觉得他只是有点害羞，”她补充道。我点点头，表示同意她的看法。“你们都聊了些什么呀？”她问。

“他谈了些对中国的看法——一个英国年轻人的看法，”我

1　基督教差会，负责海外传教活动。

说道，“他是个好小伙儿。”我把他讲的上海志愿队里中国成员的故事告诉给她。宋太太听了，颇为自豪地说：“我最小的弟弟也是志愿队成员，我们常常开玩笑说他不要太认真了，每天那么早就起床去参加训练，那么仔细地亲自擦拭自己的步枪，而不是让用人去做——这是我们中国的做法——当然很多时候用人并不能按照吩咐把事情做好。”

所以当中国上流社会的年轻人开始自己动手做事，不怕弄脏自己的手，不怕行军流汗的时候，这真的是一种态度的转变。他们的祖辈恐怕无论如何也预料不到会发生这样的事。

“中国的传统做法看来没给我们带来太多的好处，”宋太太的语气中夹杂着一丝苦涩，“我想你肯定会喜欢我的弟弟。他谦逊善良，很有爱心。”

“听起来感觉你弟弟很像刚才那位和我聊天的英国小伙子，”我说出了我的看法，“虽然他们的日常生活、教育经历、兴趣爱好不太一样，但品质却很相似。”

这次宋太太点头表示同意。

“这个英国小伙儿业余爱好是什么——赛马吗？”她问。

“是的，还有高尔夫和摩托车。”我说。

如果光凭这个就得出对这个英勇侠义的西方年轻人的印象未免有点不公平。于是我又告诉宋太太他非常同情中国的体力劳动者。“你知道中国警察是怎么对待劳苦大众的——那么专横跋扈。他跟我说，每次看到中国警察为了给他的摩托车让道，而拦住那些汗流浃背、扛着上百斤面粉袋、步履蹒跚的挑夫时，他都义愤填膺。‘我无法忍受这种做法，’他愤慨地说，‘我踩一脚刹车很容易，却要让背负重物的他们停下让我先通过！哪有这样的道理！所以我每次都挥手示意他们先过，再狠狠教训那警察。'"

"是啊,"宋太太承认,"很多外国人遇到苦力的时候都这么做。不过也别怪警察,他们只是沿袭了旧中国的老官僚传统,在劳工和苦力面前,有权有钱的人总是享有优先权。"

我想起以前在温州见过的官员坐轿通过街道的情景:在狭窄的过道上,官员的仆役们冲着身着蓝衣的苦力和其他闲杂人等一边大声呼喝,一边朝他们的肩膀胳膊打过去,逼他们让路,而这时某个大人物就坐在丝帘遮盖的轿子里,宛如神龛里的一尊神像。

"再跟我多讲一些他的故事吧,"宋太太说。

从她这样模糊的表达中,我无从判断她是否明白我们正在交流的这些故事所蕴含的意义,也不知道有没有中国朋友明白这些故事为什么让西方人觉得有趣。不过我确信,通过我的笔来记录他们的生活方式,他们会有一些很可笑的发现。幽默恐怕是最后一种有效沟通心灵的方法。

中国人的评论很值得关注。最近我以中国为题做了一次讲座,还特意邀请了我的朋友——一个中国女孩去听,希望她听完之后可以跟我交流一下她的看法。

"好奇怪,"她说,"你怎么放了一张中国葬礼的幻灯片,而不是中国的婚礼!"

这个意见提得很合理。如果一个中国人在讲我们的文化时也这么做,我们同样会提出这样的意见。

所以,亲爱的中国,如果在你看来我对你的描绘有失偏颇,请原谅我。相信迟早会出现一个比我更有能力的西方人。到那时,把我俩的作品放在一起,拙作就会显得粗糙无比,就好像把早期的原始人艺术家所描绘的圣人像拿来和西斯廷圣母

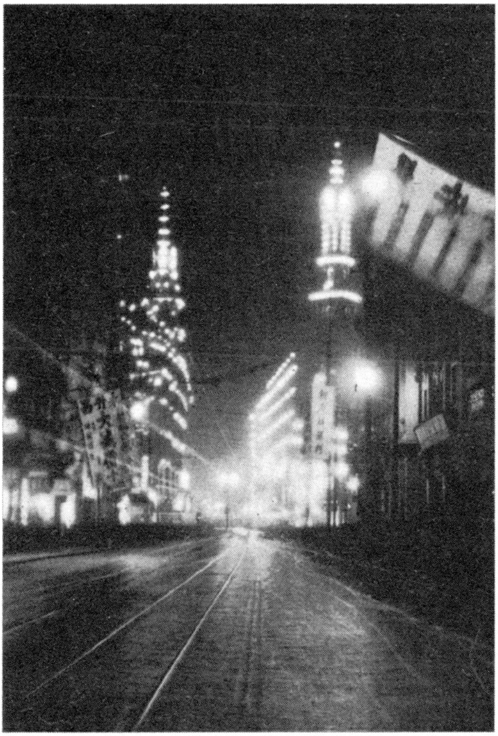

夜幕下的上海南京路。

像来做对比。不过，我希望我的作品不会被大家认为是荒谬可笑的，因为爱从来都不会是荒谬可笑的。如果在你看来，我写的这些故事毫无幽默可言，那就请你继续往后读吧。当然，也许等你真的往后读时，你会发现还需要更多的耐心。

接着我给宋太太讲了英国小伙儿给我讲的另一个故事，希望这次她能明白故事里的幽默。

“他认为，你们的老百姓快乐而且幽默，”我解释道，“跟他们开玩笑时他们反应很快。”

他的一个朋友，也是一个英国小伙子，在最近的一次动乱当中被派去接应一群欧洲妇女和儿童，他们身处距离铁路很远的一处隔离区里。那时中国北方的军阀们一直在征用和霸占铁路、火车头、火车头司机、煤和所有的一切。把这群难民接到火车站后，英国小伙子找到了一节空的火车车厢并把他们安顿了进去，可是却一直找不到火车头。后来，他在铁路侧线上找到一个正冒着烟的火车头，开火车的两个中国人脸上阴云密布。

“也难怪！没准他们已经很久没领到工资了！”英国小伙说着，耸了耸肩。

那些敢于反抗军阀的强取豪夺和愚蠢干预的火车站长们都已被当场枪决。被手枪顶着脑袋的火车司机们被迫把火车从车站驶出，听命于一个自封的陆军上校。这位上校完全不懂火车时刻表的重要性，如果不按既定的时刻表开车可能会让两列火车迎头相撞。所以这两个火车头司机心情郁闷至极。他们唯一的存货就剩下这个火车头了，他们要确保它的燃料舱装得满满的。因为这个火车头暂时还在他们掌控之中，他们要让它一直处于发动状态，一旦有携带武器的同胞出现，他们就可以随时逃走。

“这好像并不好笑呀，”宋太太评论道。

“就像给你讲这个故事的小妹妹，”——我向她鞠了一躬，她也向我鞠了一躬，我们都笑了。我继续说：“那个英国小伙出生在贵国真是荣幸。那天早晨很热。他彻夜未眠，之前很多个夜晚他都在站岗放哨。他已经烦透了这场毫无意义的战争。他明白他不可能得到那个火车头——除非是免费送给他。他的另一个选择就是带着这群难民徒步或是骑着骡子走到天津，但这对于带着孩子的一群妇女来说将是一段异常艰难的旅程。想到这里，他把头盔往后推了推，擦干红色前额上的汗水，大声抱怨道，‘要是现在能喝上一杯茶，多少钱我都愿意付！’火车头司机马上竖起耳朵，脸上的阴郁一扫而光。”

听到这样的恳求，只要是中国人都不会无动于衷。茶！这是中国送给疲惫不堪的人类的一件无与伦比的大礼！一个人类同胞想喝茶，听到这个，火车头上的两个人马上冲他喊：“我们的水烧开了！请问这位外国‘先生’能否赏光来喝杯茶呢？”这位外国先生正求之不得呢！于是他被友好的双手拉进车厢，坐在装煤的布袋上，喝了两杯味道很淡但很提神的滚烫的茶。他顿时精神大振，拿出一枚硬币递给他们——马上遭到司机的断然拒绝。“我恐怕得走了，”他说，“你们就像我的亲人一样，能遇到你们真是太幸运了！但愿我还能有幸遇到更多像你们这样的人！”他们问他要去哪里。他解释道，他正要带着一群外国难民前往天津，他们此时正坐在一个被遗弃但还能用的车厢里，只是，缺了个火车头。

“我们这儿不是正好有火车头吗？”他们马上响应，“为什么不用我们的火车头呢？”

“你们真的太好了，”他回答，“可是你们的火车头一定另有用处啊。”

他们坚持要他接受他们的火车头。不仅如此，他们还热情高涨地要一直把他和他的朋友们送到目的地——还打败了所有企图妨碍他们行程的坏将军。

“所以，他通过一杯茶就搞定了一个火车头，还有开心地为他开车的司机，”我讲完了我的故事。

“我打赌，如果下次有人再给他们硬币的时候，他们就不会拒绝了，”宋太太补充道。她的嘴角微微上翘，满心欢愉。她环顾甲板，看到她的孩子们正在不远处和阿姆玩耍。她凑近我，“我有时候也这样哄阿姆。”她低声笑着说。

“我也是，”我低声答道，“我在英国的家里也用同样的方法。”

“你有没有发现，在西方有些穷人在跟你打交道的时候总是像个孩子？”

“是的，”我肯定地说，我们会心地相视一笑，似乎在共同谋划对付管家的阴谋。

“不过我希望——”她说，“希望我弟弟能和你说的这个英国小伙子多接触接触。”

“好的。”我若有所思地答道。

第 4 章

家庭纽带

第二天早晨，宋太太和我把甲板上的白椅子搬到一个避风又向阳的角落里。我随口问道：“你的英语是在美国学的吧？”

“对呀，”她说，“怎么了？”

“我曾经在一艘从英国来的船上碰到过一位广东女士，”我答道，“她在纽约待过五年，会说的英语却不超过五个词——并且也不想学。”

“快说来听听，”宋太太急切地请求道。我就给她讲了那位女士的故事，对我来说这其实也是奇闻逸事。不过，我觉得也同样会有在中国或印度居住五年之久却对中国或印度仍然一无所知的欧美女性。当然，绝大多数女性，无论来自东方还是西方，都会设法学一些当地话，以便应付管理家庭、购买食物和支付工资之用。每次我都会看见同船的一位姓白的太太跟丈夫一起坐在沙龙的角落里，我感觉她是个挺好的人，智力超群。她公开宣称：“这是我丈夫，是中国一流的银行家。”

“每当我在金融方面碰到拿不准的问题，”她丈夫告诉我，“我就会回家咨询我的太太。我从来没有后悔过接受她的建议。

她有非常准确的判断力，对数字很擅长，了解交易甚至大规模交易的复杂性。她还帮我检查我的运算呢。她对我来说是无价之宝。”

所以你可以想象，当发现白太太一句英语都不会说的时候，我心里别提有多困惑了——她毕竟在纽约住了五年之久啊！当我和她的丈夫以及另一个广东朋友交谈的时候，她就一言不发地坐在那里看着我们，脸上带着蒙娜丽莎般的微笑。从她丈夫偶尔提及的与她相关的话题中，我意识到她仔细考察过纽约以及同船的其他乘客。可是，不经过三番五次的考证，她不会匆忙去接触任何一个人。她丈夫给我看他们两个孩子的照片，一个十六岁，一个十二岁，都是男孩，被留在纽约继续上学。

“他们的英语都说得很好。问题是如果回到广东，他们读中文会有困难。”他说。

除非某位广东男士帮忙翻译，白太太和我没法直接沟通。她成天戴着一顶白色缎帽，像个扁扁的薄烤饼，与她的身份极不相称——那是赶时髦的中国女士们一两年前流行的装扮。那可是中国女性第一次把一个完全没用的东西——一顶帽子，戴在标致的头上。白太太还穿着一件自制的西式长裙。这些洋物件以及她的海外经历似乎像是她曾经参加过的纽约夜生活中的假面舞会，只要一回到自己真正的家，她就会丢弃并忘记这里所有的一切。穿着这身毫不起眼的装束，白太太坐在沙龙的一角，远远地看着我们，脸上带着古怪的笑，似乎我们都是些小孩子。不过，每次当我过去坐在她旁边，给她看我拍的照片时，她所展现的专注却显示出她性格中稳健、善良的一面，颇有魅力。

“也许将来我们会回美国住几年，”她丈夫告诉我。

他谈起了纽约冬天的严寒。头一个月，他们住在一个带家具的独门独院的房子里。每天早晨，他得很早起床，冒着严寒把家门口的积雪铲走，到地下室生好炉子，然后还要做其他一些很吃力的家务。他对此极难适应。之后，他们在另一处公寓楼里租了一间公寓，这里提供各种服务，但房租高得惊人。

“不过很值得，”他叹息道，“公寓里有暖气，自己不用烧火。垃圾直接往管道里一倒就行，清洁工会负责把它烧掉。我太太不会说英语，我就通过电话订餐。一位黑人妇女会时不时地来给我们做一次大扫除，她非常清楚自己的工作，几乎不用我们给她任何指令。我太太用手一指，她就明白该做些什么。我太太很喜欢每天给我们做饭。在我每晚到家之前她也没事可做。我和孩子们都喜欢打网球。有时候她跟我们一起去网球俱乐部，或者到有网球场的美国朋友家，但她只是看我们打球。”

我可以想象白太太坐在那里一言不发，面带微笑的样子。他又说，他们刚刚说服她学外国女士打打网球。他们被召回中国之前，太太的身材一直保持得不错。

听到这样的故事，有人会觉得她很傻。可是直觉告诉我她绝对不傻。在英国待了几年之后，每天能和一个中国女士一起散步，一起坐着待一会儿，对我来说是件很开心的事。她对我来说是一个谜。我突然为她的固执感到恼怒。不管她愿不愿意，她应该学点英语。有两个星期，我在她丈夫的帮助下偷偷地在我们的对话中塞进了几句英语。她为了让我们高兴，鹦鹉学舌般地跟着我重复，可是一天之后就忘得一干二净了。“你好。（How do you do？）”“再见。（Good bye）”，她乖乖地跟着说。到下次对话让她说的时候，她就一点儿都不会了，不住地摇着头。

“现在你知道是怎么回事了吧？”她丈夫说，“她就是对这些东西没有兴趣。”

我突然灵机一动。谁又真的会对这些表达感兴趣呢——除非这是实现某种目标的一种手段，而这个目标就是友谊和理解。白太太既不想交外国朋友，又不想寻求外国人的理解。她从头到脚都有一层盔甲把自己藏在里面。不过，她的盔甲真的如此刀枪不入吗？那天她丈夫给我看他们孩子的照片后，从她谈论照片的神情上我突然意识到，我终于找到了她的软肋。

“你的儿子们现在在哪儿？”第二天早晨，我开始尝试一个词一个词地教她这句话，也教她怎样回答。

“纽约（New York），”她开心地回答——模仿着美式英语特有的卷舌音，像是在吞食一只牡蛎，“N'Yorrk！”

在距离香港还有三天航程的时候，我琢磨出这样一个道理：哪怕只花五分钟时间好好研究一下中国人的心理，也比花五十年盲目等待能学到更多的东西，而且盲目等待的结果往往是再加上五年的愈发盲目的烦躁不安。在接下来的三天里，我注意到只要在甲板上看到我，那顶白色缎帽就会停住脚步，从老远处就向我挥手、微笑，并且大声用英语说，“我有两个儿子，他们现在在 N'Yorrk。”

白先生对太太的语言进步感到颇为自豪。最后我们相互道别时，白太太挽起我的胳膊，朝丈夫强调说：“好人！她是好人！”她花了很长时间才发现我的优点。

“没错，为了捕到这条鱼，你用对了钓饵！”宋太太笑了，脸上露出深深的酒窝。

“只可惜，五年前却没人去张罗钓这条鱼，”我喃喃地说。

“也不知道她现在在广东过得怎么样，”宋太太沉思着说。

“一个美国人跟我说，如果现在去广东，就感觉像是走进一座发电厂，”我告诉她，“走路的时候要非常小心，否则可能会被可怕的移动钢筋章鱼抓住，被它吞食化成肉浆。你随便打开一个盖子，马上会有火焰喷射而出。周围是地狱般的喧嚣，遍地都是火药桶。”

这个比喻很形象，并且他所预言的一切果真发生了。不到一年，盖子终于被揭开，一直被压抑着的火焰喷涌而出。

“问题是，这座发电厂的管理层意见相左。一半的人希望继续生产丝绸，另一半的人却希望制造炸药，”宋太太出其不意地评论道，“于是他们就互相厮打起来，都想把对方消灭掉，广东顿时血流成河。另外一些人就起来把这些机器全都炸掉了。我祖籍广东，所以了解那里的人。”

她停顿了一下。

“生产丝绸不知比制造炸药要好多少倍！”她叹息道。

“确实如此，”我赞同道，“或者不如养些叽叽喳喳叫的漂亮鸡宝宝。”

接着我们就开始谈论各种话题：温州、广东、工艺品、丝绸、漂亮的广东瓷器等等。对于瓷器艺术和贸易来说，这个动乱的时代真是一场劫难，易碎的精美瓷器怎么经得起军阀混战和盗匪横行的折腾呢。

“它们太容易碎了，”她评论道，“如果海盗们想抢一艘装有瓷碗的舢板船，一旦发生争斗，即使能把海盗赶跑，完好无损的碗恐怕也所剩无几了。遭殃的瓷器商只能绝望地仰天长叹。”

这倒是一种全新的视角，可以用来分析中国小商人所面临的困难。在被凶恶的狼群步步紧逼的情况下，难怪有人会铤而走险，转而加入狼群。即使将来可能命丧刑场，但是有一帮难兄难弟陪着，总好过一辈子衣衫褴褛、饥寒交迫，最后孑然一身惨死在乞讨路上变成孤魂野鬼。或许他们还能抢到足够多的钱财为自己的女儿置办一份嫁妆，保证她们能够体面地生活下去，不必为填饱肚子而被迫卖身为奴甚至遭遇更加悲惨的命运。如果他们不在自己家乡当盗贼，运气好的话，也许有朝一日还可以悄悄潜回老家重新过上正常的生活。在广东沿海的某些村子里，有时整个村子都当了海盗，因为大家都沾亲带故，所以没人会把这个秘密捅出去。

这时宋太太微微向前倾了倾身子，有些犹豫地说，“你穿着黑衣，”一边说，一边碰了碰我的袖子。

“我丈夫一年前去世了，”我回答。她的双眼顿时泪光闪烁。

“可怜，太可怜了，”她从椅子上伏过身来，轻轻拍着我的胳膊，柔声细语地安慰着我。尽管她比我还年轻，但这位中国母亲把我揽进她的怀里，就像阿姆搂着小时候的我。在接下来的几个月里，无论我走到哪里，无论是北方还是南方，中国的女人们只要在询问了我的家庭情况后——这是她们的礼仪之道，我出于礼貌必须回答——就会为我流泪，像宋太太这样安慰我。无论是否是基督徒，这些谦卑温柔的女人都会把我当成自己的姐妹一样安慰我，马上成了我的朋友。至于我自己，我知道要想赢得别人的心，最保险的做法就是先付出自己的真心。

我所遇见的每一个女人都会像宋太太一样马上告诉我：你现在的责任是“回家侍奉即将步入老年的双亲”——这是所有头脑清醒的中国人所敬仰的一段时光。每次听到他们使用

“老年”这个词，我都会暗自发笑：我父母最想避免的那种生活态度或者想起来就害怕的一个画面就是：满头银发的他们无所事事地晒着太阳，或者坐在火炉旁织袜子。他们永远也不会步入这样的“老年”，因为他们的生活充满情趣，满腔的同情心让他们永远忙不完各种各样的事务。他们是那一代人的典型代表。那天听说有一个七十六岁的老奶奶平生第一次坐飞机，从巴黎飞到伦敦，发现坐飞机实在太有趣了，于是当场又订了一张返程机票。

在孩子应以何种态度对待父母的问题上，中国采取的是康德所谓的“绝对命令”原则[1]，这是对的。然而，一些赤贫阶层的中国人对此却缺乏敬畏。他们会怨恨年迈的父母还要从他们那里分得热炕的一角以及一碗薄粥。当然，父母去世的时候，他们还是会号啕大哭。与提供日常饮食相比，偶尔给他们的坟头点燃一炷香还是要便宜得多了。在中国，长者为尊，满头银发通常会赢得大家的尊重。年长意味着成熟，这是岁月造就的，有教养的年轻人要像向内行人学习那样去欣赏年长者的成熟。

宋太太说起了她的母亲。不幸的是，她的母亲成了义和团运动的受害者。当时他们家住在天津租界的一所房子里。义和团打进了租界，一枚炮弹炸穿了房间的一角，而此时她母亲正好与其他几个妇女和孩子躲在那个角落。一块弹片炸碎了她的一条腿，很快她就死了。

“你当时在现场吗？”我浑身战栗着问。

1　绝对命令是指德国哲学家康德用以表达普遍道德规律和最高行为原则的术语。又译定言命令。其经典表述为，除非愿意自己的准则变为普遍规律，否则你不应该行动。

“在，”她淡淡地答道：“当时我还很小，我弟弟还在襁褓中。阿姆们害怕极了，忙着照顾他。直到现在，我都不敢去谈这段经历。我永远都记得我亲爱的妈妈看我的最后一眼，在离开这个世界之前她最后看到的是我。不幸中的万幸，我母亲经受痛苦的时间还不算太长，她很快就昏了过去。这就是为什么我弟弟和我现在是最好的朋友，我们愿意为对方付出一切。”

“我一直都想知道，但之前一直没问你弟弟和你是同母所生吗？你觉得是否是因为这个原因你们俩的关系才那么好？你和其他同父异母兄弟之间的关系也这么好吗？”

她怔了一下，说，“我相信同母的孩子相互之间的感情会更好，这是自然规律。当然也不总是这样。有时候，某个同父异母的姐妹正好与你年龄相仿，你们一起学习玩耍的时间可能比你同母兄弟姐妹还要多。”

她的父亲是一位公众人物，宋太太不必假装不知道父亲的婚姻生活。全中国的人都知道，她的父亲虽然曾经留学海外，但还是延续了中国传统的生活方式，觉得没必要废除这个传统——权贵之家就需要一个大家庭，妻妾成群，子孙满堂。

对于中国人来说，当今这一代只不过是连接过去和未来的纽带。具体而言，他们崇拜祖先，也希望后人到时候同样崇拜自己。这种崇拜——权且把它称作祖先崇拜——是过去富裕的中国官员们多妻的主要原因。他们希望生出儿子来，等自己死后儿子们会崇拜他们。如果没有生出男孩传递香火，就没有履行为家族传宗接代的义务。在有生之年，中国人都希望儿孙绕膝，享尽天伦之乐，而且只有这样才能获得幸福的永生。如果孑然一身去往来世，那可是想都不敢想的凄惨景象。儿子越多，今生值得回忆的温暖记忆就越多，来世也会有更多人相伴左右。在普通老百姓眼里，对于一些人来说，遭受那些妖魔鬼怪的百般折磨是一种自然的后果。即使是光明天使也抵挡不住从无儿无后的中国人那边传来的阴郁之气。连精灵们都会变得阴险无比，充满恶意。然而，对于生命之火生生不息的信念，以及对于生者与渡过了奈何桥的死者之间互为一体的信念，对有思想的人来说，无论是中国人抑或是外国人，都是让人感到宽慰的。

第 5 章

一妻、多妾？

“我曾经在一个中国家庭客居过一段时间，”我对宋太太说，“宫家[1]过去的男主人曾经担任多年的首辅一职，你一定知道。”

她马上竖起了耳朵。“但愿他们对你不错。”她说。

“他们特别和善，”我说，“尽管宫伯父，我是这么叫他的，已经去世，但他的儿女至今都还是我的好朋友。等我们去北方的时候，非常期待再次见到他们。”

“真希望我在国外的时候也能像你那样作为朋友住在当地人家里，”她叹息道，“但是我肯定会露很多怯。”

“我其实也露了不少怯，”我承认，“不过宫家的孩子都心胸宽广，乐善好施，对这些不会那样苛刻。”

“在他们家，你吃得惯吗？”宋太太急切地问。得到我肯定的回答后，她轻轻拍了拍我的手背，又迫不及待地继续问了

1　宫家原型为常熟翁氏后人，本书作者谢福芸 1912 年曾在天津翁斌孙家客居一段岁月，并被其收为义女。翁斌孙（1860-1922），翁同龢侄孙、翁曾源之子，光绪三年进士，供职翰林院，后历任大同知府、山西劝业道、直隶提法使等。民国后不仕，隐居天津。

十几个问题，包括我睡什么样的床，每天如何打发时间，喜不喜欢那家人等等。我一一详细作答，甚至讲了年轻人之间如何互相打趣开玩笑以及孙子辈小宝宝们的种种趣事，还有文静的妈妈[1]那些忠心的下人。对于她连珠炮似的问题，我是有问必答。当所有问题都得到满意答复之后，宋太太脸上泛起了红晕。

正说着话，她的丈夫走过来坐在我们旁边。他并没有像他太太那样活力四射地加入我们的谈话，他拘谨的体态渐渐让我感觉有些不自在。最后，他终于克制不住内心的煎熬，问出了那个一直困扰着他的问题。

“那你和那位大人后宫里其他姨太太们相处得怎么样啊？”他问道，脸上带着挖苦的笑。

他这么唐突无礼地把这个问题甩给我，完全不像他平日和蔼可亲的作风。

我一时感到错愕不已，甚至有点生气。他打断了原本轻松愉快的交谈。不过我马上意识到，他提出的这个问题背后隐藏着一丝痛苦和伤感。我把头转向宋太太，看到她的颈动脉突突地跳着，眼睛紧盯着我，但又飞快地躲开我的视线。宋先生这时身子挺直，双唇紧闭。我们陷入了沉默。我该怎么回答呢？我是不是应该出于礼貌避而不谈有关侍妾的问题？抑或，给出一个更糟糕的回答，说我宽恕这个可恶的制度？这个问题宛如晴天霹雳，考验着我们的友谊。但让我开心的是，我完全可以心平气和地回答这个问题，绝不会因此损害我们之间的友谊，因为如果他们跟我一起走进那个可爱的家庭，马上就会发现这个家庭的生活纯洁无比，几乎像清教徒一样蔑视自我放纵

1　文静的人物原型是翁之蘅，是翁斌孙的女儿。

的生活方式!

“宫伯父家里没有什么三妻四妾，而且从来没有。”我从容地回答。

不过，只是这么简单地回答一句显然是不行的，我们之间必须坦诚相见。在一夫多妻这个重大问题上，我需要表明我的立场。所以，我像中国人那样，向他们稍一欠身，缓缓说道:“在这个问题上，你们两家的态度是一样的。纳妾不符合宫伯父的原则。”此话一出，我们之间的紧张情绪顿时烟消云散，我们依然是志同道合的好伙伴，共同热爱着同一片土地。不仅如此，我还意识到，他们和我一样希望自己的国家遵从崇高的道德标准，并且都认为在这些问题上不应该降低标准。刚才他们在等待我回答时显露出来的焦虑神情已经告诉我他们的家庭遵循什么样的信条了。当然，对于祖辈的婚姻安排，他们不得不表示尊重。但很显然，对他们自己而言，只有一种方式可以证明双方对婚姻的忠诚。

我们不禁同情起这些年轻男女，他们为国人生活中的一些丑陋和粗俗的生活方式感到羞愧，担心外国人会因此看不起自己的国家，充满好奇心的局外人可能会发现事情的真相，想到这个就让他们感到羞愧。如果我避而不谈大家想象中的后宫，他们也不会怪我。因为他们心里清楚，我是出于礼貌而选择性地无视这一现象。如果你的朋友连你的悲伤病痛都感知不到，又怎么能够期待从他那里得到温暖和支持呢?我们每个人都会有这样那样让我们不安或羞愧的事，需要得到充满同情心的朋友或姐妹的理解。

中国的老派知识分子之所以没有真正反对中国基督教会，原因之一恐怕就是，在过去几十年里，中国基督教会坚定不移地支持基督教的婚姻家庭观，同时坚决反对鸦片。反基督教的新兴流派轻而易举地赢得了那些中国传统和哲学功底不深的中国人的支持。而老派的知识分子却把自己的儿子送到基督教会学校去学习，为的是让他们学到新的知识。

“教会学校里的中国经典可能教得不如私塾先生，但他们教给了我们道德准则。”励诚曾经告诉我。

“不，我的伯父宫大人不是基督徒，他跟基督教没有一点关系，”当宋太太问我这是不是宫大人不纳妾的原因时，我这样回答。“当然，他很有福气，有一个好妻子。不过这些都不是他不纳妾的原因。真正的原因是，他在这个问题上认同儒家的原则，”我解释道，“虽然他并不批判一夫多妻制，但他认为那是无知的表现，对于知识分子或政治家来说，一夫多妻是没有必要的。”

宫大人绝对更愿意多读些史书，而不是像另一个政治家兼哲学家所说的那样“把玩尼亚艾拉的缠结鬈发”[1]。“你还记得孔子的那个故事吗？当孔子发现自己的国君接受了敌国送来的舞女，他立即拂袖而去，认为一国之君如果沉溺于歌舞升平，那他就再不可能成就什么事业了。这也是宫大人的看法。”

这种品德主要来源于他的男子汉气概。大利拉随时都可以按照自己的心意剪去大力士参孙的头发，从而使其失去神力。而参孙的下场又如何呢？

“现在看看这位伟大的拯救者，他失去了双眼，整日与奴隶为伍，在加沙的磨坊里劳作。”

他将以最痛苦的代价，通过这段屈辱的奴隶生涯来设法

1　此句引自约翰·弥尔顿的诗《利西达斯》。

救赎自己的灵魂，但结果如何却未可知。对于那些选择了一妻多妾的老一辈中国人来说，他们完全可以把自己的孩子紧紧套上同样的绳索，因为中国的儿子们在经济上是完全依赖于父母的。但是他们现在醒悟到了这个道理，所以把自己的儿子送到了对一夫多妻持否定态度的现代学堂去上学。总的来说，如果儿子愿意只娶一个妻子，父亲接受这种新规则并尊重儿子的选择，这主要归功于明事理的父亲们。这并不会妨碍父亲们希望儿子早些订下婚约以及早日抱孙子的愿望。如果儿子的第一个妻子没能给他们生孙子，父母们可能会让他再娶个二房。但也有别的办法来解决年轻丈夫的困境：根据中国传统，他可以把父亲这边亲戚的一个儿子过继过来。

像西方一样，当夫妻双方合不来的时候，一夫一妻的家庭就会出现问题。在东方，男孩在订婚之前往往从未见过自己的未婚妻，大人也不会按照男孩子的喜好去进行选择。如果夫妻双方差异悬殊，比如丈夫受过教育而妻子却是文盲，这样的婚约只会给他们带来无休无止的争吵和精神上的折磨。一个在省会城市上大学的年轻人就曾郑重其事地给自己农村的妻子写了一封信，请求她发发慈悲去自杀，以便把他从痛苦的婚姻中解放出来，让他重获自由。他妻子不识字，所以得请人把信读给她听。我们完全可以想象，她听完来信之后会是怎样的愤怒，当然她也不会理会这样的无理请求。

再举个例子，有一个现代学堂的知识分子，在国外学过经济、法律和哲学，是引领北京现代社会自由生活的政治家。然而，每天的日常生活都在提醒他，年少时父母许配给他的妻子是一个目不识丁的文盲。如果他要遵守自己设定的道德标准，那他就需要具有钢铁一般的意志。不知道他是否记得查拉图斯特拉[1]的号召："我以爱和希望的名义恳求你，千万不要抛弃你灵魂里的英雄！请坚持你神圣的希望。"其实，这样的婚姻对于妻子来说也绝非易事，因为尽管她不识字，但她同样有直觉和激情，她能做的也只有忍耐和克制。

不过，用尊重祖先这样的理由也无法完全解释过去存在的那些超大规模的家庭。为什么老一辈人中有许多人如同宫伯父那样不顾一夫多妻的逻辑而遵守更严厉的标准呢？跟他一样选择一夫一妻的人并不在少数。也许纳妾这种做法和所罗门王有什么联系？也许自己拥有一个百花争艳的花园会让人觉得骄傲开心，妻妾成群也会让一个男人觉得自己的生活很奢华？能够掌控那么多人的生活和命运会让他感觉自己权力很大？另外，仰慕他的妻妾中如果有人不懂得欣赏他的诸多美德，那他就可以另寻一位懂得欣赏的人。也许他的妻妾会竞相争宠，拍他的马屁。而作为凡人，为了多得一些宠幸，多得一些馈赠的珠宝，或者让他多偏爱一些自己所生的儿子，这些妻妾们会互相竞争，有时甚至战成一团，让他窘迫难堪到不得不躲进自己的房间，一直等到某个紧急事件把大家的暴躁心态调适到可以和平共处时再出来。

也有一些人娶二房是为了找到真正意义上的伴侣，因为在父母安排的第一段婚姻里，妻子成为不了他的伴侣。现在这种情况越来越普遍，宋太太忧心忡忡地告诉我，即使受过教育的女孩也愿意接受这样的"婚姻"。首先，只有富人才能养得

1　查拉图斯特拉，又译琐罗亚斯德。他改革传统的多神教，创立琐罗亚斯德教，即拜火教。尼采在里程碑式的作品《查拉图斯特拉如是说》里，借查拉图斯特拉的口，阐释了诸如"超人哲学"和"权力意志"等哲学思想，用如诗如歌的语言，道出了作者对人生、痛苦、欢乐、期许的深邃体悟。

起妻妾，所以她嫁过去之后能过上衣食无忧的舒适生活；其次，她知道自己被选中是因为他们互相喜欢——第二次婚约的缔结是建立在双方相识的基础上。最后，她希望自己成为家里真正的女主人。大老婆是法律上的妻子，而小老婆才是事实上的妻子。

这听起来不错，可是她忘了人性的另一面。丈夫一旦突破一妻的标准，就很容易形成纳妾的习惯。只娶两个哪够啊！另外，家越大，需要花钱的地方就越多。你必须得有足够的钱，这是你逃不掉的责任。所以，娶的妻妾数量越多，你就越不讲究获取钱财的手段。而一旦弄到了钱，你的后宫里就又该多添个小妾了。中国的传统做法通常是在娶四到五个之后就打住。这是既有传统的许可范围，如果有人完全不受限制，就说明这人是个典型的暴发户。娶四五个妻妾，你还可以含蓄地说是为了传宗接代，是在履行家族义务。只有那些得了不义之财又缺乏教养的武夫才会娶更多的妻妾，他们要么是堕落，要么就是粗俗。这是宋太太的想法。

在践行一夫多妻的长者中，尽管他们不会像宫伯父那样遵守清教徒似的一夫一妻的伦理道德，但其中一些人也真心尊重并善待自己的妻妾。宋太太的父亲就是这样的例子。他希望他的妻妾不仅聪慧、正直，而且要有魅力，因为她们都将成为他的孩子的母亲。他明白自己需要把他的多个妻妾安置在不同的房子里，这些房子通常还应在不同的城市。他也有能力这么做。他喜爱他所有的孩子，尽力给他们提供最好的教育，不论是女儿还是儿子。他很乐意看到女儿们的才能日臻完善。这是一夫多妻能达到的最理想的境界，只是很少有人能真正做到。

“听说山东有个将军娶了六十个老婆，”宋太太跟我说，

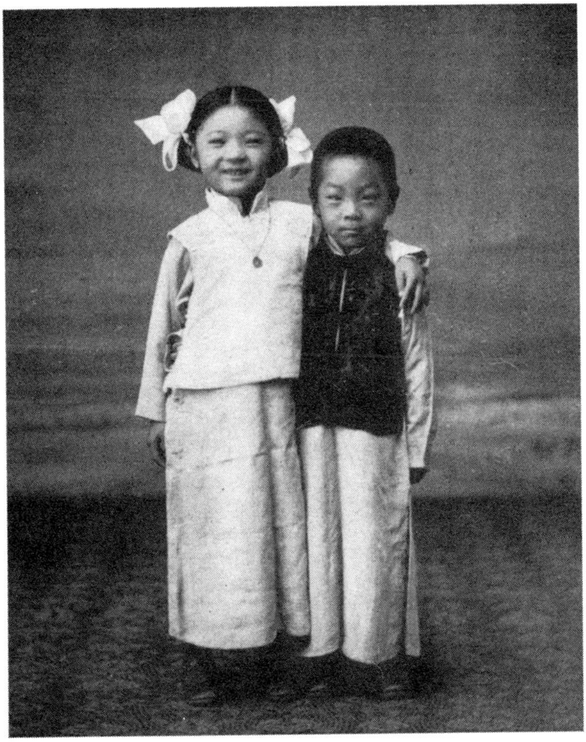

年轻的中国也自有其魅力。

“有些外国人明知如此还要去见她们，我觉得他们可能以为所有中国人都是如此，或者都赞同这种放荡的生活方式。这真让人恶心。可是，随着越来越多没受过传统教育的人掌握了权力或财富，这种现象变得越来越多。他们既不精通儒家道德，又不懂得西方教育，只喜欢到处炫耀，炫耀装有玻璃窗的汽车，还有珠光宝气成群结队的妻妾。”

“不用担心，”我安慰她，“我们这些外国人完全明白，人群中时不时会刮起这种恶俗之风。对此不认同的人们就理应在这场战斗中互相理解、互相支持。”

“从欧美留学归来的学生通常会遵从更高的标准。他们不会总是想讨好我们，或者你们。很多时候他们似乎忘记了我们中国的很多好的作风，但在这件事上他们倒是树立了好的榜样。”

我跟她讲述了我刚刚听来的一个关于张作霖的老式家庭的故事。张作霖人称“东北虎”，身高五尺，重九担，说话柔声细气，眼神温和，举止文雅，但却是当地的绝对统治者，对背叛自己的人冷酷无情。就在我和宋太太夫妇交谈的那一年，张作霖枪决了十六个股票经纪人，因为他们拿他的纸币做投机买卖，导致该纸币的价值在市场上暴跌……如果让笛福来形容的话，他可能会这样写：“送你的股票经纪人上了西天。”

但他还有另外一面。一名女传教士曾拜访过他的家，随身带了一些传教图片。张作霖最小的儿子靠在她的膝盖旁，很喜欢她展示给他的一张图片，上面写着“让孩子到我这里来”。他抬头看着这位女士温柔的脸，表情认真地对她说：“我们都知道，耶稣基督是人类历史上最好的人。可是，”他补充道，“我父亲是最仁慈的人！”

这就是满洲枭雄最小的儿子——老东北虎的小虎仔——对自己父亲的评价。

“张作霖是老式军阀，他只有五个老婆，”宋太太解释道。

我没有告诉她张作霖如何娶二房的故事，因为那样会改变我们谈话的主题。这个有趣的故事是我的一个爱尔兰朋友告诉我的。她认识现已过世的张作霖的大太太。二十五年前，张夫人非常精明强干，绝不会同意丈夫再娶一房太太。

张作霖年轻时被迫加入匪帮，后来功成名就后也总拿这事儿自嘲。当时在辽东半岛的东北平原上，他的家族和另一个家族结下了血海深仇。一天，那个家族血洗了张氏家族，杀死了张家所有的男丁，只有张作霖因为当时不在村里而侥幸逃过一劫。他时年十七岁，回村时发现血流成河，尸横遍野，村里的房子都已被付之一炬。身高只有五尺的他面色惨白，怒火中烧，发誓要报此血海深仇。为了活命，眼前唯一的出路就是遁入山林当了土匪。后来，他因为能力出众，成了土匪头子。某一日，他带着土匪血洗了那个仇家，以同样凶残的手段杀掉了所有男丁，以免日后被人寻仇。在文明国家里，他无视法律的行径是不可饶恕的，后来他和他的匪帮一直被通缉。如果仅仅是匪帮里一个无足轻重的角色，他也许还可以悄悄溜回去过正常老百姓的生活，这是所有土匪都希望实现的可怜的目标。可现在的他别无选择，只能继续当他的土匪头子。据传他嫉富如仇，对穷人倒不那么凶。由于他年轻时一直住在东北的深山老林里，因此错过了识文断字、习练斯文的机会。这样的一个人后来居然又能回到城市并且站稳了脚跟，不能不说是一个奇迹。在日俄战争期间，他成功抓住了死刑暂缓令的机会。他带领的游击队帮了日本人很大的忙，使日本最终赢得了胜利。日俄战争结束后，日本人和东北三省——即我们所说的满洲总督进行协调，赦免了张作霖。张大帅出色的军事才能也深受日本人赏识，他们建议把年富力强的张大帅和他的队伍纳入新成立的，也急需军官的中国军队。这样，张作霖被授予陆军上校军衔，终于在中国的城市里过上了相对安稳的军官生活。现在他的职责是剿灭曾是自己盟友的土匪。自那以后，张作霖就变成了一位出色的剿匪能手。通常他不去惊扰那些可怜的土匪，但一旦他们做了出格的事，他就会给予致命的一击。

张作霖何时娶了他的原配夫人，没有记载。张夫人非常能干。跟我们早先在船上遇到的那位白太太一样，她在理财方面也很有天分。这似乎是中国女人与生俱来的才能。张大帅自己没上过学，不会记账，而张夫人恰好有这方面的才能。她不仅理财有方，而且把钱袋子看得很紧。她既能干又节俭，知道怎么存钱以备不时之需。张作霖绝对信任她，而她也完全值得这份信任。天色晴好的某一天，张作霖的匪帮在一次突袭中抓到了一个漂亮的满族女孩。张大帅很喜欢她的长相。“这该是多好的二房人选啊！”张作霖不禁这么想。可他怎么敢跟夫人提这个想法呢？张夫人那么出色，把这个家管理得井井有条，他对此也非常满意。当然他可以无视夫人的感受，冷酷无情地强行去做，那是他作为丈夫的权力。不过张夫人肯定会用女人的各种方法来报复他，尤其是在经济上。好吧，看来只有智取了。

那天晚上，张作霖显得有些闷闷不乐，唉声叹气，茶饭不思。“你怎么了？”张夫人问。

“没事，没事，”他支吾着，又叹了一口气。这马上勾起了张夫人的好奇心。她接着追问，他还是敷衍搪塞。最后，她终于问出了答案。

“既然你这么想知道我心底的秘密，那我就向你坦白说了吧。不过，我实在不想让你背负这个重担，你已经承受太多了，”他开始讲。

“快点告诉我到底发生了什么事，”她催促道。

于是张作霖就把他编好的故事讲给夫人听：他们如何抢劫了一个村子，如何抓到了一个满族女孩。他的手下如何想用她来索要赎金，可是后来发现这个女孩的父亲是一个非常富有的官员，他们根本就惹不起。

“总之，”他狡猾地说，“那个官员不仅要我们把他女儿送回去，还要我们赔偿五千美元的精神损失费，否则就派军队来攻打我们。”

“五千美元！”张夫人尖叫道，“简直是强盗！真是狮子大开口！你肯定可以跟这个王八蛋讲讲价吧？”

“我们已经讲过了，”他答道，“原本他要一万美元。”

“这女孩好看吗？”张夫人问。

“一点也不好看，就是个普通的乡下姑娘。”

“为了一个普通女孩花五千美元！这得在我们的账本上掏多大一个窟窿啊！这么多年来我一直都省吃俭用，连吃的喝的都想尽办法压缩开支，想不到却栽在这个上面！我从来没听说过这种事。肯定有法子可想，一定可以想出别的办法！”

“是的，确实有别的办法，”张作霖说着，装作一脸愁容地挠挠头，“他们建议我把这个女孩娶回家当二房，这样他们就不再追究此事。可是我已经有了你，怎么可能答应这样的建议呢？我断然拒绝，告诉他们我才不会上当——我的内室已经不需要更多的装饰了。夫人你是我的宝贝，有你就足够了。你就是我的幸运之花。”

张夫人被恭维得心花怒放。可是五千美元的事把她精于算计的灵魂压得喘不过气来。那天晚上，她辗转反侧，盘算如何化解这个难题。第二天一早，她已拿定了主意。

“听我说，”她推醒了丈夫，“我已经决定了，你必须把那个女孩娶进来。你说她长相一般，所以我也就不怕她对你施展媚术。她会成为我的用人。我无法想象要为她付出五千美元，那可是我们辛辛苦苦挣来的。”

“我不同意，”张作霖说，“我不想再娶别的女人。”

可是张夫人锲而不舍地做他的工作，最终把他说服了。就这样，张作霖在和平的氛围中荣耀地娶进了他的二房太太。“难怪他成为那么大一片地区的统治者，”我听完这个故事曾经这么评论道。我的爱尔兰朋友还告诉我，张作霖一家脱离匪帮生活，在城市里安顿下来之后，她还应张大夫人的请求去她家教她外国算术。在这之前，张大夫人一直用的是算盘，那可是一种机械的折磨人的数学方法。开始学算术的时候她已经四十岁了，学写 1、2、3、4 这些阿拉伯数字对她来说已经不太容易了，可是她一直努力地学，直到一场瘟疫夺去了她的生命——那时东方时常会发生这样那样的瘟疫。

张作霖为妻子的死感到悲痛万分。“我再也遇不到像她这样的妻子了，”他伤心落泪，“她是个独一无二的女人。”

这时云云跑过来，打断了宋太太和我断断续续的谈话。云云的脚上穿着阿姆给她做的中式布鞋——上面绣着花，软软的，轻轻地拍打着甲板。她胖乎乎的膝盖在玩耍的时候弄脏了。短发在她脸上像一片云似的飘来飘去，脸蛋红扑扑的。

“接下来咱们玩儿什么呢？”她问。

宋太太转过身来对我抱怨道：“每隔一个小时她都会问我

这个问题。我还想把第二个袖子织完呢。”

“那你就和天底下所有的母亲一样了，”我调侃道，“不可能只享受做妈妈的好处而不要因此带来的烦恼啊。不过这次我可以帮你。”

我让云云把聂聂和阿姆叫过来，让他们拉住宋先生的手站成一圈，玩“玫瑰花开”的游戏。他们站好后看着我：我不禁长长地倒吸了一口凉气。我突然意识到，现在得用中文来玩这个游戏，否则他们不知道该怎么玩，除了宋太太！对于从来没经历过类似处境的人，我只能建议他们试试马上把“玫瑰花开”游戏的说词立即用法语、德语或潮州话说出来，这样就能体会我当时的处境了。不过，我完成了这个挑战。我奇怪的中文表达引得阿姆不断大笑（还有坐着织毛衣的宋太太）。因为我中文的局限，只能把原版游戏略作改编成我说“我们是被风吹落的花朵”。不管怎样，两个孩子很喜欢这个游戏。每回轮到“花瓣掉落”的时候，胖乎乎的小聂聂就开心地仰面躺倒在甲板上，一边咯咯地笑，一边在甲板上滚来滚去，可爱极了。云云这时就去挠聂聂可爱的小脚丫。这时我不得不现编一句词让他们重新站起来：“一场阵雨从天而降，花朵又全都从地上站起来了！”

我们玩了一遍又一遍，似乎玩了几百遍，两个宝贝和阿姆都不愿意停下来。宋先生只跟我们玩了一遍，然后就说祝我们好运，悄悄地溜走了。这真是件苦差事。午餐的锣声此时响起，在我听来真是美妙无比。阿姆叫孩子们去洗手。小云云从她手里突然挣脱出来，跑向妈妈。“妈妈，”她大声地在宋太太耳边说，“我该叫她什么？”她的眼睛望向我这边。

“你可以叫她伯母，”宋太太看着我笑着回答，“伯母”的意思就是“阿姨”。

中国的老一辈曾经抚育了我，现在中国年轻的新一辈也允许我来抚育她们了。

第 6 章

下层甲板

在夜幕中，我经上海码头登上客轮，当时大部分乘客都已入睡。从下层甲板登船时，隐约可以看到船中央低等舱乘客所乘坐的上下铺的大通舱。这时我满脑子还在回味自己刚才和一个朋友的谈话。在他家吃完晚饭，他又把我送到了码头。我们打发走人力车夫，又在漆黑的夜里走了大约半个小时，时不时地被地上堆着的一捆捆绳索绊个趔趄，还要极力绕开起重机白天工作时要吊装的电车轨道。我的朋友在向我介绍新中国。他了解旧中国，热爱旧中国，并且尽其一生在为她服务。那新中国是什么样的呢？

“在新中国，到处是各种各样的冲动和新想法的萌芽，有时也会有一些做过头的事。不过年轻人都是这样的，不是吗？”我们笑了起来，因为我们都知道，他年轻时也没少给家里的老人惹麻烦。“旧中国的一些做法确实让人痛恨，我们自己也曾经是这样。就像我们这一代人曾经经历的那样，世界各地的年轻人，无论亚洲、非洲、欧洲、美洲、大洋洲，都同样面临各种各样的问题，同时也拥有实现各种不同理想的机会。作为老一代，我们唯一应该做的事就是给予他们关怀和体谅。

虽然年轻人肯定不想要，但他们也不能阻止我们给，他们意识不到这对其实他们帮助很大。缺乏耐心使得年轻人充满活力，可耐心也恰恰是年轻人走向成熟必不可少的要素。”他侃侃而谈，睿智过人。

我的朋友还邀请我出席他的一位中国朋友杨先生家的晚宴，可是我因为这次旅行而无法前往，他感到很遗憾。

“我多希望你能去呀！”他说，“他们是新一代基督徒家庭的模范。一进他家我们就能感受到‘这里充满了美好和幸福’。家里井然有序，主人待客真诚，晚宴上的食物虽不铺张，但营养全面并且十分美味。这是全球共通的健康家庭的特征。杨太太也在以人们理想中的方式养育他们的孩子。她和杨先生是真正意义上的伴侣。”

“她丈夫非常放心地把自己的信任交付给她，”我引述道。

他们都是在英国接受的教育。留学期间，他们吸收了英国文明中最优秀的成果，至于不太好的那些成分，他们也认为其最终目标是美好的，因此，他们不会始终把注意力放在文明的缺陷上。他们的主要关注点是那些我们做的正确的事，让我们显得干净整洁、让人愉快的那些方面，因为他们觉得这很重要。杨先生不是那种整天把“反这个反那个”的胡言乱语挂在嘴边的人。白天他埋头工作，晚上就进行基督教方面的翻译和写作。我的朋友最后说：“如果有人问我基督教在中国的传播是否失败了，那我就会把他们带到杨先生家里，让他们亲身感受一下那里的家庭氛围。”

最近，他孜孜不倦为之服务的国家和教会遭受了浩劫，听到他依然这么饱含激情，真让人感到高兴。他经验丰富，对中国和他的教会抱有宏大的志向。

我完全相信他对杨太太的评论，因为就在几天前，在英国领事馆举办的一次女童子军茶话会上，我曾亲眼目睹了她的风采。女童子军委员会的大部分委员都是英美人，只有三四位是中国人，和身材高大头戴帽子的外国女士形成了鲜明的对比。这几位中国委员身着鲜艳的丝绸长裙，不佩戴任何饰品，也不戴帽子，头发梳得纹丝不乱，浑身上下散发出一种特别的魅力。活动进行到一半的时候，主席台上一位中国女士站起来发表演讲。我听得入了迷：多么婉转动听的声音啊！她思路清晰，表达简洁，英语得体，不用什么手势，整个演讲自然而然地流露出演讲者高贵的气质！演讲中表露出的情感都拿捏得恰到好处。演讲者也许相貌不算出众，但身材很好，举手投足间处处体现出她的优雅气质。透过她的自信和稳重，可以看出她胸怀宽广，心平气和，心灵的光辉足以温暖他人。

“她是谁？”我轻声问身旁的人，“她说话时活像鲍西娅[1]。”我的邻座诧异地看了我一眼。

“你这么说太奇怪了！她是杨太太呀！”她答道，随后又补充说：“在英国留学的最后一年，她赢得了朗诵金奖，还是艾伦·泰丽[2]亲自颁发的呢！”

难怪杨太太的声音这么婉转动听！杨太太再次起身致谢，她那美妙的声音顿时又回响在房间的各个角落。

“是的，我真的非常想去杨太太家赴宴，”我诚恳地告诉我的朋友。在茫茫夜色中，我们又转回到了船的跳板旁。握手道别后，我沿着甲板轻手轻脚地走着，希望不吵醒蜷缩在铺位

1 鲍西娅是莎士比亚《威尼斯商人》中的女主人公。

2 艾伦·泰丽（1847—1928）是英国著名的莎剧女演员。

上睡觉的穷人。

第二天午饭后，我请求我的大副朋友带我到下层甲板去走一走。如果一个人去，我会觉得自己像是一个入侵者，只是侵入他们的领地去窥探那里的贫穷，却不和他们一同分担。船上的条件其实还不错。大副不无自豪地给我展示船上洗衣服、睡觉和做饭的设施——下层甲板上每家都自己做饭。整体安排还不错，既考虑了人的需要，又符合卫生标准。

“水龙头又没关，”大副说着，把洗手间里的一个水龙头关上。“这里的人从来没见过水会从管子里流出来，也不知道在船上保证淡水供应有多难。”大副解释道。

他告诉我，外国船运公司只负责提供运输，在其他方面不和乘客发生任何关系。售卖船票、安排船舶停靠等事宜都是由中国买办负责，他为此会给船运公司付一笔钱，因此乘客招揽得越多，买办挣的钱也就越多。所以出于利益的考虑，他也会想尽办法不让船上遭受疫病和海盗的侵袭，而且也不会让乘客数量多到可能导致暴动的程度。船票价格也由买办制定，根据不同的航程或是需求量的大小上下浮动，通常的规则是，需求量越大，票价也会越高。中国的零售商会在顾客想买两件同样的商品时把单价提高，因为这表明你对该商品的需求很强烈。有时船长觉得船超载了，就会把售票叫停。不过近几年来长江流域一直不太平，一旦有动乱发生，船常常就会超载，因为船长不忍心拒绝那些为了逃命而上船的难民。这些轮船建造精良，江河上的航程也不像海上会遇到那么多的风险。不过，由于五花八门的各式武装常常从岸上向轮船开火，所以船上也配备了武器。

大副和我往船头的方向走，缓步穿过各类人群。大部分人都安静地睡在行李堆中间，身上裹着棉被。也有一些人躺在狭窄的甲板上，还有一些人坐在过道的地板上晒太阳。我们小心翼翼地穿行在他们中间。我从来没有在医院以外的地方见到那么多在小腿上长着巨大脓疮的腿。裤腿都被卷起来，以免碰着伤口，有时会看到伤口上敷着一张绿叶子。没有人在看书，估计也没几个人识字。我们还经过了几名身材健硕的男士，他们的装束比其他人好一些，穿着粗哔叽呢海军服。他们面前的木甲板上摊着一幅法国、意大利和奥地利地图。他们告诉我们，他们曾在法国的劳力公司做苦力，现在在回忆他们曾经去过的地方和路线。像所有旅行者一样，他们兴高采烈地用手指在地图上追踪用汉语和法语标注的地名。他们带着曾经行走世界的尊严郑重其事地和我们交谈，似乎是在和尤利西斯[1]谈话：

“我见多识广，
去过很多城市，
见过不同的风俗，
体验过各式各样的气候，
了解各种会议和政府的运作方式。”

同甲板上其他乘客相比，他们有着更加开阔的眼界，难免让他们有些看不上其他的乘客。这种眼神有时可以在到你家抄煤气表的前海军士兵的眼里看到，他会告诉你某年某月他曾经到过中国的长江。

1　长篇小说《尤利西斯》是爱尔兰作家詹姆斯·乔伊斯的作品。小说以时间为序，描述了男主人公利奥波德·布卢姆于 1904 年 6 月 16 日 1 天 18 个小时之内在都柏林的生活经历。乔伊斯通过描述一天内发生的单一事件向人们展示了一幅人类社会的缩影，通过对一个人一天日常生活和精神变化的细致刻画揭示了人类社会的悲与喜，英雄与懦夫的共存以及宏伟与沉闷的同现。

“夫人，你不用介意别人怎么说中国的事，”大副宽容地说，又夹着一丝遗憾。“他们不了解中国。你知道，有一次我听到一个男士在会上叽里咕噜地乱说一气，我跟他争论了一会儿之后只好离开了会场。你知道的，跟他争论一点儿用都没有。他永远不可能明白。这倒也不是他的错，因为他从来没有到过中国。”

在这艘船上，这几个男人一边研究着法国地图，一边谈论着“马赛”，并且对那些从未出过家门的人们所持有的狭窄视野和无可救药的无知报以了宽容。

偶尔会有一位老妇人朝我点点头，冲我笑一笑，满口的牙已经全部掉光，脸上满是皱纹。我也会停下脚步，以我所知道的最礼貌的方式问她，“吃了吗？”——这是中国式的“早上好”。继续往前走，我们能听到老妇人周围的人们纷纷向她打听我跟她说了些什么。我们从船头往回走的时候，大副已经没有时间继续跟我闲逛了，于是我就让他先回到上层甲板去了。有几个妇女从迷迷糊糊的半睡半醒状态中站起身，原本她们只是在等着下一个靠岸的地方或是为下顿饭做准备，这时都走过来盯着我看，有的抓住我的手，有的用手摸我的衣服材质。她们不紧不慢地用她们的方式打量着我。虽然她们在外国轮船上来来往往了很多年，但大部分人都从未这么近距离地和一个外国人打过交道，至少没这么近地接触过一个外国女人。当然，也没有几个西方人和住在西方的中国人有过很多的接触，因为生活在海外的中国人整体上是一个安静的群体，只有在某人发疯或动刀子或吸毒的时候才会引起大家的注意，也由此得出对中国人很不公平的印象，那就是闲暇时间他们不是吸毒就是杀人。正当我写这段话的时候，我所居住的学识之城[1]到处都贴着一出戏剧的海报，上面画的是一个手握匕首正向人们走来的中国人的剪影，预示着他就是戏里的坏蛋。而每当某个白人妇女痴迷于以汉字为造型的美丽珠宝或刺绣时，本能会鬼使神差地使她把那个字倒过来穿戴，从无例外。昨天早晨我坐在公交车上，坐在对面的女士戴了一顶帽子，上面绣着“欢乐”这个中文词，当然也是颠倒的。这么想来，如果那些没有旅行经历的中国人不了解我们西方人的想法和做法，那又有什么好奇怪的呢？

但有一点我一直觉得很奇怪：虽然中国和外国已经打了一百年的交道，有时甚至还关系到生死存亡，可是我在港口、铁路、轮船上碰到的中国老百姓几乎都从未和外国人有过接触。他们通常只是远远地看着外国人。在上海的某个早晨，恰巧有半小时的空闲时间，于是我走到虹口河边，离租界那座丑陋的铁桥不远的地方。桥上，外国人和过桥的中国人混杂在一起，互相打着招呼。我就在离桥面不到一百码的桥下。三月刺骨的寒风似乎把整个城市都冻枯了，但在阳光照耀下泛着古铜色的河水却魅力不减。我走到一座栈桥上，观看一条大型货运驳船向下游轻松驶去。看着这艘维护良好、整洁专业的驳船，我心里想，自己要是能雇一条这样的驳船，在灿烂的阳光下，身上穿得暖和和的，一直航行到河口，呼吸那里的新鲜空气，然后在日落前返回来，该有多好。但是我知道，自己既没有时间，也没有精力去实施这样的计划。在栈桥旁，一艘大船正在装载一些生锈的铁板，至少在我看来是这样的。这些铁板足有

1 剑桥。

十二英尺长，很窄却很重，由两个男人从马路对面的铁匠铺晃晃悠悠地扛上船。那些扛铁板的男人看到了我，顿时走得飞快，他们以优美的姿态甩动着肩膀，昂首阔步，似乎铁板的重量对他们来说根本不算什么，到了船边，就把沉重的铁板抛进船中。总之，他们是在我面前炫耀着自己。汗水从他们的脸上滚落，蓝布镶白边的裤子卷在膝盖上面，清晰地展现出线条优美满是汗水的小腿肌肉和肌腱。我多么希望自己学过怎么使用凿子和大理石，他们是极好的雕塑对象，从头到脚散发着对自己超凡技术的骄傲。从头的摆动，到纤细完美的脚趾紧紧抓地的动作中都能看出来。一定是上帝教会了中国苦力们如何完美地平衡他们的双脚、如何完美地使用他们的脊梁和肩膀，我心里想。

看到我露出欣赏的笑容，他们对我甩头致意。在掌声的鼓励下，每个艺术家都能创作出更好的作品。这些男人的心里其实都还是孩子，他们羞怯地朝我走过来。接着更多的上海船工向我走来，越来越多。要在过去，他们会从头到脚细细地打量我，张着大嘴盯着我看，很没礼貌地用手捏我的衣服，紧紧地贴在我的身旁，让我既难受又尴尬。在乡下，农村人还会这么做，因为他们甚至没有机会像在上海这里这样远远地见到一个白人从桥上走过。然而，这些男人只是静静地围着我站着，并没让我感到难受。我知道他们很开心能这么近距离地接触一位外国女性，虽然在上海有成千上万的外国女性，但近距离的接触对他们来说还是一件非比寻常的事。因为即使愿意被一群船工围观，很多外国女性也没有这个时间，上海的生活节奏很快，她们除了忙自己的生活，还要参加各种圈子和社团的活动。

他们讲的方言我听不太懂，我们笨拙地相互沟通着，不时爆发出一阵阵开怀大笑。我不知道能跟他们说些什么，只是说些简单的礼貌用语，我常常听到我的父母和丈夫这样问候路人：“您吃了吗？您今年贵庚啊？您有几个儿子？您父母还健在吗？他们住在上海吗？你们要把这些铁板运到哪里去？您觉得上海是不是个好地方，还想再回到乡下去吗？”

对最后一个问题，他们的回答都是：上海是个好地方，虽然物价高，但工资也高一些。“不过如果能吃饱饭，乡村的生活是最好的。”

“祝你们发财，攒够钱再回家！”我说完，跟他们道别。

“Au revoir——明天再来，”他们向我发出了邀请。

“我不能浪费你们的时间，影响你们发财啊，”我开心地回敬他们。直到我走远了，还能听到他们继续在说笑着。如果有人在上海感到心情不好又有半小时的闲暇，我会建议他去跟这些船工说会儿话，保证心情大好。我走到马路上，准备过桥。这时，一艘大驳船在桥下经过，从一个码头驶向另一个码头。船尾的船工使劲儿冲着我点头，使的劲儿那叫一个大，让人觉得他的头都快要掉下去了——他就是我刚刚结识的新朋友。

现在，在长江上游的轮船上，我再一次和这样单纯的人们交谈，他们所有的心思都用在一件事上，那就是——让自己和家人“吃饱饭”，然后略有存余以备不时之需。但是下层甲板上的情景让人心痛，这里的状况和上层甲板相比真是一个天上一个地下，上面绝没有这么拥挤！那里宽敞、整洁、人与人之间比较冷漠，梳洗整齐的乘客们舒适地坐在椅子里，衣着光鲜，质地精良，一尘不染。也许上层甲板的这些乘客也都不是富人，但他们知道优雅的生活对他们来说不是一种奢侈，而是一种必需。下层甲板上的人们穿着深蓝色的棉布衣服，深蓝色比较耐脏，所以不用总洗。衣服质地粗糙，让皮肤很不舒服，我曾经试穿过一次，只穿了半个小时就受不了了，必须马上把它们脱下来。从上层甲板“下降”到下层甲板是一次让人震惊的经历。所有类似的“下降”经历都让人震惊，就好像一只在天空中自由翱翔的鸟儿突然变成了只能在地上爬的蚂蚁，随时可能被踩死。在这样的环境中，连自由呼吸都存在困难，空气中到处是沉重的叹息。偶尔接触到这样的环境，很容易让人心情沉重，而且是十分沉重。但如果和这群人一起生活一段时间，和他们密切接触之后，你会发现欢乐之花并非只开放在闲适的土地上，如同监狱的石墙关不住一颗勇敢的心，长年累月的艰苦劳作也无法束缚住一个人的内心。和别人在物质和精神上的奢侈相比，这些穷人能够在困境中保持乐观、勇敢、谦卑，这非常值得尊敬，而且在别人落难时他们总是会给予同情，这也让我非常感激。虽然这样说，但闲适仍是心之所愿，它可以给辛苦的劳作插上翅膀，而且石墙和让人难以忍受的劳作也可能摧垮心灵，或是让人变得心胸狭隘。

世界各地地位卑贱的人们心里肯定有过这些念头。那中国的情况怎样？和其他地方有没有不同？

如果遇到生活在这种境遇下的斯拉夫人，或是印度人，无论是男是女，悲伤将会是描述他们心情的主旋律。而中国人则不同，尽管他们也经历了和其他人群一样让人哀伤的不幸，但他们却以与生俱来的刚毅和坚韧来面对，有点像法国人天生就有的那种豁达。当然，当不幸降临时，他们不免也会先歇斯底里地发泄一下情绪，这样可以暂时缓解一下内心的痛苦。

他们的心理和盎格鲁撒克逊人相比也有类似之处。躺在甲板上，他们就像在战斗中溃败的军队，但是决不轻言放弃。当然，偶尔他们脑子里也会闪过放弃的念头，谁都会这样。有些人甚至想过自杀，不过通常不是因为绝望，而是出于对命运或逆境的怨恨——这是一种对生命表达内心愤怒的方式。他们会继续战斗下去。在这条轮船上，我看到这群战士在战斗间歇进行休整，处理一下伤口，喘一口气，然后继续奔赴下一个战场。

第 7 章

为贫穷哀哭

是什么让中国老百姓显得与众不同呢？在他们身上，可以清晰地看到辛勤劳作留下的印记以及极度贫穷的种种迹象，还有那与生俱来的坚忍。在我给某个学生团体所做的一次听证会上，我父亲曾经这样描述中国的百姓：“他们给予了那么多，索取的却那么少！”

在那些第一次来中国的外国人看来，中国老百姓最显著的标志也许就是卫生问题以及各种本可防治的疾病的肆虐。乡下人的生活不仅不比城里人更加优裕，反而是更加贫穷，而且更不注重卫生。但城里人也并不关注外表的体面。

第二个特点就是中国人口众多，一不小心就会忽略了个体，看不到个性化的东西。然而，如果仔细观察每一张脸庞、每一个人，你会发现每个人的外貌和表情都各有不同。从这个人的脸上你能读到谦逊和无私，而那个人脸上粗糙的纹路则显示出他的自我放纵。这是一个甜美害羞的女孩，那个男子则年轻、四肢匀称、开朗活泼——俨然就是米开朗基罗的“大卫”，一个具有独立精神的男神。而远处则是一个疾病缠身的身体，脸上没有鼻子，恐怕是他自己或是别人作孽的后果，抑或是愚昧无知的产物。

近来在西方流行一种说法，中国人是一个谜一样郁郁寡欢的种族，他们的脸上之所以面无表情，是为了欺骗单纯的外国人。这简直是大错特错。真实的情况是，每个中国人从小都反复被教导，站在长辈和比他优秀的人面前时，他的眼睛要向下看，出于礼貌，他们也会给予陌生人同样的待遇。不过如果你到中国任何一条街道上走一走，你就会发现西方的传言谬之千里。街上的人们或欢笑，或闲逛，或聊天，或大呼小叫，充满生气。而与之形成鲜明对比的，恐怕是那些默不做声、行色匆匆、快步消失在伦敦灰色街道深处的英国路人。

不过那蓬头垢面的样子以及不计其数的疾病真是让人难过！难怪很多人见此情景之后扭头就逃走了，而不是选择留下。教这些人如何帮助自己是一项无比艰巨的任务，在那些有能力帮助他们的人当中，绝大多数都害怕被疾病传染，匆匆穿过下层甲板，以最快的速度奔向上层甲板，然后就留在那个与世隔离的幸福空间里。在国际贸易将肥皂引进中国之前，下等舱的穷苦人不知道什么是肥皂。直到现在，使用肥皂对他们来说还是一种奢侈，他们会非常节省地用。水对他们来说也常常是一种奢侈品，要花掉不少他们手中那点少得可怜的钱。热水需要燃料来烧，燃料又得花钱。对于数千万北方中国人来说，连价格便宜的劣质茶叶都很难喝上。我们住在英国的城市里也要付水费，也许也会抱怨水价。如果我们用的水要靠人工从井里打上来，我们会更加珍惜。难怪我们中世纪的祖先在做洗礼的时候已经周全地考虑到如何节约用水了。而对于疾病，也只是到了较近的斯莫利特和菲尔丁时代[1]我们才有了更多的了解，但预防和卫生方面还所知甚少。在西方，我们的救助方法还是比过去多了很多。中国的劳动人民，除了和其他白种、黄种或黑种人一样受制于各种迷信观念，他们既没有水，也没有肥皂，对于卫生和传染病更是一无所知，并且总是身处“差一点就被饿死”的境地，我们又如何对他们提出更高的要求呢？

请记住，从长远来看，人力劳动和人力运输成本会高于机器劳动或机械运输。如果中国城镇平民所使用的井水需要付费的话，会比我们用的自来水费用高许多。我曾经和一个美国使馆的商务随员探讨过这些问题，他提醒我，上海的苦力能用更便宜的价格买到美国加州产的大橘子，而不是中国橘子之乡广东产的小橘子。原因有两点：一是广东的那些橘园还不知道如何通过现代的科学方法来提高出果率，二是广东的橘子是用人工背到海边的。与铁路或是汽车运输相比，人工能背负的重量显然太小了。另外，这些橘子不是用汽船而是通过中国式帆船或舢板船运送到市场上的。在多日的运输途中，船上的工人得吃饭，还得经受风浪的考验。要从一个港口把同等数量的货物运到另一个港口，汽船所需要的人工要比中国式帆船少很多，因此由汽船运输的货物售价就能更便宜。但是在另一方面，在这种运输方式下，直接挣工资的人也少一些。中间被诸如海怪斯库拉和卡律布狄斯[2]等侵吞的曲折过程，不论对中国

1　斯莫利特和菲尔丁时代，指的是十八世纪初。斯莫利特（1721—1771）是苏格兰作家，外科医生；菲尔丁（1707—1754）是英国小说家，著有《汤姆 · 琼斯》。

2　海怪斯库拉，希腊神话中吞吃水手的女海妖，有六个头十二只手；卡律布狄斯，希腊神话中吞没船只的海怪。

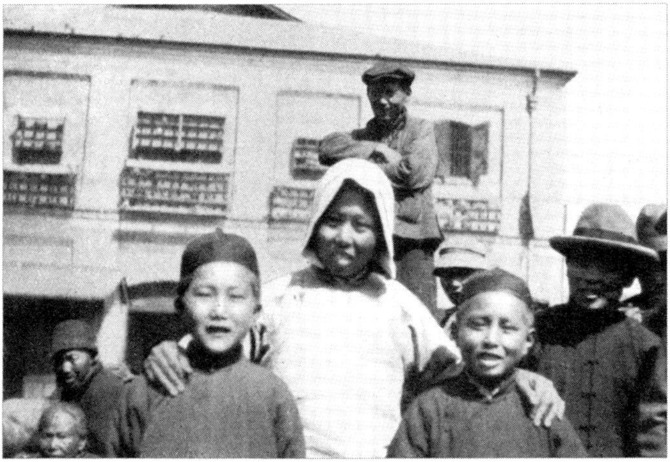

一位宁波农妇和她在城里上学的儿子和外甥。

而言，还是对于我们自己，都是不太好应付的。

早在一百年前，我们西方人就认识到了这些基本事实，而对于正在进行各式各样革命的中国来说，尤其是对极度穷困的人们而言，如果他们能打破旧制度，这些仍然会是最突出的问题。中国农民和他们的妻子都渴望得到柔软的毛巾、肥皂、搪瓷盆这些简单的奢侈品，而这些最初都是外国商品。一旦拥有这些商品，就意味着他们已经参与到经济革命之中了。他们在河里的汽船上长大，深刻地认识到这个痛苦的事实，那就是：古老的中国式帆船现在必须退出历史舞台。可是，他自己该如何谋生，怎么去挣工资呢？那些划帆船的船工，还有世代以帆船为业的后代们该怎么办呢？哎呀！这个谜不好解。不过，农民们不会为此伤脑筋。他们会照常每天推着装满货物吱嘎作响的独轮车辛苦劳作，不时停下来擦拭一下汗水并且稍作休息。这时，独轮车的道钉紧紧地抓住地面，推独轮车的朋友们聚在一起，激动地议论着。一个会识字的车夫一字一顿地大声读着城墙上贴着的告示，这个告示似乎是专门针对这些干重体力活的独轮车夫的。

告示说："所有独轮车从现在开始必须使用橡胶轮胎，否则车会被没收，因为旧式的车轮正在损坏新修的道路。"告示还规定了轮胎的宽度和厚度。

"哦！天哪！"车夫们抱怨着。他们个子都很小，由于常年搬运重物，脸上都是一副坚韧的表情。

"菩萨保佑，不知道这得让我们多花多少钱啊？"其中一个开始祈求上苍，擦着头和脖子上的汗。"没法子！这些被外国人训练出来的年轻的中国统治者根本不同情我们使用这些传统方式！""这些年轻人总是让我们吃惊，也许这就是他们所说的进步吧，”另一位难过地评论道。“反对一点用都没有：我们肯定得换轮胎。我觉得换成橡胶轮胎推起来可能会更省力！”第三个人说。“还真别说，在碎石路上推车确实比以前那些坑坑洼洼的路省劲儿多了，”又有人说。“可是我为了亡父的丧事早已欠了一屁股的债，我上哪儿找钱去换轮胎呀？要不咱们罢工吧！”有人不安地向同伴们提议道。

“你还记得三年前四轮公共汽车刚出现在咱们城里的情景吧，”领班提醒道，“头一两天，人力车夫们只是看着这些车在路上跑。紧接着他们就发现自己的老主顾不再坐人力车而是去坐公共汽车了。他们愤怒至极！在街上常常看见车夫们追着公共汽车咒骂他们以前的老主顾。第三天黎明，车夫们聚集到公共汽车的停车棚里，把司机们赶下车，把汽车拖到小巷里砸得只剩下一团烂铁，然后一把火烧掉车上所有木制的东西，觉得很解气。可是你看看现在是什么情况：街上到处都是公共汽车，像一座座移动的蚂蚁窝！这也不是什么坏事。我自己还坐过一次，那车开起来像风一样，比皇帝的马跑得还快！所以，尽管城市的新主子所制定的这条法令会让我们欠下更多的债，可是反抗未必有用。”

这确实是进步，因为手推车使用加装轮胎的轮毂之后比过去的铁轮毂走得快，每天能多拉好几趟。

像其他国家一样，中国正在经历成长的烦恼。在现有状况下，中国农民很难让自己和自己的家庭保持整洁温馨。在肮脏的弗兰德斯[1]，在美索不达米亚阳光暴晒的沙袋后面，白种人也曾被烦人的尘土和污垢折磨得很悲惨。他们就会同情现在

1 弗兰德斯，中世纪欧洲一伯爵领地，包括比利时及法国各一地区。

没有肥皂用的中国农民，因为他们了解那种被虱子叮咬的痛苦，那些虱子以骇人的速度大量繁殖，在他们的居所和没洗过的衣服里肆虐。确实，东方人似乎在经历了一代又一代人的艰苦磨难之后变得有些麻木不仁了。衣衫褴褛的乞丐们坐在城门下一边晒着太阳，一边泰然自若地捉着虱子，这是常常能够见到的景象。不过随着岁月流逝，在短短几十年的时间里，每次回到中国都会看到人们的生活方式又朝干净整洁迈进了一步。过去，中国人觉得不可能彻底消灭跳蚤，现在他们的看法改变了，这真让人感到欣慰。尘土比以前少了，各种臭虫也少了。

只是中国的劳动人民在穿衣、吃饭、身体素质等方面仍然受到过去经济状况的影响，但愿这种情况能慢慢得到改善。在过去的几十年里，东西方的联系越来越密切。物质和精神上的交流和沟通已经让我们结成了牢不可破的联盟，要破坏这个联盟双方都会付出巨大的代价。美国粉刷木头房子所需要的油漆产自华中地区，装满油漆的木桶就是沿着这条长江航线运出来的。英国家庭主妇在厨房里铺设的油布，就是用产自“满洲”地区的大豆油做的防水处理；她的丈夫的衣领在浆洗过程中因为在浆里加了产自中国的蛋白才变得挺括。与此同时，东西方贸易也让中国受益：中国的家庭主妇因此能穿上质地更精良的衣服，细棉布产自曼彻斯特，缝制衣服用的缝纫机则产自美国，而她丈夫的冬衣则是用上好的约克郡毛料做成的。为了看一眼她熟睡的宝宝，她会点上一根一家英国公司制造的蜡烛。

为了回报东方人的馈赠，外国人会以各种革新的方法来帮助中国农民。这支劳动大军在生存之战中伤痕累累，由于缺乏知识，伤口往往没有保持清洁而且化脓，治愈他们需要无限的温柔、理智、耐心和常识。要赢得中国人发自内心的微笑，通常还需要跟他们像朋友般开些温和的玩笑。欢乐带给心灵的慰藉，如同太阳带给身体的温暖。这就是外国人能给比自己更不幸的人们所能提供的油和葡萄酒[1]。尽管它们只能充当一种安慰剂，但真的能发挥作用，就像妈妈对生病的孩子温柔的抚摸。外国人渐渐意识到，他必须把这个躺在路上病了很久的东方人扶起来，让他能自己坐起来。不止今生今世，还有来世，东西方都要在经济和卫生保健领域携手共进。

这仅仅是做梦吗？那也比噩梦强，在长江汽轮上看到下等舱的人群真是梦魇般的经历。一位头发蓬乱的母亲一边轻轻拍着趴在肩上的宝宝——在她的境况下，想梳洗打扮是困难的——一边捧着我的手，感受它的质地。“真白，又白又软！”她说着，把我的手展示给周围的众人看。作为一位英国女士，我的手根本不算白也不算软，因为它们在若干年前爆发的战争期间，经受了拖地刷碗和拿铁锨锄头干活的考验。不过，无论在什么时候，我一直都能用肥皂和热水洗手，用毛巾擦干。而对于中国母亲而言，即使是一块很小的毛巾都像一件宝贝。多亏日本，中国人才渐渐用上了这些质地柔软的小毛巾，因为价廉，连穷人也用得起。

河面上的轻风吹走了人群和疾病的味道。站在那里，我知道，就在此时此刻，在每一所教会医院里，那些没能逃到上等舱的人们正全心全意坚持不懈地努力治病救人，并开展疾病预防工作。

我的思绪回到了温州的一所教会医院，不久前我到那里

1 《圣经》中多次提到新酒和油，预表上帝的祝福。

做了短暂的拜访。医院里有一位英国医生，十几位正在接受培训的中国学生，还有一位刚到中国的英国护士。他们仅有的帮手是四五个心有余而力不足的苦力，和几个善良但同样没有经过专业训练的老妇人。在这座大小和威尔士大体相当的城市里，这里是唯一一所拥有现代医术的医院。这里的病房、药房和手术室每年要接待成千上万的病人——他们的病情往往严重得让人难以置信，常常都是些疑难杂症，病人几乎都是在病入膏肓的情况下才被送来，也可能是被朋友背着走了二十里山路才来的。我很了解这所医院，我十八岁那年，医院里还没有护士，我被医院的光荣职责感动，想为医院尽一点绵薄之力。在两年的时间里，每天早晨我都会在一个正在接受培训的中国学生的指导下，在女病房给病人们换药包扎。我还曾在一次手术的紧要关头协助进行麻醉工作。1914 年第一次世界大战爆发后，很多年轻女孩也像我当年那样响应内心的召唤前去救死扶伤，但她们的工作强度更大，如果她们生活在东方，她们也会这么做的。在踏上这段旅程之前，我专程去拜访了这所医院。那位聪明的英国女护士以护士常有的热情说服我去参观一下新的手术台，这是她款待客人、表达谢意的方式。在去参观的路上，我们经过了门诊楼。

“去跟医生问个好吧，”她说着，轻轻地推开门。我永远都忘不了那一幕。穿着白大褂的医生正站在那里，浓密的黑发中夹杂着几丝银发，从白大褂上能看出早晨看病时留下的痕迹。他正低头注视着怀里抱着的一个中国孩子，坚毅的脸上写满同情。他伸出一根手指想要逗逗孩子，以便趁机检查孩子脖子上溃烂的伤口。来自城市小街巷的孩子母亲焦急地站在一旁，努力从医生的表情中读取信息。另一个大一点的孩子正靠着医生的膝盖啃甘蔗。那天可能是医院的儿童日，因为带着孩子坐在长条凳上的母亲比平时显得多一些。在大厅的另一头，一个孩子正在哭，助手在给他点眼药。由于整个早晨大厅里都挤满了病人，而天气一点一点地热起来，整个大厅里充斥着一股极其难闻的味道。中间站着的是那个高个儿医生，脸上的表情严肃而和善，怀里抱着的那个生病的宝贝苍白的脸上正绽开笑容。我们轻轻关上了门。

“多好的牧羊人，”我说。护士跟我对视了一下，轻轻点头微笑。

“是啊。”她没多说什么。

一个牧羊人和几只困在灌木丛中的羊。

我在写以上这段话的时候，收到了一封信，寄自北方的“满洲”，而不是长江中游地区。近年的战乱在贵州、广东、四川和甘肃等中国南方和西部地区夺去了无数人的生命，境遇之凄惨远超人们的承受极限。这些省份的穷人苦不堪言，山东的情况据说更糟。在这封信里，我们可以通过一个地方的例子，了解到所有人正在经历的苦难，而闯关东是走投无路之下的无奈选择，恐怕也是迄今为止人类历史上最伟大的艰苦跋涉。每个星期，都会有三万三千名山东人通过奉天[1]向北跋涉。“那么多山东难民通过奉天向北跋涉，步履艰难，拖儿带女，场面令人动容。”信里描述道，“让人欣慰的是，同善堂[2]会让

1　奉天是沈阳旧称。

2　同善堂，是沈阳最大、历史比较悠久的慈善团体。清光绪八年（1882），常驻奉天的爱国将领、盛京总兵左宝贵，鉴于太子河、浑河泛滥成灾，贫民百姓流离失所，传染病流行，先后在省城内创设了牛痘局、惜字局、义学馆、栖留所、育婴堂、施粥厂等慈善机构，是为“奉天同善堂”的雏形。

这些难民留宿一夜、吃上两顿之后再继续北上，寻找他们新的家园。我亲爱的朋友，如果有机会，请让更多的人了解这个情况。你可以想象那样的画面，那些家庭拖家带口，怀抱婴儿，背着铺盖卷和各种坛坛罐罐，穿着厚厚的棉袄。每个人的脸都朴实无华。脚走痛了，就在路旁坐一会儿。逃难的队伍连绵不绝。在他们自己的家乡，碰到断了军饷而四处抢劫的士兵或是土匪强盗时，他们什么也给不了，没有食物，没有粮食，什么都没有。他们一无所有，只好向北逃离。看到这样的惨状，每个人都会竭尽所能地帮助他们。你看到这封信会觉得惊讶，但无论谁看到这样的境况，都一定会大声疾呼，让更多的人知道。”

第 8 章

乡下人

刚到上层甲板，我就差点撞到带着云云和聂聂的阿姆。帮宋太太洗衣服的时候，阿姆一定用了不少肥皂和浆粉。为了保证个人卫生，她肯定也用了很多热水。她的头发梳得无比整齐，牙齿也保养得整洁光亮，双手干净滑嫩，和刚才在下层甲板握着我的手反复观摩的那些脏乎乎、皱巴巴的手相比，简直是一个天上一个地下，而那些妇女就在离我们只有十四英尺的正下方。

“阿姆，这艘船三等舱里的乡下人真多呀！”我说，“我不知道他们都要去哪里，干什么去。”

“哦，那都是些平头老百姓！”她说，“多得数也数不清！他们就像海里的鱼一样成群结队。这样的人本来就已经太多了，天知道为什么他们还要生那么多孩子！”

“他们都是挺好的人，”我大着胆子说，“都是老实人。”我记得林肯说过：“上帝一定很喜欢普通老百姓，否则为什么创造了那么多普通人？”

“哼！满身的疥疮和虱子！”阿姆大声说。“他们到底为什么要挤到咱们这样的船上来呢？像他们这样的人为什么要出来旅行呢？”

“咱们是来玩儿的，也许他们要在沿岸的某些地方办事。”我说出了我的想法。

她朝着那些人的方向走过去，像科里奥兰纳斯[1]去闻井下的味道那样，优雅地伸出她的鼻子轻轻闻了闻从下层甲板传来的气味。

“臭！”她大声叫着——“太臭了！他们为什么不把自己洗洗干净，做个体面的人呢？云云，聂聂，赶紧走开，到船的那头去！光那臭味就可能让你传染上什么病。”

她说得没错。我赶紧下到自己的房间去清洗。当我再次回到上层甲板时，恰巧碰到宋太太。

“阿姆说你去参观了三等舱，”她好奇地问。

“是的，”我们对视了一下，然后沉默了一会儿。我无须跟她描述我在那里看到的情景。

“每当我想起我们的人民，我的人民，亲爱的普通老百姓，”说到这儿，她已是泪流满面，“和他们的境况，我就陷入深深的绝望。我，抑或我们俩，我和我丈夫，能做些什么呢？每当了解到他们有什么特殊需求时，我们都竭尽全力去帮助他们。在我们家，我们努力去教那些我们能接触到的人养成清洁卫生的习惯。可是那能起到什么作用呢？”

这样的悲观态度是绝对不行的，极度的绝望会让人看不到一丝希望。我用阿姆做例子，跟她展开了激烈的争论。“在你看来，二十年前的阿姆也像现在这样有这么高的卫生

1　科里奥兰纳斯，莎翁历史剧中的人物，是公元前五世纪古罗马的传奇将军。

标准吗？”

“当然没有，”她答道。

“七年前，”我继续说，“我敢肯定，全中国都找不到一家专门卖女鞋的店。最近我出于好奇去上海买鞋，在一家中国人开的女鞋店，买鞋的人多得需要排队！大家都想买漂亮鞋子。二十五年前的一个星期日，我在温州的大街上散步，数了数街上患有眼疾的人数，从轻微的炎症到可怕的重疾，有的人患病的眼球就在脸上滚动，太吓人了。那天我遇到的人中有一半都患有某种眼疾，患病的原因绝大部分是因为缺乏相关常识、眼睛被感染或尘土造成的。现在我很少看到这样可怕的情景了。”

“确实如此，”宋太太说，“我的人力车夫常常让我感到心情愉快。我们长期雇用一个苦力每天拉我丈夫去上班。他随身携带一瓶水和一管牙膏，等人的时候他就刷牙。十年前，他连牙膏这个词都没听说过。现在，所有的人力车夫都在车的座位下面挂了一管牙膏。”

“是啊，年纪大的人也开始安假牙了，”我补充道。以前总是看到很多牙齿残缺牙龈溃烂的人，穷人富人都是如此，这让我觉得很难受。

“要是中国乡下的妇女不再裹脚，把脚解放了，那该多好，”她叹息道，“似乎需要用炸弹把她们炸醒，她们才会改变过去的生活方式。绝大部分的中国妇女都是这样的。”

接下来我们的话题跑到了政治，关于强制性转变的愚蠢性：是用炸弹的方式呢，还是用培育思想的方式呢？是走捷径呢，还是循序渐进地给这些犹豫的脚步建造一条伟大的高速公路？

我后来碰到的一位英国女士给我讲了一个故事，我觉得刚好可以回应我们刚刚谈论的话题。她比我们走得更远，刚刚乘船游览了长江三峡，那是每个来中国旅行的外国人都有的梦想。一天早晨，船正要停靠某个码头，她坐在甲板上，双脚翘在栏杆上。她发现一群原本出来吸烟吐痰的中国男人都盯着她的脚看。她是个窈窕淑女，她的双脚这时就像赫里克[1]诗里的小老鼠，而她则变成了一个小精灵。她先是大大方方地让他们尽情地观看，然后下到客舱换上一双结实的粗革皮鞋。上到甲板之后，又很招摇得把双脚翘到栏杆上。在众人的唏嘘感叹、交头接耳和众目睽睽之下，她怡然自得地读着书，全然不顾周围的一切。过了一会儿，她又下到客舱，换上了最小、最柔软也最漂亮的卧室拖鞋，然后再把双脚翘到栏杆上。她这番恶作剧似的幽默表演引得众人哈哈大笑，也很感谢她的表演。她一双接一双地换着鞋子，观众们看得很着迷。他们越看越激动，想知道下一次她会穿哪双鞋，显然他们也非常喜欢她的这些鞋子。

“我想我替那些因为裹了脚而只能步履蹒跚的中国女人打了一仗，”她不无得意地告诉我，“在她们丈夫面前当了一回模特。我的鞋子还真的都挺漂亮的呢！”

“你的脚也很漂亮啊，”我心想，“还有美丽的脸蛋和心灵。”

宋太太要是当时在场，也会喜欢这个恶作剧的。我和她又继续给对方讲了些其他的故事来让自己振作起来。宋太太说，那时上海租界的每栋政府大楼和电车站名柱上都贴着这样一张海报，海报上面是两个中国宝宝的图片，一个宝宝很瘦，身上长满斑点，正在哭泣——他得了水痘，愚昧的人把这种病

1　赫里克（1591—1674），十七世纪英国诗人、牧师。

叫作“天花”，另一个宝宝正用胖乎乎的小手指着自己的胳膊，开心地笑着，向全世界宣告，“我种了疫苗！”

“你说得对，”宋太太说，“我们中国人现在开始理解传染病是怎么回事了。”

“贫穷饥饿的人们相互关怀，彼此照应，”我说，“西方的穷人们也是这样。”

此时我想到了前些天仔细触摸我手的那些中国劳动妇女的皱巴巴的双手，但最触动我的却是一个十二岁女孩儿的手。当时我正在访问一个地处华北深山的小村庄，农舍地面就是泥地，夏天酷热，冬天严寒。在中国北方寒冷的冬天，地面冰冻时用鹤嘴锄都凿不动，人死了也得等到第二年的春天才能下葬。渤海海面冰冻时向外绵延三英里。江河湖泊都结冰，溪流间的小瀑布似乎被寒霜之王[1]捕获，定在那里一动不动，也不发出任何声响，似冰雕一般。这个女孩虽然还是个孩子，却要像成年女性一样干活。在这么寒冷的冬天里，让她上哪儿去找水洗呢？她连冷水都找不到，更别说热水了。为了维持生计，村民们已经把那点可怜的木炭——他们唯一可用的燃料，全都卖到了下面的平原地区！在烹煮自家种的小米和玉米时，他们用干草和山坡上采摘的蕨菜来做柴火。

我第一次见到她的时候，她正带着两岁的弟弟，半抱半拖着他。看到走在村里街道上的我，她马上来到门口。她的母亲在生她弟弟的时候难产死了。在忙完春播和秋收季节地里的农活之后，父亲就去一个设备很原始的矿上打工，挣到的工钱

1　寒霜之王，据传是海伦·凯勒在她 11 岁的时候所写的一篇同名童话故事中的人物。

很少，所以算是半个农民、半个矿工。女孩看上去很疲惫，不仅要打理家里的一切，还要充当母亲的角色：我猜她连肚子都吃不饱。她要给包括她自己在内的全家人做衣服、洗衣服、做饭。尽管不能把所有事情都做得很好，但她任劳任怨。

“邻居们对我很好，这件上衣是隔壁的婶婶帮我做的”，她骄傲地指着身上的衣服。我好奇地往门内看时，她正把弟弟放到炕上——炕是用加热的砖砌成的床，炕下会用火加热，供全家人使用。我带的小礼物已经快发完了，只剩下一些安全别针。这个女孩把两个别针并排别到她上衣上做成一个小装饰，看到这个，我深受感动。我身上还有几块饼干，便给了她一块。一只瘦骨嶙峋的手向我急切地伸过来，又脏又皱，就像母鸡爪子的上半截。

“吃吧，”我招呼她。她非常礼貌地谢过我，随后立即把饼干拿到炕上给弟弟吃。我又给了她一块，她又要给弟弟吃，因为她弟弟很喜欢。可是我态度很坚决，坚持让她也尝尝饼干的香甜。

跟她分手后，我继续在村里的街道上逛着。一条水沟把村子一分为二，在水沟那边，一位老妇人站在门口，招手让我进去。正当我要推开小门——如果那也能称之为门的话，一条大狗，显然是牧羊犬和中国土狗杂交而成的串儿，突然窜出来冲我狂吠不止。长久以来，中国乡村狂吠的大狗留给外国人的都是痛苦的回忆，所以一见到它们，外国人个个都变成了胆小鬼。另外，它们通常全身都长满疥癣，大家本来也不想靠近它们。老妇人招手示意让我向她走过去。“可是——你的狗怎么办？”我提示道。

“哦，它不会伤害你。它连小宝宝都不会伤害！”她回答，

“你看。”

她一叫，那狗就扭头向她跑去。她把它抱起来，揽到怀里，狗的重量让她裹过的小脚步履蹒跚。透过紧紧依偎着她的狗头，老妇人冲着我灿烂地笑着。看到这个情景，我才推开门往里走，我们一起坐到炕上。大狗的皮毛很漂亮，老妇人一边和我聊天，一边用一把由一种叫作“火焰卫矛”[1]的小型灌木做成的小扫帚给它梳理毛发。

“你都喂它什么呀？”我问。

“我们吃什么就喂它什么，”她答道，“比如小米，以及搭配小米吃的小菜。”

我没法像她那样舒服地盘腿坐，但她坚持不让我脱掉脚上的皮鞋。我们就坐在炕上聊狗的故事：她说她的狗如何聪明，我讲我远在英国的恺撒。讲着讲着，到她该给儿子做饭的时间了。她一边诚心诚意地邀请我留下来跟他们一起吃饭，一边就开始忙着用蕨根烧火，这只有一个房间的小家顿时开始烟熏火燎起来。满屋子的烟呛得我泪流不止，我很想帮她点忙，但却是有心无力。

“这个小女孩和老妇人是基督徒吗？”听我讲这个故事的时候，宋太太问。

“不是，”我说，“村子里的客栈脏得实在让人无法忍受，我们临时雇用的一个男仆跑过来跟我说，不可以让老爷住在这么糟糕的地方，但是对我他就不是那么关心了！”

宋太太大笑。

---

1 “上帝从燃烧的荆棘中向摩西显现，荆棘被烈火燃烧，却丝毫没被烧毁。”详见圣经《出埃及记》3：1-4。

男仆一直为那些偏远乡村里的境况感到羞愧。他来自条件稍好的地方，并长期住在城里的外国人家里。他不停地向我抱怨，说这里的客栈没法儿住，这让我感到不胜其烦。

“好吧，那你就去帮我们找一个更好的地儿，”我打发他道。“你知道，跑这条线路的骡夫每隔十天就会到这里歇脚，他们说这附近的客栈条件都很差，这间算是最好的了。”

“这些人也许是客栈老板的亲戚，他们拿了钱才把我们带到这儿来的。不可能所有客栈条件都这么糟，”他继续抱怨着。

“好吧好吧，你自己去找吧，”我跟他说。我比我丈夫快了近半英里，很想休息一下。

男孩很快就垂头丧气地回来了。“其他的客栈条件更糟糕。”他郁闷地说。

我突然有了一个开心的想法。我说，“你去问问村子里有没有基督徒，也许他们会让咱们用家里的房间。”

“住宿条件会好些吗？”他问。

“你想想看，”我说，“你认识的基督徒人家是不是比他们的邻居家干净些呢？”尽管大部分时间都和外国人住在一起，但这位男仆并不是基督徒，那些外国人觉得和仆人打交道时不用涉及信仰的问题。需要圣保罗这样的人才能和阿尼西母[1]谈论宗教问题。

男仆认真想了想。“除了外国人，我不认识很多基督徒，”他回想着，“不过，确实是这样的，我认识的那些基督徒都很爱整洁。”

1　阿尼西母，《圣经》里的人物。他是腓利门的奴隶，从主人家逃跑后，遇到圣徒保罗，皈依了基督教，但当保罗得悉他是逃奴之后，便写信给腓利门，要求他给阿尼西姆自由或重新收留他。

于是他就出去找基督徒了。村里的一些长者和他们的妻子过来拜访我，正好和他在半路相遇。我能听到他们在街上说话的声音。他们涌进院子的时候，我正坐在窄窄的长板凳上，旁边的骡子们正把鼻子伸进食槽里找豆子吃。他们不断地对我表达歉意，说很遗憾这片地区没有基督徒。

“离这儿最近的基督徒，”他们说，“在涞源那边，离这里有五天的路程。你们只能在这里将就一下了。”

“离最近的基督徒人家要走五天的路程！”宋太太惊叹道，“虽然我自己不是基督徒，但我希望中国有更多的基督徒。”

对她的天真我只能报以微笑，心里却想着距我们五天路程的基督徒家里的亮光，那里有一根小蜡烛在发着光，这已经很不错了。在这样一个偏远的小村子，即使他们对基督徒一无所知，也不了解基督信仰到底是怎么回事，但至少他们知道可以在距离五天路程的地方找到基督徒。

“告诉我，”她问，“你知道这条船的三等舱乘客当中有基督徒吗？”

我跟她说，我知道有一个——不，有三个。一位长着鹅蛋脸的朴素妇女，红润美丽的脸庞显然是在户外阳光下健康生活的结果，头上用一块干净的白手绢包着，看到我站在那里说话就朝我走过来。她身着宁波乡下女人通常穿的蓝色棉布上衣和裤子，手上牵着两个男孩：一个是她的外甥，另一个是她的儿子。“我是耶稣会的，”我还没问，她就主动跟我说，还重复了好多遍。她不仅对我说，还跟周围的人说。“这两个孩子也会加入耶稣会的，”她补充道。“他们正在教我认字，他们都在上小学，我已经会唱三首赞美诗了！”大家都盯着她看，完全不明白她在说些什么。两个孩子很有灵气，她很朴素单纯，他们三个我都喜欢。围观的人群只是默默地看着她，似乎她是得了某种恩惠的幸运儿，否则她就不会强调自己的身份了。不过他们并不忌恨她，上天的恩赐跟他们无关。

“阿姆原来也是乡下人，”宋太太压低声音笑着跟我说，“不过我们从来不说。她现在早已经是时髦的城里人了。”

“我也这么觉得，”我答道，“她是个好阿姆。”

“是的，”女主人也同意，接着又叹了口气。“有时候我觉得我知道她丈夫为什么离开她。她有时候真的很固执。”

“任何中国人都不会拒绝他们和土地的联系，”我宽慰她。“你知道，英国驻上海领事馆有一个门童，他身穿蓝色丝质长礼服，配着华丽的红腰带。这身制服使他显得阅历丰富，出类拔萃。”

“给我讲讲他的故事吧。”宋太太说，我于是照办。

有一次他的男女主人去休假，便把这个男仆借给我们用几周。每次我召唤他的时候，他都是笑脸相迎。作为仆人，他真是无与伦比：快乐、高效、忠诚、有礼。不过，就在我丈夫和我去往北京西南山区的旅途中，我和这个男仆进行了一次让我深受启发的对话。

途中我们要经过一片极为贫穷的地方，山林荒芜，土壤贫瘠。每年春天，当冰雪融化之后，山里的溪流汇聚而成的洪水会把山谷里本已稀少的土壤冲刷殆尽。拥有足够财富的农民会用石头修筑水坝。附近唯一状况良好的神龛神像都集中在溪流转弯处，因为只有在那里人们的祈祷似乎才能得到某种回应。没有哪个神灵愿意和洪水为伍！那些小农庄是如此孤寂！这是一片安静的土地。周围一片静寂，只有骡队经过那些羊肠小道的时候，才能听到骡夫的吆喝声。

“我非常敬佩住在这里的人们，”我跟同车厢的一位中国商人说，“他们真是勇气可嘉。”

“他们怎么算勇气可嘉呢？”姓王的这个男仆加入了我们的谈话，一边大步走着，手上拿着一根拐棍。他曾跟我透露过，他打算利用这次旅行机会每天走上五英里。“就像老爷和朱迩典大人[1]那样，”他说，“这是一个有益健康的外国习惯。我也会像他们那样，手里拿根棍子防身。与那些没有保镖就不出国的中国高官们相比，这才叫男子气概呢！”

“为什么说这里的乡下人勇气可嘉呢？”他问我，“骡夫们告诉我这里根本就没有盗贼，路不拾遗。不仅如此，这一带的官员也是好官，他们不收苛捐杂税，办事公正廉洁。”

“因为他们勇敢地在这寒冷的山区坚守，在贫瘠的土地上吃苦耐劳地工作，”我说了自己的看法。

他轻蔑地哼了一声。“他们不这样又能怎样？”他问，“他们无处可去。再说，乡下的生活永远比城镇好。我自己就是乡下来的，所以我知道。”

“他们也可以像别人那样，”我尖锐地回答，“到城里给人当男仆或者当苦力呀，甚至可以受雇于外国人。那样他们不是可以挣到更多的钱吗？”

“是，可能他们会多挣些钱，”他有些让步，“不过他们可以靠着自己的土地让自己吃饱穿暖，那样的话，在乡下当农民是更好的选择！我自己就来自直隶南部的乡下，所以我知道。哎，可惜当时家里没法让所有人都填饱肚子，所以其中一个就

1　朱迩典（1852—1925），1906—1914 年担任英国驻华全权公使，是所有公使中任期最长的一位。

只好到城里讨生活了——这就是我的命。”

在他的兄弟们看来，他挣的薪水简直是高得难以置信。当然他大部分的薪水都要寄给乡下的父亲，他的妻子儿女也住在那里。在为外国人工作足够年头之后，或是他所效忠的某个外国雇主回国之后，他也会打道回府，返回乡下老家。到那时，他会脱去那件蓝色丝质长礼服和红腰带，穿上镶着白边的灰色棉布衣服。祝愿他比我丈夫以前雇佣的男仆更好运！那个男仆非常尽忠职守，跟随我丈夫在内陆长途跋涉，历经艰难险阻。那一年他把十六年辛苦工作的全部积蓄都投进了宁波老家一个养蚕的桑园里，可是那年所有的桑树不幸染上枯萎病，让他的投资都打了水漂！

我把这些故事原原本本地讲给宋太太听，她也给了我这个讲述者最美妙的奖赏。

“再给我多讲一些，”她请求道，“再给我讲一些这样的故事——我的同胞的故事。”

她的同胞的故事！

“一个干姐妹眼中的中国人的故事，是吗？”我问道。

第 9 章

英国绅士眼里的中国

该下船了。到达南京浮船码头时，我走到下层甲板。大家都急切地想早点上岸，轮船刚一靠岸，许多人甚至直接从甲板跳到浮桥上。我紧张得屏住了呼吸。“他们这样不会落水或是被挤压在轮船和码头之间吗？”我问船长。“有时候会，”他答道，“可是他们非要这样，我又能做什么呢？他们一旦落水，除了我们的船员，谁都不会停下来去捞他们，因为中国传说中有水怪。”

“你是说水里有妖怪把他们往下拖？”我问。

“是的。”他点点头。

人们有时会听到中国船夫的这种故事，冷血地看着自己的同伴活活淹死。这些船夫相信河里住着一些妖怪，当他们需要一个活人的性命时，就会伸出胳膊把牺牲者拖入水中。如果船夫们救起溺水者，那就会激怒妖怪，因为这样妖怪就得不到它想要的那个牺牲者了。接下来，妖怪会不依不饶地一直在水里跟踪那个施救者，迟早要把他捉住用以替代被救的那个人。当疲惫的海上旅人到达熙熙攘攘的尼尼微城时，灼热的骄阳炙烤和他们刚刚经历的大洋上的狂风暴雨形成强烈的反差。船夫们能深切理解海上漂流者所经历的那种痛苦，这是作为生活在不同环境里的我们无法理解的。

看着人们跳过足有七八英尺宽的空隙，我的心提到了嗓子眼儿。轮船被绳索系好固定后，我长长地松了一口气，心里充满了感激。这时，三等舱的其他乘客从船上涌出，正好在狭窄的跳板上与急着上船的乘客狭路相逢。着急上船的一些乘客干脆越过船舷跳上船，朋友们从背后推他们一把，然后把行李卷扔给他们。嘈杂喊叫声不绝于耳。英国青年男子指着船上的一堆电线说，那是电话线。在现在的情形下，无论我父亲在哪里，要想上岸后见到他显然还需要花很长时间，于是我就溜到乘务员的厨房去打电话。在这么混乱无序的情况下还能见到现代化的电器着实让人觉得很奇怪。船上的电话当然不是最新的配备，一些设备和零件要么缺失要么已经损坏，所以也不知道还能不能用。出于好心，乘务员的几个中国亲友七手八脚地把电话该连的连，该用线缠的缠，这样才让我打通了电话。我感觉自己似乎回到了英国老家小镇上的订票处，那里的职员总是热心地帮助每个人。只要善意的服务还是一样，那么机械设备的问题就显得不那么重要了。人一定比机器更重要。

看到东方人疏于对精妙的机器设备进行良好的管理，西方人心里总会有所触动。有时一台机器设备很快就被用坏了，因为东方人只知道机器设备的价格，却不清楚西方人为了发明和制造机器设备付出了多少奇思妙想、多么巨大的耐心以及多么纯熟的技巧。他们得到的是已经造好的机器设备，完全不清楚这背后有多少科研人员的付出，需要多少人长年累月地去研究自然界的秘密，全身心地投入科学研究和发现。一旦他自己也开始踏上探索之路，开始了解科学的精准性，开始进行科学研究，他所使用的机器设备就再也不会那么短命，让人遗憾地很快变残了。他会明白这些机器不仅仅是物质组成的物体，还是理性思维的结晶。但在另一方面，我们西方人在日常生活中的很多方面也同样可耻地浪费，让东方人感到震惊。我们说东方人在使用机器设备方面很浪费，但他们会想，西方人在吃穿上也挺浪费。我们双方都没有真正意识到对方为了生产那些东西都付出了怎样的代价。

打完电话，我再次走上甲板，仍然不知道该如何登岸。“我等人少些再上岸吧，”我说。

“那时船马上就会开走了，”宋太太说，“那就太晚了。你最好给乘务员付点小费，让他挑个合适的时候想办法把你送下船。他经验丰富。”

“看到过这样混乱的局面之后，我决定船到汉口时不下船了，”宋太太说，“我不可能拖着云云和聂聂两个孩子从拥挤的人群中挤上岸。我们就等着坐这艘船返航了。”

事实上他们真的这么做了，只有宋先生自己一个人上了岸去探望朋友。英国青年男子早早地就惴惴不安地跟我道了别。“我早已经答应跟工程师一起走，”他说，“否则一定会把你安全地送过跳板的。”

下船的唯一方法就是挤进人群，然后在人堆里挤出一条路来。在这种情形下，如果中国乘务员在前面开路，人们会稍稍给他让出一点路。穿过上船下船的人群足足花了近半个小时。记得有一次，我要从一艘小汽轮登上沿海的一个小港口，那位黎凡特[1]船长想护送我穿过喧闹拥挤的人群上岸。他大声喊着，请大家让路，可一点用都没有。他用两只胳膊把人群里的男女老幼推开，直到筋疲力尽。尽管他几乎冲着他们的耳朵叫喊，但他们就跟没听见一样。接着，他掏出了手杖给我打出了一条路，让我心惊胆战，那种感觉无以言说。他一往前走，身后的人群马上又汇拢，我就被留在了后面。

“快，跟紧我，”他回头冲我喊。我摇了摇头。

“不要打他们！”我冲他尖叫。可他没听见。最后他回头看，发现我没有跟上，看上去还很难过的样子，于是就停下来等我。他原意是想帮我。还好大家当时穿着厚厚的棉袄，可是即使他们当时穿着薄薄的夏装，他还是会同样打过去。

“如果不逼他们让路，你可能要花一个小时才能穿过人群上岸，”他惴惴不安地说。

“那也没关系。”我说。

“可是怎么放心让你在这样拥挤的人群中待上个把小时呢，”他一边说着，一边看着紧贴着我们的身上满是疮、癣和沙眼的人们。

“不，我可以的，”我回答，“你知道，我回去以后可以洗个澡，可他们却不能。求求你，你走吧，别管我了。”

仗义的他当然不会就这么走掉，于是我们一起在拥挤的人群中艰难蠕动，终于成功登岸。可是我们必须记住的是，人们对他挥舞手杖击打人群的行为一点都不惊讶，似乎已经习以为常。数百年来，这就是有权有势的中国人对待普通老百姓的

1　黎凡特是一个不精确的历史上的地理名称，它指的是中东托罗斯山脉以南、地中海东岸、阿拉伯沙漠以北和美索不达米亚以西的一大片地区。

方式。

仅仅过了两天，命运又把我送到了浮桥上，这次是在南京。汽船晚点了，在等候的人群中，我看到了一个高个子的外国男士，他是一个委员会的主席[1]，我父亲也是其中的成员。考察团其他成员选择了坐火车，而他则决定坐船。视线所及之处，他是唯一的白人，他的贴身男仆跟着他，但保持了适当的距离。他被一群脏兮兮却很开心的中国孩子簇拥着，就像伫立在随风摇曳的黑麦田里的一棵杨树。蓬头垢面的孩子们仰着头，笑嘻嘻地看着他瘦削白皙的脸庞。我快步走到他的身边时，他正弯着他那六尺之躯冲孩子们微笑着。这时，听到他用英语说道："非常感谢你能陪我出行。我再看看有没有咱们汽船的踪影。"说罢，他向我挥了挥手，昂首阔步地向浮桥一侧走去。围着他的孩子们虽然完全听不懂他在说些什么，却明白他眼神和语气中的善意，乖乖地从他身边散开去。大部分旅行者在碰到这样的围观人群时是很难让自己轻易脱身的。

在船上宋太太曾经谈起过威灵顿勋爵[2]，她在她父亲举办的一次晚宴上见过他。

"你会喜欢他的。"她对我预言道。

1　该委员会为中英庚款顾问委员会，委员会组织了一个访华考察团，研究庚款退款的使用方案。

2　威灵顿勋爵（1866—1941），本名为费尔曼·费尔曼-托马斯，是第一代威灵顿侯爵。他在1910年、1924年、1931年和1936年先后获英廷册封为勋爵、子爵、伯爵和侯爵，他是英国历史上至今最后一位获册封为侯爵的非皇室成员。在他率中英庚款代表团在中国进行考察时，应已获子爵头衔。在原书中，除了在第九章第89页外，谢福芸一直称他为Lord Willingdon，故译者也沿袭了作者的称呼，译为勋爵。他于1913年至1918年任孟买总督，1919年至1924年任马德拉斯总督，1926年至1931年任加拿大总督，1931年至1936年任印度副王及总督。他早年受教于伊顿公学和剑桥大学三一学院。

我知道威灵顿勋爵刚到中国仅一个月，而且也不会说中文。就像我的黎凡特帮手一样，一想到登船过程中勋爵需要经历的种种磨难，我不禁心中骇然。他曾两次担任印度不同省份的总督，并即将出任加拿大总督。而现在他要穿过让人窒息、极度混乱、震耳欲聋的拥挤人群登船，而这个人群聚集了不幸的中国人中最不幸的那一群。这个想法让我备受煎熬。此外，对于习惯被珠光宝气的印度王子们簇拥着的勋爵来说，让他见到中国最糟糕的一面，这使我这个生在中国的英国人感到很心痛。我希望他对中国的穷苦人民有所了解，可眼前的现实不免太残酷了。我不希望这些人的某些习惯或是特质让他心生厌恶。英国人也同样不会在首次接待一个中国人或印度人时就把他介绍给劳苦大众，例如在格拉斯哥周六晚上一路大呼小叫着往家走的劳动者。同行的另一位英国女士也和我一样忧心忡忡。我们打算一前一后为勋爵保驾护航，我在前面开路，她断后——当然我们的计划不能让勋爵知道。

威灵顿勋爵和我们自由而坦诚地进行了交谈。谈话当中，我们远远地看到水上的一个小点渐渐变大，渡轮终于现身了。勋爵向我们介绍了考察团的工作以及所见所闻。对我而言，自己最感兴趣的是了解像勋爵这样身份的人对我的第二故乡——中国的看法。他拜访了很多所中国中央政府及各省创办的大学。其中几所据说是中国革命活动的中心，因此有些人还批评他访问了那些学校，认为应该把在这些大学工作的有害分子在道德层面上孤立起来，如果可能的话，断绝他们的物质供应。也许在某些时期这是唯一的办法，不过对敌人出于礼貌的初次拜访有时也会产生一些好的效果。“我想弄明白，”考察团团长说，“首先，他们是不是‘赤色分子’。其次，如果是，是什么原因让他们成为‘赤色分子’？我从没听说有人纯粹为了寻求生活乐趣而成为‘赤色分子’。”

“那你有什么发现？”我们很自然地追问。

“我们发现，”他说，“这些大学里有不少年轻教师，也有一些已经不那么年轻的，在农学系里做种子试验，研究植物疾病，他们已经连着七个月没有拿到一分应得的工资了。真是勇气可嘉！他们勉力维持着生活。宽裕一些的便帮助困难一些的，不图回报，只为推广知识，真正用科技帮助中国农民。他们还说，要用亲手种植的农作物养活自己，直到政府重新发给他们薪水的那一天。‘赤色分子’！他们根本不是什么‘赤色分子’，其中一半的人只是为自己的国家被一群自封的统治者任意蹂躏而感到愤慨罢了。只有极少数人是‘赤色分子’。他们看到自己的国家长期被无法无天的各式军队割据蚕食，教育和农业经费不是被用于购买书本和种子，而是被挪用去购买军火。难怪其中一些人出于对现状的绝望，偶尔接触到‘赤色思想’后便愿意相信一些话。”

显然，要想成为英联邦的高级官员，一定要有能力准确把握形势并甄别谁是功臣谁是懒汉。

真希望世界各国的高官们一生之中至少来中国一次，扩展一下自己的眼界。我会邀请中国的官员与他们会见，然后去访问他们的国家，这样中国官员也可以从他们身上学到为国家服务的理想。我们最敬重的公务人员中极少有人来自新加坡以东的地方。基钦纳勋爵[1]在他退休之后访问了中国。大战刚一爆发，他马上意识到中国可以贡献的正是劳工，在这方面中国

1 基钦纳勋爵（1850—1916），英国陆军元帅，曾于1909年访问北京。

无与伦比。罗纳谢勋爵打造了一条危险又艰难的生命大动脉，从中国穿过湄公河和萨尔温江[1]的死亡河谷通向缅甸。他知道，与其坐在北京或加尔各答的办公室里纸上谈兵，不如通过这样的通力合作更深入全面地了解东方人。寇松侯爵[2]游历过亚洲，对他来说，地球是个广阔的空间。现在庚款委员会的主席亲自来了，他要亲眼看看如何才能更好地帮助灾难深重的中国，以回报我们从中国得到的许多馈赠。我希望下一拨来中国的访客是那些务实而又德高望重的工会领袖，因为他们明白西方劳工的真实状况，可以学习到很多东西：例如，与背负沉重负担的东方同人们结下同志般的友谊，不应该再使用诸如“黄色劳工”这类侮辱性的语言。

汽船终于抵达，我们踏上了穿越拥挤人群的征途，提醒威林顿勋爵需要时间和耐心。“走吧！”他笑着说。与用棍棒开路相比，在人群中挤着往前走要花费更长的时间，不时还要喊着“借光！”不过这是我们的选择。饱含中国穷人悲惨境遇、混杂各种味道的呼吸几乎把勋爵包围了，作为伊顿公学前板球队队长，如果这时他想尽快把自己从这样的贴身接触中解救出来，是完全可以理解和原谅的。然而，曾在罗德体育场奋力击打板球的绅士，最不愿看到的就是在一群忍辱负重的穷人中用棍棒打出一条路来。我想，一名运动员不愿意看到其他运动员在人生赛场上被不必要也是不正当的方式阻挡。在人群中缓慢前行的勋爵此时脸上别无其他神态，只有深切的关怀。他

1　湄公河，在中国境内部分称为澜沧江；萨尔温江，在中国境内部分称为怒江。

2　寇松侯爵（1859—1925），1892 年曾来华旅行。1898—1905 年任印度总督。

的悲悯之心此时有如被万箭穿心。我们登上甲板时，勋爵深深地吸了一口气。

“他们真可怜，如果条件允许，我们一定要想办法帮他们改善生活。”他这样评论道。

第二次见到他时，我已加入庚款委员会代表团。我们要去参观杭州的一个丝厂。在这个厂子里，成百上千的女工每天坐在泡满蚕茧的沸水桶前，把她们灵巧的双手伸进小桶里处理成千上万的蚕茧，她们的手都被水泡皱了。人力车夫顶着烈日在路况很糟的小路上拉我们跑了几里路。车夫们靠的是艰苦卓绝的忍耐力。如果有其他选择的话，英国的客人们肯定会选择其他的交通方式，可惜别无他选。如果不拉这些客人，这些车夫们那天可能就挣不到饭钱。到达目的地后，威灵顿勋爵伸展开他的长腿，站在那里看着车夫，足足看了一分钟。这是一个典型的杭州人力车夫：他汗流浃背，赤裸的胸膛上下起伏，气喘如牛，但他的眼睛和嘴角却绽放出满足、骄傲的笑容。“真结实！”威灵顿勋爵终于出声点评，车夫和他属于完全不同的血统，但他们却属于同一类人，愿意主动磨炼自己的人。他把一根手指抵在车夫满是汗水的肩膀上，让车夫转过身来，以便更好地端详他的脸。

“你值得拥有世界上最好的东西。”勋爵一字一顿地说。车夫脸上露出灿烂的笑容，他虽然一个字也听不懂，但他读得懂脸上的表情，听得懂声音里传递出的语气。

后来，另一个英国客人让我见证了他如何看待东西方的碰撞。事情发生在去往威海卫的汽船上。几个乘客饭后正坐在客厅里。中国的无线电报员派他的中国助手来给一个英国人送电报。这个英国人来中国是为公司出差，我不知道他的名字。

他在饭桌上告诉我他刚来中国几年。也许在英国当地他还是一个受人尊敬的普通人。他粗暴地把电报从穿着制服的年轻人手里一把夺过去。看到这个，我咬紧嘴唇，心里祈祷着千万别让代表团团长看到这一幕，因为我知道这样粗鲁的行为会让他浑身颤抖。可惜还是没有逃过团长的眼睛。那名中国年轻人站了许久，才最终被允许离开。这时，团长把那位英国人叫过去，意味深长地跟他道了晚安。之后他来到我身旁坐下。这件事让他深感不安，他用低沉而激烈的语气问道，“他为什么要这么做呢？根据人们的常识，这么做会让别人喜欢他吗？他怎么就不能好好地去拿那份电报呢？可他非不这么做，因为他要让别人觉得他很重要，于是就粗鲁地去对待一个没法用同样粗鲁的方式回敬他的仆人！这样的行为让人无法忍受！就是这样的事才会导致人们‘赤化’。”

“无论在中国还是在西方，概莫如是。”我补充道。

接连参加十几个大型官方午宴和晚宴需要极大的耐心和真诚的善意，席间和中国官员的沟通要通过翻译来进行。每到一处都要发表新的讲话，再次表达坚定的信仰和牢不可破的友谊。只要英国能继续培养有如此礼仪风范的人士，她就能持续不断地给世界提供服务。在我们即将访问长江地区之前，威灵顿勋爵向在北京和天津打仗的中国将领们表示希望穿过他们的战线回到南方，他们马上为这个特殊的英国代表团短暂休兵。他们已在天津河口埋设了水雷，但他们确保代表团的船只能毫发无损地通过。大沽口炮台的大炮也暂时熄火，虽然步兵们还趴在沙袋后面，随时准备对下一艘船开火。这一切并不是因为威灵顿勋爵有多了不起，而是因为他代表着英国。两小时后，他们就炮击了一艘日本炮艇，打死了一些日本军官。这些将领之所以这么做，是因为他们曾经在北京会晤过威灵顿勋爵，他们喜欢他，而不是别的什么原因。他们会见时的感觉就是，优雅的礼仪是内在精神的外在体现。东方人现在已经确信，我们西方人非常珍视对真理的追寻。真理有时会折翼，失去平衡偏向一边，导致人性的堕落。当东方人看到某人集真诚与优雅的礼仪于一身时，无论他是法国人、英国人、美国人还是德国人，他们都会马上敞开心扉，张开双臂欢迎他。

第 10 章

服务于中国的美国人

一到外滩，无数等活干的苦力就抢着要替我拿行李，我好不容易才从他们手中夺回自己的行李。一个车夫举着一个信封来吸引我的注意，和他搭档的那个苦力最终抢到了帮我扛行李的活。后来我发现南京的情况也和上海差不多，他们为挣那点微薄的收入想尽办法。我把行李箱放到已经开裂的用马鬃填充的座位上，告诉车夫我的目的地。

接下来，我带着父亲和庚款委员会成员去参观一所大学的科学实验室，这个实验室是美国慈善界捐赠的。和我父亲一样，看到那一排排装有各种化学物质的瓶瓶罐罐，整齐排列的研究图标和窗明几净的房间，我心里充满喜悦。最让我们欣喜的是看到很多正在试验室里工作的中国学生，他们身着干净简朴的灰色棉袍，微笑着欢迎我们。

中国正面临各种艰难困苦，这种在追求科学、共同探索自然规律过程中形成的志同道合的友谊，对于中国学生的成长尤为重要，因为他们得以有尊严地充满活力地投身于自己喜爱的科学事业，而不是简单地依靠外人的帮助。以前他们不得不学习古老的值得骄傲的中国经典，现在这种旧的经验与学习法已经土崩瓦解。他们已经意识到被批判的不是他们的智力——而是被强加在他们身上的狭隘的目标。正如我父亲所言，东方从未有过像西方那样文明互鉴、文化兼容的机会。由于地理和历史的偶然性，中国必定是自给自足、自我封闭的。

我们和图书馆员握了握手：看到摆满图书的书架，我们岂止是开心，简直是羡慕。下一个活动是要穿过草坪去视察更多的实验室，还有农学系正在试验的种子。这时我提醒自己，我毕竟不是委员会的成员，因此我不必全程参与所有的活动，只需顺道欣赏一些风景即可。

一位年长的美国绅士[1]也落在后面，我就低声把我的想法告诉了他。“一个接一个地参观教育设施真是累人啊！”我说。他的眼睛顿时一亮。

“跟我来，”他对我耳语，“我也参观过很多一流的大学。”

我们开始往楼上爬，一层又一层，一直爬到可以鸟瞰下面宽阔的四方院子的楼层。当时地板还没有铺好，我们得在脚手架之间来回穿行，他小心地照顾着我。

“过来往外看，”他招呼我。透过天窗，我们看到一条长长的林荫大道穿过大学的楼群一直往前延伸。他一一给我介绍每一栋楼，科学学院，讲座厅等等。他久久凝视着这些建筑，告诉我他刚刚去美国为这所大学进行募款。他踌躇满志。

“你看到西南角了吗？那里会建成一所杰出的医学院。我希望有人能送给我们几尊古老的中国石狮子，摆到学院门口会很棒。现在我们没钱买这类装饰物。真希望现在的中国人能学

1　这位美国人是金陵大学的创办人文怀恩博士（1871—1927），金陵大学副校长。

会珍惜历史遗留下来的珍宝，雕塑和建筑。”

他给我介绍不同学院的发展情况，边说边把他心爱的项目指给我看，慈父般的脸庞显得愈发慈爱。“我多么希望还能修建一座小教堂和大讲堂，”他叹息道。我听他讲了半个小时，越听越感到自己的渺小。他是那么谦虚，那么温和，他倾尽毕生之力修建了这所伟大而美丽的大学，这种伟大让我无法用语言表述。

我们还交流了对新中国的看法，互相之间颇多共鸣。我给他讲了我朋友的故事，宋先生和宋太太。

“我心里是拥护民族主义者的，”他说，“因为我希望中国成为伟大的国家。”

“我想欧洲第一次世界大战教给我们的一点就是，只有当一个国家为世界其他国家做出贡献时，才能被称为伟大的国家。”我不太自信地说。他是那么谦逊，所以听他说起哪国人民伟大时，感觉有点奇怪：不过我知道他说的伟大，指的并不是国土面积，富裕程度或是知识领域的伟大。

听他用朴素的语言描绘他理想中的那所金陵大学时，我已经为之心驰神往，他的表情如同坠入爱河的恋人，后来我了解到他是这所大学的副校长。我们也开了些小玩笑。从窗户往外看，掠过漂亮的屋顶，可以看到一座山，山下是环抱着它的城市，用中国风水的观点看，这样的布局会给这座城市带来好运。山顶耸立着一座著名的佛塔，残破不堪，急需维护。

“佛塔的状况这么糟糕，太可惜了！”我感叹，“塔很快就会坍塌，难道不能做点什么吗？”

“我的想法跟你一样，”他说着，几近愤怒，似乎恢复到了纯粹美国人的风格，“我几乎要疯掉了！有这么一座残骸般的佛塔俯瞰着这座城市，我感到万分羞愧。就在去年秋天，我托人捎话给这里的达官显贵，还有省长大人，我告诉他们：我们这样的城市如果无法把公共建筑维护得更好，简直就是耻辱。我说，作为一个美国公民，一个传教士，我愿意捐出十美元用作维护费用，我期望省长和达官显贵们带头募捐，为其他人做出表率。他们表示今年春天会启动这项工作。”

“你的意思是，作为基督教传教士的你，不仅敦促异教徒们重修佛塔，还为这个邪恶的目标捐钱？”我开玩笑般地揶揄道。修建佛塔的起因和目的很明确：用以保存舍利或法物。对于佛教徒来说，修建佛塔是一件很大的功德。

疲惫的灰色脸庞这时绽放出笑容。“是的，”他也继续着我的玩笑，“我打算继续鼓动达官显贵直到他们修好南京宝塔。如果失去了这座塔，不知道南京会变成什么样子！这是南京的几大美景之一。”

“那你最好抓紧开始佛塔修缮项目吧，”我继续揶揄道，“在过去的半个世纪里，全国的佛塔都已残破不堪，几近损毁。”

他冲我微笑着，满脸慈爱。他用手绢轻轻地替我拂去楼梯上的灰尘，我们就在阁楼的楼梯上坐下。

“我真的希望能够做点什么，”他承认道，“我很同情那些和尚：他们孤苦伶仃，营养不良，至少部分和尚是这样。我同情他们，是因为在某种程度上我们的工作性质是相同的，归属同一个‘工会’管辖！其中一部分人确实是出于真心在做这份神圣的工作。”

“恐怕这样的人为数不多，”我说，想起广东佛寺的方丈曾经坦诚地告诉我，和尚出家的原因十有八九是为了躲避家庭矛盾，或是警察的通缉，或是逃避债务，不得不逃到寺庙里寻求庇护。“很可惜，佛教徒们确实是忽视了他们的神职人员——和尚们的需求。最近我去温州参观一个中国茶厂，他们采用的是现代化的生产线。我看到一个尼姑和其他妇女坐在一起拣选茶叶。寺庙缺乏资金，而茶厂在产茶季节需要额外的人手，尼姑们就抓住机会挣点钱来维持生活。她头戴尼姑帽，身穿灰道袍，很开心地干着活。”

“所有的神职人员都应该经常去拣选茶叶或是耕地开荒，”他肯定地说，“你最近有没有听说和尚罢工的事，是在汉口吗？他们上街游行，横幅上写着，‘生活成本太高，若不提高收费就不再念经。’”

我笑了，也给他讲了些近期访问温州的情况：我们很高兴地发现，灰色的老城墙——墙体和护墙，都已经用新砖修缮过了。

“城墙又可以屹立千年不倒了，”我告诉他，“过去我们喜欢在城墙上散步，城墙很宽，可以在上面跑马车，人们也可以成群结队地在上面走路。”

老城墙渐渐破损，没有谁去关心。在现代中国人眼里，老城墙太陈旧了，对于它直至近来还一直是城市必不可少的防御设施这个事实，他们并不引以为傲。巨大的城门仍在晚上关闭，黎明时分开启，不过已经有人建议废除这个原始的习俗。我们向正旅居温州的外国人表示祝贺：城墙修好后，他们在夏天就可以到那里散步了——那是唯一一处凉快的地方。走在城墙上，沐浴着从二十英里外的海上沿河吹过来的海风，可以远眺一望无际的稻田和连绵起伏的山峦。春天，紫罗兰盛开在城墙的裂缝里，还长满了绿色的蕨类植物，那时我会开心地摘很多，把它们编成花束。“城墙修好了。太棒了！”我们赞叹道。

“是啊，”接待我们的英国东道主也颇有幽默感，他是一所中国教会学堂的校长[1]。“我们感激不尽。温州城里似乎有两个协会，一个协会的成员赞成把城墙作为古迹予以保护，另一个则打算学习上海的做法，拆除古城墙，在其原址修建马路或电车轨道。”

“幸亏是第一个协会赢了，”我们感叹道。

“是——是啊，”他略有迟疑地补充，“可是，你知道吗？两个协会的会长是同一个人！”

南京的这位副校长听了大笑，阁楼的楼梯都跟着微微颤抖。

“我想他一定是当地德高望重的人士，”他说，“所以任何协会邀请他出任主席，他都难以拒绝，因为这些协会都想为城市做贡献。”

“是啊。”我同意他的看法。接下来我告诉他，温州的佛寺也都得到了修缮。

“每个周六上午十点他们都会做佛事，诵佛经，”我告诉他，“卜威廉大将[2]可能会说，他们不会拱手相让，让基督教在当地大行其道的。我们住处上面的山上就有一个刚刚粉饰一新的寺庙，佛像也重新上了漆，崭新的院子一尘不染，整个寺庙让人赏心悦目。每到周六上午，寺庙的鼓声响起，呼唤信徒们前来参拜。蜿蜒陡峭的石阶上，信徒们艰难缓慢地拾级而上。

“人多吗？都是些什么人呢？”他问。

---

1 此指温州艺文学堂校长蔡博敏。

2 General Booth，指的是创办基督教慈善组织救世军的卜威廉大将。

“有几个妇女，”我说，“大多是老年妇女。”

“亲爱的、虔诚的老妇人，如果没有你们，我们靠什么来让信仰和爱的火焰继续燃烧呢？”他沉思着。

“关于佛寺，”我继续说，“好像也有两个相关的协会。一个旨在寺庙的维护和重修，而另一个的目标则是把佛寺改造成医院和现代学校。”

“这两个协会的主席也是同一个人吗？”他问。

“是的，”我答，“还是那位德高望重的先生。”我继续给他介绍，接待我们的那所学堂还经历了一次分裂。一些学生上满了大学学制规定的年头，但是考试成绩不合格，所以被要求重修。“我们已经在这里学了那么长时间，”他们非常懊恼地争论道，“无论考试及格与否，我们都要求获颁学位！”最后，他们脱离这所学堂另外成立了一所新的学堂。那所学堂对学业要求不那么严格，学生们可以自己选择老师，如果不喜欢还可以把老师开除。“当然，他们要成立一个董事会，那位先生又被邀请担任该董事会的主席。”

“真遗憾基督教学堂没向他发出邀请。他肯定不会拒绝的，”副校长带着副校长式的狡猾说。

“我会写信给他提出这个建议，”我也继续戏谑着。我们下楼重新加入视察团队，假装我们从未脱队，只是我们显得比他们精神多了。

“再见了，我心口不一的伙伴！”他继续开着玩笑。

从此我再也不曾见过他，以后也不会有机会见了。一年后，当军队里的一些乌合之众失去了管束，被允许对外国人为非作歹时，他们侵入了这所大学。这位副校长对民族主义者寄予了厚望，希望他们拯救灾难深重的中国，他这辈子从未伤害过一个中国人，也不相信有中国人会伤害他。他去见这些占领者，对他们以礼相待，这是他唯一的待人方式，他甚至已经开始跟他们开起玩笑——就像他跟我开玩笑那样。可是，一个从偏远省份来的莽夫一把抓起他的怀表，要把它拽走。也许副校长这时做了个下意识的举动，在这种时候谁都会这样的。他抓住了那个人的手，但没有做出任何暴力的行动，至少大家是这么认为的。他已年近六旬，心脏不太好，这是他在阁楼里告诉我的。结果那个莽夫一枪就把他打死了。

什么样的人能做出这种事？这种人究竟有怎样的思想，如何看待未来？那些在旁观别人漫长的死亡过程的间歇，通过掷色子来决定谁能得到掠来的无缝长袍的士兵们，在回忆往事时会为自己对生命的麻木不仁感到骇然吗？他们对别人滥施折磨会在他们的记忆中渐渐褪色吗？他们在现世或来世将会变成怎样的人？他们将来会心生悔恨吗？

就在他一生为之奉献，饱含他的欢乐，被另一个传道者称为他的王冠的大学里，在大学门口，副校长迈进了幸福美好的天国。据说，当别人恳求他夫人一起逃离时，她不敢相信他已经逝去，不愿离开她最心爱的人。她心里没有仇恨，她说他会是第一个原谅夺走自己性命的人，因为那些人不明白自己在做什么。她选择留下，闭门沉思。数周后有人见到了她，知道她已经得出了自己的结论。

“由于我丈夫的死，”她说，“因仇恨外国人而导致的暴力事件减少了。谋杀者的放纵行为让所有人感到羞耻。如果能通过他这样的死帮助中国远离仇恨，我丈夫会感到很欣慰。”

三年前，我的老朋友励诚陪同外国经济考察团访问英国——这是他第一次访问英国，他带着团长去西敏寺教堂拜谒无名战士墓。他们以中国的名义敬送了一块精美的青铜牌匾，上面用中文题了一行字。几天后，励诚带我去看这个匾。当时有一群英国妇女站在埋葬我们国家英雄子弟的地方，其中许多是穷人。

“先生，您能告诉我那些中文写的是什么吗？”其中一位问励诚。

励诚很乐意给他们翻译，大家认真听着。

“在他有生之年，这位英雄带领他的人民走向胜利，死后，他的精神仍将继续引领他的人民。”

“写得真好，先生。”那位贫穷的妇女说。

在我看来，美国传教士的挚爱思想必将为几度被毁又重建的南京城和不朽之城[1]之间架设一座天梯[2]，可取名为“永恒的希望”。在那个阳光灿烂的日子里，当他从楼顶俯瞰自己用爱心、智慧和勤劳建造的大学，心里一定感觉非常美好。这是一项多么伟大的工程啊！这所大学会万古长青还是会昙花一现？你们来判定。

当灾难降临时，校长的学生和孩子又是如何反应的呢？至少，他们中大多数人做出了怎样的反应？在他们的成长过程中，他们痛恨任何形式的暴力，只是在游戏时允许一定程度暴力的存在。当灾难降临时，他们簇拥在外国老师周围，用自己的身体做盾牌，保护老师们不受来自荷枪实弹的同胞的伤害。一些学生把他们所有的钱都贡献出来，并允诺通过借钱、赊账等方式用钱财来保住他们敬爱的老师们的性命。当女学生们遭

1　不朽之城，罗马城的昵称。

2　天梯是《创世纪》里雅各在梦里梦见连接天与地的那座桥的俗称。

遇这些难缠的抢劫者时，她们绕开外国老师们藏身的地方，把他们引到女子学院的其他房间。

啊！这就是像副校长这样的人们所取得的真正成就，不仅仅是修建起楼房，或是科学实验室。在暴风骤雨中，大海波涛汹涌，由一颗颗颤抖的年轻的心组成的大厦却毫不动摇。由信仰、希望和爱心打造的地基深入地下，稳如磐石。

其他南京市民，虽然不认识这些外国人，却已经习惯了看着他们安静地在街上走，也听说了一些他们所做的好事。在灾难发生时，他们对待外国人的方式也同样令人尊敬。当抢劫者在追捕外国人时，他们就把外国人带到自己家里，给他们换上自己的衣服，把他们藏起来，给他们提供食物，直到他们被带到安全地带。我想你们现在应该知道文怀恩博士——这位佛教徒的故事了吧？也许你还曾经同情过他。正是他冒着被袭击的危险，把一些外国人请进他的寺庙，将这些与他素不相识的人们藏在佛像后面直至黑夜。有一个木匠把一个因受伤倒在街上的美国妇女背回自己的木匠铺，用刨花把她藏起来，照顾她。铺里的其他木匠肯定也赞同他的做法。他们身上被唤醒是共同的人性。文怀恩博士，你不是说过，他们是值得为之牺牲生命的民族吗？

在南方的另一个城市，当外国人回到自己被毁坏、污秽不堪的家时，无辜的普通市民们站在门口看着他们回家，泪流满面。

“哎！你们失去的是东西，是家具！”他们说，“可是我们——我们失去的是好的名声，后果更严重。”

当然，当审判之日来临时，不是所有人都能立场坚定，到哪儿都不能抱这样的期望。我听到的一个故事把我的心都烧焦了。一个二十岁上下的年轻中国人，准备成为牧师。他曾和善良的外国人同住，充满慈爱之心。在排外情绪最厉害的时候，他被军队的人抓住。我想是在长沙。他被大声谴责，谴责他与外国人打交道，被扒光衣服，捆起来，受尽凌辱。他被押在队伍的最前面游街示众，在他曾带着尊严行走的街上被凌辱了一整天。游街示众后，他们暴打他，然后轻蔑地把他放走。可怜的年轻人投河自尽。

那天在大学的楼顶，文怀恩博士曾经自豪地把建设之中的中山陵指给我看。孙中山有资格被安葬在中国的心脏——南京。中山陵规模浩大，非常美丽，造价高达一百万美元。我很高兴他们选择了一位中国建筑师的设计方案。虽然他是一名现代学生，但他采纳了中国古代陵墓辉煌宏大的布局和线条，非常贴切得体。我也很高兴地看到，在现代中国人眼里死者的安息之地仍然意义重大。

“我的朋友们！不要轻视长者制定的严格规章。”席勒[1]说。然而，给封建王朝致命一击的革命者最后竟然躺在按帝王传统和规格建造的陵墓里，真是奇怪！

也许历史会原谅孙中山的短视和他毁灭性的革命方式。因为他深深地热爱自己的国家，希望她进步，这是他灵魂深处最真诚最持久的声音。他在北京弥留之际，曾派人请来一位中国基督教牧师，说他希望举行基督教的葬礼。他希望在葬礼上唱他最喜欢的赞美诗，“耶稣啊，我灵魂的挚友。”顺遂其愿，在举国悲恸中，一个中国唱诗班身着白色唱诗袍在紫禁城的一

1　席勒，德国18世纪著名诗人、哲学家、历史学家和剧作家，德国启蒙文学的代表人物之一，《欢乐颂》的词作者，歌德的挚友。

个古老祭坛上演唱了这首赞美诗，基督徒与其他人都在聆听。牧师在给我转述时，泪流满面。孙中山辞世时，得到世人敬仰，他是个真正的英雄和拯救者。

爱国者有时会做些奇怪的事，有些基督徒的做法也确实让人费解，这样的现象不仅发生在中国。我们不必去做评判。

还有一个人也曾经深爱着中国，他的心脏因为南京的一颗子弹而停止了跳动——就在他亲手创建的大学门口，一个外族的谦逊老人。听说，他的家人在他美国老家为他建了一座纪念碑，碑上写着：“仆人不能大于主人。”

第 11 章

现代观念

在南京逗留期间，我认识了一位来自女子学院的中国女教师吴小姐。和宋太太截然不同的是，吴小姐没有使用中国女性习惯用来保持头发顺滑的松香。外国人从来就反对使用松香，认为保持头发整洁卫生的唯一办法是勤洗头，而不是使用树胶。不过，缺了这种润发油，中国女性挽在脑后的发髻很容易变得散乱。

吴小姐的衣着整洁得体，朴实无华。她就像一只褐色的工蜂，而不是色彩斑斓的蝴蝶。她告诉我，她想去美国进修教育学，正为此积攒费用呢。

哦，吴小姐真的是一位出色的女性，她就像一只不屈不挠的工蜂，直接飞向目标，为别人酿蜜。当那些心怀不轨的士兵闯进校园时，她和众人一起不负众望，帮助外国同事们躲过了一劫。大学是她心爱之地，也是她奉献之所。

就在我和南京金陵大学副校长在大楼里探险的那天晚上，负责接待我的一位女子学院教师问我是否愿意陪她们去看演出。这是由大学某个附属机构的工作人员举办和出演的一场慈善义演，票价一美元。“吴小姐也买了票要去看呢，”看到我有点犹豫，她微笑着补充道。她是位好主人，已经看出我和吴小姐相处甚欢。实际上，在这之前不久，吴小姐邀我跟她一起散步，说特别希望我父亲所在的委员会能够理解中国女性渴望接受教育的迫切性。我的主人看到吴小姐和我志趣相投，就邀请她来外国教师餐桌和我们一起用餐，并安排我们坐在一起。中国教职员工自然是吃中餐，所以通常在他们自己的餐厅就餐，这样也便于厨师的工作。来自美国的教师们如果太久吃不到华夫蛋奶烘饼恐怕就过不下去了，正如英国人抱怨外国餐饮的最大问题就是，早餐怎么可以没有火腿加鸡蛋?！吴小姐接受邀请来和我们一起用餐。这算不上稀奇，因为中美教师之间关系融洽，常常邀请对方一起用餐。

饭后，我们一起穿街过巷走了半英里的路来到一个礼堂，里面已经坐满了美国员工。观众中也有少量中国人，他们或是出于对慈善的兴趣，或是演员中有他们认识的人。我坐在迷人的美国女士们中间，身旁是这次负责接待我的在女子学院工作的英国女孩，她是礼堂里唯一的英国人。当天晚上演出的是一出简单的三幕剧，讲的是美国南方卡罗来纳州一户人家和他们的黑人奴隶的故事，演出精彩有趣。第一幕结束后，我的邻座们一个个离开座位去礼堂里找各自的朋友聊天了，我的周围空了一片。我坐在座位上休息。大幕再次拉开，全场暗下来，只有舞台上灯光闪亮。过了一会儿，我感觉有人坐到了我旁边的座位上，又过了一会儿，一只手轻轻地放到了我的手上。我握住了那只手。我知道那是一只中国人的手，圆润的手腕，纤细的手指。这不禁让我想起很多年前曾经握过的另一只手，那是我天津的中国妹妹花儿的手。那次也是这样平静而坚定的握手，没有犹豫不决，但胜似千言万语。中式上衣的短袖口摩挲着我的手腕。不用回头我就知道一定是吴小姐，尽管我们只能在一起待几天，她还是想跟我成为朋友。我伸手挽住她的胳膊一起肩并肩坐着，而在看台上，一位扮演黑人保姆的身材丰满的美国女性正在用温柔的女低音阐述对生活离奇有趣的看法。我是从周围观众的笑声中做此判断的。因为我的耳朵已经太习惯于听中文了，一下子还无法调适到别的频率去听一个不同的口音。尽管吴小姐的英文也很好，但很多台词她也不能完全听明白。能否欣赏戏剧是对一个人外语水平的终极考验。

吴小姐和我静静地坐着观看演出，因为听不太懂，所以主要是看而不是听，但我们依然心满意足。这是一个非常奇特的场景，在一座中国的礼堂里，坐在许多主要来自美国新英格兰地区的美国人中间观看一场有关美国南方绅士的演出，那些可爱的“黑人”演员们的说话方式让人听不太懂，而我们的周围都是中国人，此刻的中国正在经历着不幸，而我正握着一位中国女性的手。这听起来似乎有点不真实，但一切都很美好，从另一个空间飞来的插曲帮助在场的人实现了某种平衡。

演出结束后，跟我住同一栋宿舍楼的三个年轻美国女教师提出要送我回住处，因为我的英国主人被留下了。她们从后面追上吴小姐和我后，就开始沿着小路快步走，边走边唱。路上很黑，很快我就听到旁边的喘息声，我也开始有点上气不接下气了。吴小姐和我同岁，这一点我们从一开始就知道了，因为询问对方年龄是中国初次见面时的礼节。

“要为青春服务，”我说，“美国在前面带路，中国和英国在后面慢慢爬。”

她们抗议我们走得太慢，可吴小姐不小心踩进了一个沙坑，我也跟着踩了进去。我们干脆坐下来，笑着让她们先走，不用再等我们。她们相互挽着胳膊，步履轻快地离开了。远远地我们还能听到她们的歌声，有的沙哑，有的高亢，有的低沉，唱着“无边的夜晚啊”。

美国培养女孩子的目标是要让她们可爱迷人。

“吴小姐，最终我们也能和她们一样走回家，”我说，“不过我们现在该唱的是‘充满忧伤的漫漫长夜啊’。你知道，我们英国经历了一场毁灭性的战争，它夺走了我们这一代人的青春，夺走了我们的春天和活力，正如近些年你们国家经历的不幸也夺走了同样的东西。”

“那首歌接下去该怎么唱？”她问。

“姐妹们手拉手，勇敢地往前走，”我解释道。我们也挽起了胳膊，从容地往前走。和暖的微风又送来美国年轻人的歌声。

“我可不是一个勇敢的人，”吴小姐说，“我常常感到非常担忧。”

“我也是，”我说，我们停下脚步，“此刻你心里最担忧的是什么呢？”

“我为我们女性感到担忧，尤其是中国女性，正处在最艰难的时刻。”

我明白她的担忧。自由的来临——这将意味着什么？在哪些方面会得到自由，还是在各个方面？

在参观图书馆的时候，我曾经碰到一个学生，一个中国女孩，二十来岁的样子，坐在色彩鲜艳带格子窗户的美丽房间里，脸上写满困惑。她来自一个遥远港口的教会学校，争取到了奖学金。她周围摆了一大堆书，正用心研读手上的那本，像班扬[1]笔下沉重的朝圣者那样叹息着。我像福音传道者那样问她为何叹息，她举起手中的书向我做着解释。那是一本关于美国现代心理学的书，她周围的那堆书也是同样的主题。一眼看去，书里尽是冗长复杂的拉丁化的句子和翻来覆去的描述，看得我摸不着头脑。看到她完全不知从哪里下手，于是我就给她推荐了心理学家威廉·詹姆斯[2]，他的著作以论述清晰、文字简洁著称。但当听说他已经“不在人世”时，她就又叹息一声，用她初学者的英语表示，如果他处在现在的心理学界也一定会“完蛋”。

她的桌上还铺展着另一本翻开的书，上面的文字密密麻麻。我拿起来看了一下——书里的英语确实和其他书里的不一样，书名是《福尔赛世家》[3]。“你喜欢这本书吗？”我问。她用受惊的眼神看着我，宛如在修剪过的黄杨树鸟窝里被捉住的一只画眉，有点羞愧地轻声答道：“不，不太喜欢。可这是我们现代英语课上的文学课本。老师说这本书写得很好，要求我们用心读。”

我愈发觉得这个女学生就像是掉进兔子洞里的爱丽丝，我不记得是红桃皇后、素甲鱼还是威廉神父中的哪一个曾经说过这样一句话：“读书百遍，其义自见。”

“你为什么不喜欢这本书呢？”我问，像检察官一样拷问她。她犹豫了一下，然后就说出了她的想法：

---

1 约翰·班扬（1628—1688），英国作家及传教士，代表作为《天路历程》。

2 威廉·詹姆斯（1842—1910），美国心理学之父，实用主义的倡导者。詹姆斯在1890年出版的《心理学原理》，不仅被视为心理学的经典著作，而且公认是美国机能学派兴起的里程碑。

3 《福尔赛世家》是英国作家高尔斯华绥的作品，他凭《福尔赛世家》三部曲（《骑虎》《出租》与《有产业的人》）获诺贝尔文学奖。

“我不知道英国的妻子们到底有多么不快乐。她们似乎有很多个丈夫，有如中国富人妻妾成群！她们为什么要那样？”

“她们并不是这样的，我的孩子，”我说着，忍不住哈哈大笑起来。女孩也立刻仰头笑了。

“好吧，”她说，“我确实也不相信这是真的。虽然我只见过一两位英国女性，可是她们不可能和我们或者和美国女性有那么大的差别吧。我们在南京遇到了很多美国女性，没有一个离过婚，可是报纸上给我们的感觉却是每个美国女性都会离婚。当然离婚有时候也是一件好事。”她评论道。

“我的天哪，”我感叹道，可是没时间把这个话题继续谈下去。我感觉自己突然又变年轻了，好像回到了在英国上大学的时候，和朋友们一起讨论生命的意义。参观结束往回走的时候，我又穿过刚才的阅览室，再次见到了那个女学生，她从书堆后面向我微笑。

“你读过查尔斯·兰姆[1]写的《莎士比亚戏剧故事集》吗？”我匆匆地问她，“你一定会喜欢这本书。”

“他去世了吗？”她疑惑地问。

“他将永垂不朽，”我向她保证，接着继续往外走，又转身补充了一句，“威廉·詹姆斯也会永垂不朽的。读读他对教师的评论：（教师就是）‘在人们心中歌唱生命永恒意义的夜莺。’”这个女孩刚才告诉我她要选择教师这个职业。

刚一离开，我就想起了所有本来可以跟她说的话。我多么希望自己能像我的母亲那样机智灵活！要是她碰到这个女孩，

1　查尔斯·兰姆（1775—1834），英国散文家。代表作为《莎士比亚戏剧故事集》。

会像一束阳光穿透厚厚的云层，瞬间解开女孩心头的疑惑，照亮她前进的方向！我本该告诉她，现在的文学正处在反抗期，反抗虚伪，反抗人类的暴政以及十九世纪的自我满足。我本该告诉她，这并不意味着十九世纪不存在任何值得自豪或欣喜的东西，而是指文学在下一个时期面临的任务是日臻完善，努力实现最艰难的理想，即通过成长和观念的火焰达到绝对的真诚。同时，我还可以告诉她：既然只有上帝才是完美和觉悟的化身，那么我觉得人类，无论来自东方还是西方，恐怕还要再经历几百年的兴衰、成长、限制和反抗等等，才能实现文学上的完美。

如果我足够明智的话，也许最后会这么对她说，“不过现在，令我们不快的冬天即将过去。也不必太在意冰霜，冬天是件好事。耶利米[1]说，要向内看，看看自己内心是否充满邪恶、卑鄙和自私。尤维纳[2]这样贬损人们：即使在你巅峰状态的时候，你也只不过是个装模作样的可怜虫。因此，在某些特定时代的文学作品里，人类的弱点受到惩罚反而是有益的。嫩芽虽然在寒冬中枯萎并消失踪影，但它们已深深扎根于人类当中，每当冬去春来，和煦阳光普照大地之时，它们又会萌芽、生长——直至开花结果收获，随之而来的又会是净化世间万物的寒冬和冰雪。”

我没跟她说这些，兴许也是件好事，否则可能会让她更加不知所措。在离开的时候，我想起了一个来英国学习的法国女孩，她当时住在我的一个朋友家里。在她收藏的文学书籍

1　耶利米，《圣经》人物。

2　尤维纳，即尤维纳利斯（拉丁语：Decimus Iunius Iuvenalis，英语常记为 Juvenal），生活于 1—2 世纪的古罗马诗人，作品常讽刺罗马社会的腐化和人类的愚蠢。

里，唯一一本英文书是《无名的裘德》。“这是我攻读学士学位时的现代英语教材。”她跟她挑剔的主人解释道。

我听说，现在从英文翻译过来的有关避孕节育的书籍在上海、北京以及中国其他现代城市的销售量达到了数以万计，成为大数量级的畅销书，人人必读，否则会被认为没有能力在任何现代问题上做出合理的判断。

有一次，我在上海应邀赴宴，主人是一位中国基督教领袖，一位知名牧师，宴会的主宾是一位近似圣人的西方著名牧师。我们在明亮的灯光下围坐在圆桌旁友好畅谈，周围是各种现代的家具配饰。要不是我们正在使用的中国餐具和筷子，以及中式服装和中国面孔，会让人以为我们正置身一处欧美国家的宴会。安静片刻后，这位知名的中国基督徒，一位四十岁的中年男士，转向英国牧师，以晚辈向长辈讨教的态度神情愉快地询问道：“我想先生您一定读过我们大家都在谈论的这本书——《我的性经历》吧，抑或此书还未曾译成英文？”

此言一出，坐在我对面的一位传教士夫人一下子惊呆了，手里攥着的筷子停在半空，瞪得溜圆的眼睛一动不动。那位圣人牧师有点耳背。可在我听来，刚才的问话声音大得可以穿透一艘战舰。抑或是他不敢相信自己的耳朵？还是想起了另一位圣人在被人问到他不愿被问到的问题时，在地上写的那句话？“你刚才说什么？”他问，似乎现在才把耳朵打开。就在这时，电话铃突然响了起来，这位领袖被叫走了。他其实是个非常尽责而且聪明的人，面对各种困难，对于自己的宗教职责尽忠职守。正是由于人们赞赏他的品格和工作，现在重要的婚礼和葬礼都要请他去做主持，所以找他的电话成天响个不停，不计其数的朋友要找他。

我从未听过当今的圣人是如何在餐桌上处理有关性的问题的。领袖的夫人坐得离我比较近，正当大家都在七嘴八舌地念叨讨厌的电话骚扰时，她勇敢地继续跟进她丈夫刚才的提问，问我是否读过这本书。我坦承自己还没有读过，她遗憾地看了我一眼，心里也许在想：这么消息不灵通的人怎么能给现代中国当顾问呢？“为了表达诚意，那本书的参与者们把自己的姓名和地址也都印在了书里。他们这样做是不是很勇敢？”她问我。

“是的，”我同意，“几乎是鲁莽。”听到我如此尖刻的评论，她吃惊地看了我一眼。

现在，我在她眼里甚至连现代英国都代表不了了。我突然意识到，这位领袖可能误以为西方人在餐桌上的谈话通常都是围绕他刚才提起的话题来进行的。想到这里，我心里不禁一痛。

就我个人而言，我在这类事情上的看法和蒙太古[1]一致。他机智地说，“有一段用于拥抱的时间，也有一段时间需要克制自己不去拥抱，而后面那段时间往往更长。”同理，在我看来，有用于讨论拥抱的时候，但还有更多不适合讨论这个话题的时候。对于爱这样如此庄严的话题，难道适合像一片猪肉那样在餐桌上用刀切开然后用叉子或筷子送进嘴里吗？抑或把爱的巨大翅膀当成地上行走的鸡翅膀一样，切成碎片之后变成茶余饭后的谈资？

所以，尽管我很喜欢这位上海女主人和她的丈夫，并且没有在他们有趣的餐桌上点破她，但和吴小姐走在黑暗的路上时，则是完全不同的情景了。

1　蒙太古是莎士比亚著名戏剧《罗密欧与朱丽叶》中罗密欧的父亲。

“我为我们的女性担忧，中国女性。我们懂得太少了，我们需要很多帮助。”吴小姐说。

我明白她的意思。

你可曾爬上过轮船无线电报员的工作室？在海上，在高高的工作室里，他知道什么时候有电报进来，然后他会告诉你无线电报信号是怎么传过来的。他打开一个柜门，里面有火苗——火苗和电光的集合，很难用语言形容。无比耀眼、炫目，橘色，粉色，紫罗兰色，交相辉映，曲曲弯弯，噼里啪啦，从地板到房顶形成一张张网。谁能想到，在那些红木门后竟然埋伏着如此神奇的力量，等着一个年轻人把它们从秘密的神龛里释放出来。这位年轻人用他充满欢乐的眼睛冲你精灵古怪地一笑，让电光更跳跃，火苗更闪耀，让你惊奇的同时，他也感到心满意足。面对这些死亡、毁灭以及巨大的力量，他处之泰然，似乎这些都是不值一提的小事。他知道这些力量一直都在我们身边活跃着，生机勃勃，随时会跳出来：他从中获得快乐，沉浸其中，通过他的逻辑和思维能力，通过专心与直觉，努力调动出更多的力量。大气层中神秘的以太[1]就像他的新娘，用激情的火焰来回应年轻人心中永恒之火。看着这位衣着简洁、圆头瘦脸的现代年轻人，对于我们这些一边凝视天空一边思考代表隐藏之火的天使们是如何急速穿过电子的人们，还有谁能更加了解他心中的那团火焰呢！他把耳机戴到头上，

---

1 “以太”是古希腊哲学家亚里士多德所设想的一种物质，是物理学史上一种假想的物质观念，其内涵随物理学发展而演变。“以太”一词是英文 Ether 或 Aether 的音译。古希腊人以其泛指青天或上层大气。在亚里士多德看来，物质元素除了水、火、气、土之外，还有一种居于天空上层的以太。译者在此把它译成大气层中神秘的以太。

眼神安静下来，看似不经意但却很有把握地摆弄着他的心爱之物。在大限来临时，我们这一代中年人可以安心地瞑目了。曾经在我们的时代为我们照亮前行道路的火焰，已经开始照亮那些选择跟随我们脚步的生命。我们在泥泞和创伤中跋涉，经历了世界大战的考验。而他们——在新郎的号角奏响之前，谁会知道这个火焰将怎样引导他们，把他们引向何方呢？

然而，当这团火焰被无知地处理时，其力量当然也可以是毁灭性的，令人恐惧，让一切枯萎凋零。要消灭世界上的一切压迫，这是多么仁慈的愿望——我们每个人心里都欣然保存着一个温暖而跳动的火苗！然而，这火苗也可以把某个人的灵魂变成熊熊大火，肆虐地破坏某个文明，让国家陷入绝望。这个火焰还不够纯洁，还没有囊括对上帝所创造的世间万物的爱，它被丢在一边，像那些准备烧掉的碎屑，没人知道这是何等宝贵的财富。

伏尔泰[1]好像曾经这样说过：女人永远理解不了“自由、平等、博爱”这个口号。也许她们确实不懂——因为每一个女性都知道，自由的人们永远都会受到束缚，而且是自己给自己套上的束缚。然而，新的自由所带来的兴奋和刺激已经闪电般地进入中国女性的头脑。那耀眼的光芒让她们震惊、困惑。

1　伏尔泰（1694—1778），本名弗朗索瓦 - 马利 · 阿鲁埃，伏尔泰是他的笔名，法国启蒙思想家、文学家。主张开明的君主政治，强调自由和平等。

第 12 章

南京吴小姐

我和吴小姐一起走着，但丁《神曲》[1]“地狱篇”中开头一句话浮现在我的脑海中。数百年前，但丁也曾为类似的问题而担忧。或许他所描述的就是当今的中国。

“在人生的中途，我发现自己迷失在幽暗的森林之中。啊！要描述这森林有多么荒凉、粗野、顽强，真是难上加难。”（地狱篇）

“出现那么多的新观念，这让中国人感到困惑！”吴小姐叹息道，“我们很难判别它们的好坏。你们西方人有更长的时间打基础、做准备，以便理解这些观念，而我们则是仓促上阵！”

“然而，当我穿过曾经令我胆寒的山谷，到达一座山丘的脚下，我抬头望去，看到星光洒满山肩，引领人们在不同的道路上前行。”（地狱篇）

1　但丁（1265—1321），意大利诗人，现代意大利语的奠基者，欧洲文艺复兴时代的开拓人物之一，以长诗《神曲》留名后世。《神曲》写于1307年至1321年，这部作品通过作者与地狱、炼狱及天堂中各种著名人物的对话，反映出中古文化领域的成就和一些重大的问题，带有“百科全书”性质，从中也可隐约窥见文艺复兴时期人文主义思想的曙光。

但丁相信，星光定会照亮追求真理的人。中国有许多追求真理的人，不仅只有一个“吴小姐”。我自己就遇到过不少中国女性，她们对中国怀有美好的期望，即使她们对星光的认识极为模糊，但和吴小姐一样，她们仍然坚信星光会照耀四方，引领她们在各自的道路上前行。

“哦，多么希望能有机会向西方的女性说些什么！”吴小姐又感叹道。

“那你会说些什么呢？”我问，心里深受感动。

“你必须替我说，”她说，“请她们支持我们，帮助我们，让她们牵着我们的手，告诉我们该走哪条路。”

接着，这位中国女性就谈起了弗洛伦斯·南丁格尔[1]、约瑟芬·巴特勒[2]以及其他西方女性教育先驱们。“你们获益如此之多，”她说，“弗洛伦斯·南丁格尔出现后不久你们就建立了护理专业的规范！你们知道在不同的情形下护士应该怎么做，而我们则完全没有任何的专业规范，因为中国几乎还没有开始任何形式的专业化建设。”说到这里，她伤心得差点哭了出来。

“你知道我最近听到些什么吗？”她继续说，“在一次惨烈的战斗中，一大批中国士兵负了伤，被转运到某座城市。当地所有医生和护士都被请来，包括几名刚刚参加完培训的中国护士——她们很高兴能有机会展示自己的技能。但结果怎样？当这些护士看到令人恐怖的伤情、人数众多的伤员以及缺乏设备的情况后，当即伤心欲绝，不知所措，在那里哭个不停，什么

1　弗洛伦斯·南丁格尔（1820—1910），英国 19 世纪社会改革家，现代护理学的缔造者。

2　约瑟芬·巴特勒（1828—1906），英国维多利亚时代女权运动先驱，社会改革家。

也做不了。很快她们就被送走了。”

“可怜的姑娘们。”我低声说道。

“是啊，可是那些外国护士绝不会这样。并不是因为她们品德高尚，而是因为接受过专业的训练，如果不按专业的规范去做，南丁格尔一定不会原谅她们。”

我微微笑了一下。不过我确实赞同她观点的公正。现代中国在挑战自己祖先的同时，却坚持要感谢西方的传统，这着实令人感到奇怪。

“我明白，”我说，“你们多少代人的脚一直都被裹着，需要花费一些时间才能习惯放开束缚的感觉，才能重新学习直至慢慢习惯像自由女性那样地行走。”

“是这个道理，”她急切地说。

“可是，你知道，”我小心翼翼地继续，“并不是所有的中国女孩或是妇女都像你这样主动表达自己，或是希望和外国女性交朋友，听取她们的建议。”

“哦！”她有些懊恼，“你们得有耐心，极大的耐心：尤其是对那些自称为‘进步的思想家’的女性，有些还非常年轻，有些已不再年轻！”

“我知道，”我告诉她，“她们会由于太急切地想前进而坠落悬崖。西方也有这样的人。”

“是的，但西方女性有机会事先接受坚实的教育，”她回复道，“并不像我们那样盲目行事。我们需要更多你们的陪伴，而不是更少。另外，受过教育的外国女性没有外国男性那种优越感，我见过一些，所以知道。”听到这里，黑暗中的我又笑了。

好叛逆！我知道，就在不久前我们西方女性还真诚地相信自己比男性低人一等。虽然我们这代女性从未感受到被压迫，但或许是对过去种族压迫方面的模糊记忆，使得一部分当代女性更加小心谨慎，免得伤害人们脆弱的感情。

“我们需要的正是教育，更多的教育，更深入的教育，”吴小姐继续说，“请一定把这些转告给你的父亲，一遍一遍向他强调，争取让我们女性也有机会受益于某些已在运行的教育基金。除了寻求你们外国女性的帮助，我们哪里知道要学些什么，要怎么学呢？”

说这话的吴小姐在她所在的学院任中国经典课程讲师。她也许是方圆数百里最懂得中国经典的女性，但是她竟然如此渴求西方的知识。

此时的我心情十分复杂，不知不觉地叹了一口气。她紧握着我的手，我们安静地并肩向前走。在她们学院里，众多美国女性全身心地为中国女性提供着支持和帮助，而她自己也与外国女性结下了姐妹般的情谊。她心中所想所求，完全是为了千百万中国女性。正是因为自己已经拥有，所以她更加知道她们缺少什么。

“在经济上我们也必须能够自立，”她说，“你了解我们的婚姻习俗。今天你和我们学院的一个女孩子说过话，借用一会儿她的曲棍球棒。那个女孩子学习特别特别用功，并且不想结婚。她母亲是个基督徒，只生了她一个孩子。她的父亲就娶了个姨太太，一个很粗俗的女人，把家里弄得十分悲惨。她亲眼见到母亲所遭受的煎熬，所以十分痛恨婚姻。”

她又给我讲了一个又一个的故事。另一个美丽而又快乐的女孩被许配给了一位中国现代知名外交官的儿子。可是这个儿子与他父亲没有任何一点相似之处，虽然人并不坏，但却非常愚蠢，甚至可以说是“愚蠢至极”。她努力争取到只是先订婚，而不是结婚，她父母也足够进步，并没有违反她的意愿，后来也同意取消了婚约。她的父母并不赞同她的想法，但是她非常渴望自己挣钱来养活自己，于是克服重重困难来到这所大学来念书。另一个女孩婚姻很不幸福，设法离了婚——这是中国女性向前迈出的一大步——现在也正在上大学。

“你无法想象跟一个陌生人结婚是怎样的情形，”吴小姐哭着说，“听说一个妇女在生第二个儿子之前竟然从来没有跟丈夫说过话。她明白，她的职责就是生孩子，每次想跟丈夫说话却因为极度的害羞而只好作罢。”

“我也可以给你讲一个故事。”我说。

“我在北京的一个朋友，十八岁时嫁给了一个出身很好的年轻人。前两三年他们还能和谐相处，但渐渐地美梦就破碎了。年轻的丈夫开始出现精神异常的迹象，并且情况越来越严重。最可怕的症状就是对他妻子的憎恨，最后甚至想杀死她，并且试了一次又一次。你可以想象她有多么痛苦，因为他们曾经有过幸福的时光，她还给他生了个儿子，而且她还很年轻。这样的状态一直持续着，直到她的精神快要彻底崩溃。所幸她的父亲是一位中国早期的开明人士，勇敢地主张她必须离婚。在现代中国，离婚的理由不一定必须是某一方的不忠。极少有中国女性是因为恋上了别人而与丈夫离婚的。首先，她压根儿就没什么机会通过社交碰到别的男性。”

“不管怎样，这位父亲认为，丈夫得了具有杀人倾向的精神错乱症就足以作为女儿提出离婚的正当理由。可是可怜的女孩心如刀绞，举棋不定，很长时间不同意离婚。呜呼，如果离婚，她无权带走自己年幼的儿子。因为儿子并不属于她，而是属于丈夫家。她并不是担心儿子得不到很好的照顾，爷爷奶奶一定会非常疼爱他。后来，她的丈夫又一次想杀死她，这才使她最终下定决心和他离婚，因为她想明白了，如果自己被丈夫杀死了，那就再也见不到自己的儿子了。怀着无尽的哀伤，她离了婚，回到父亲的家里。后来他父亲说服她再嫁。这次她获得了一个真正幸福的婚姻，她丈夫留过学，赞同一夫一妻，非常珍惜宠爱她。上次见到她时，她已经是五个孩子的妈妈了。可怕的是，她前夫的父亲趁着精神错乱的儿子似乎已经康复期间又替他娶进了第二个新娘。前几周一切正常，但之后他就又开始对这位新的妻子心怀怨恨，最近真的要了她的命。真是太悲惨了！”

“你看，”吴小姐说，“我们必须有能力养活自己，否则就会永远戴着枷锁。”

“吴小姐，”我有些迟疑地说，“倡导妇女‘自由’的先驱者们是这么说的，但实际情况却没有那么简单。在中国，你们也许觉得每个英美女性都幸福美满并且诸事顺意，因为她们比中国女性享有更好的教育机会，因此通常能够自己养活自己。想象一下那些未婚的西方女性，有当教师的，有在拥挤的办公室里当打字员和秘书的，有在餐馆里洗碗的，她们可能极其厌烦自己的工作，但还是不得不年复一年地去做。她们常常过着非常孤独的生活，下班只能回到自己狭小的卧室或是一家廉价的妇女俱乐部[1]。你知道，这些都是事实。你们真的希望我们来帮你们实现这样的目标吗？我们应该鼓励你们去实现这样的目

1　美国 19 世纪下半叶开始出现的进步主义运动过程中，一些家庭条件较好的妇女投身社会改革，帮助穷人，组织了许多的社会团体，其中规模最大的便是妇女俱乐部总联盟。该组织成立于 1890 年，到 1912 年人数已达 100 万，在全国都遍布其基层组织。该组织争取目标并不单一，对美国社会各种问题都表现出极大的热情，在保护女工、废止童工、改进教育等方面进行争取。

标吗？我们是不是更应该让你们继续按你们过去的方式生活，别像我们这样怯懦地生活，上帝会帮你们找到更好的打破僵局的方法。也许，你还没有意识到一个自己养活自己的单身女性将会面临怎样的孤独寂寞。”

“我想我能意识到，”她平静地回答，“我自己就是单身女性，不是吗？不过我并不孤独，我的中外同事对我都非常好。再说，我们心中不是还有基督，我们的父和天国吗？外国女性知道这一点。”

但是，即使是一所教会大学，教职员工们都像其他基督徒一样知道，在每一片云层背后都能看到耶稣基督神圣的双脚走过崎岖道路时淌下的血迹，一只被刺穿的手穿过重重黑暗撑起孤独的心灵，仍然会有一些外国女孩时不时地失去控制，忘记了快乐。

“通常情况下人们不必孤独，”吴小姐继续说，“只要他们愿意敞开心扉，别人也会捧出一颗真心。”

“你先认真想一想再回答，”我敦促道，“先别着急下结论。做一个姨太太，像过去的中国家庭那样去生活，是不是也比做单身女性自谋生路，像我们西方女性和那些勇敢慷慨的中国女性那样独立自主要更好呢？”

我们并肩站在黑暗的路上。虽然看不见，但我能感觉到她正在不安地搓着手，目光凝视着深邃的苍穹。

“至少这样她就有机会生孩子，”我继续冷酷地说，“并且，对于中国女孩子来说，当姨太太完全不是什么丢人的事，不像在我们西方。”

美国女孩们清亮的歌声早已消失在远方的暗夜中。

头顶上的天空漆黑一片。难道没有星星像但丁说的那样为我们照亮前方的路吗？我们注定只能在暮光中独自摸索吗？我也抬头向天仰望，哈，还是有几颗的。一颗星星都没有的夜晚才是真正的黑暗。吴小姐在表达自己观点的时候，她并没有依照漫天星空的指引，而是遵照了她内心的道德原则。

“不管有多孤独，即使一辈子靠在餐馆里刷碗养活自己，也比当姨太太要好，而且好很多、很多。”吴小姐大喊。

中国现代女性的声音与她的西方姐妹们一模一样。

此时，她深深吸了一口气，我挽住她的胳膊，我们十指紧扣，继续沿着坑坑洼洼的道路摸黑向前走。不过现在能远远地看见大学的弯曲屋顶了，在天空的映衬下呈现出美丽的轮廓。

“你们西方女性完全不明白当姨太太的滋味。完全没有自尊可言。嫁给一个从未谋面的男人已经够糟糕的了，更别提当二房了！并且还没有回头路，一当就是一辈子。你从没见过哪个姨太太要自谋生路吧？她已经丧失了自谋生路的愿望和能力。”

接下来她又开始恳求我。“我不是一个聪明的女人，那就替我们呼吁吧！”她补充道。

我突然意识到她说得对。她是一个埋头辛勤工作的人，而不是那种能够展翅高飞的人。后来，我听说她曾经给一个代表团做过一次演讲，主题是女性的教育问题，一半儿用的英语，一半儿用的中文。她特别认真地想把问题方方面面全说到，可惜因为东西太多反倒把听众说糊涂了。好在这些听众本来就认同女性的教育。如果她像今天在路上跟我说话那样去做那次演讲，他们就能知道她是一位多么高尚的女性了。

“西方女性被给予了那么多。”她说，“她们应该，也有义务帮助我们，让我们明白她们为什么那么勇敢。她们应该对我们尽朋友之道。这是我们的权利。”

在我们离开温州这个南方港口城市启程前往南京时，我们学校曾经的一个女学生把我们送到轮船上。她是一位年轻的母亲，也是一位基督徒，信仰的光芒充分体现在她的爱心奉献中，包括对自己的家庭和教会的工作。就在我们刚刚踏上跳板的那一刻，她的泪水夺眶而出。“如果你们没有漂洋过海来到这里，我们这会儿正在做些什么呢？如果外国人都得被迫离开这里，我们该怎么办呢？我们会成为孤儿——孤儿！”听到吴小姐的话，我就想起了跟她有同样感受的这个女学生。

说到底，人们终究需要志同道合的朋友和友谊。

来到学院宿舍楼门口，吴小姐走到通常藏大门钥匙的地方去找，却怎么也找不到。我们顿时被拉回到现实之中，两个人都笑了。我们找了些小石子朝亮灯的一扇窗扔过去，吴小姐比我扔得准。过了一会儿，那三个美国女孩从窗口伸出头来，“你们去哪儿了？”她们问道，“你们这样做是要被谴责的。”最后，她们还是帮我们开了门，美惠三女神[1]站在一旁把我们让进去，然后转身去锁门。吴小姐顺着一条昏暗的走廊朝前走，我紧跟几步，轻声跟她道“晚安”。

“今天我说多了，”她说，“请原谅我。我这么做都是为了中国，为了那些可能是我女儿的孩子们。”

我把脸凑过去，我们相互亲了亲脸颊。中国人不赞同亲吻这样的礼节，认为这是对个人的侵犯。不过在美国女孩们落下门锁之前，吴小姐却把另一边脸颊转过来，又亲了我一次。

我宿舍里的灯亮着，美国女孩们做了热可可。“嗯，”我

1　美惠三女神指的是希腊神话中分别代表着妩媚、优雅和美丽这三种品质的三位美丽的女神。

对其中年龄最小的那个说道，“你一直都知道，大英帝国在各个方面总是落在美国后面。不过，现在你该意识到，我们连走路都比你想象的要慢啊。”

好奇怪，不知道是不是因为我们之间存在亲戚关系的缘故，跟美国人聊天最糟糕的一点就是，你几乎不可能忘记自己是个英国人，不去注意种族的问题，而与大洋彼岸的这些亲戚相比，在和法国人或中国人聊天时反倒不会太关注各自的国籍。

“我真希望你没有这么说，”女孩看着我慢悠悠地说，甜美的眼睛里满是忧伤，“你伤害了我们的感情。”

“原谅我！”我后悔地说，拨起她前额的刘海。她抬起脸，并没有反对。

“两分钟前，我还在拥抱着吴小姐。下一个会是谁？”我说，“我不知道，你是否同意吴小姐的观点？她说，当个办公室里的打字员要比做个姨太太好多了。”

“对于我们的露西来说，这根本不是问题，”美惠三女神当中年龄居中的那个女孩答道，“因为她已经上了某人的当，想象着世界上确实有一个配得上她的男人。”她拉起一只不情愿伸出来的手，给我看露西手上戴着的订婚戒指。“是我配不上他，”露西的看法很坚定。

看来，露西在大学毕业之后订了婚，但在步入自己的幸福家庭生活之前，她希望能够帮助其他女性也踏上追求更大幸福的征途，于是她来到中国的这所学院服务一年。这是那些在英语机构中知名度还不够高的教会学校招募员工的一种方式，显然有它的不足之处。但看到愿意这样付出的女孩，还是不禁让人感到心里一暖。

“我，”我大声宣告道，“坚决拥护婚姻，坚决支持男女之间毫无保留、彻底的相互征服。”我对这个话题很感兴趣。那晚散步后，我认为对婚姻理想化的浪漫观念是西方世界一项美丽而珍贵的文化遗产，但当它的儿女们结婚时，却没有能够得到它。啊！是的，我们对于婚姻有着许多贫乏而自私的想法，实践中也是千疮百孔。然而，婚姻是充满阳光的灿烂梦想，从未听说有任何其他的梦想比它更神圣，更甜蜜。以欧洲和美国的名义起誓，我赞美中世纪的骑士风范。我开始滔滔不绝，盛赞那些行吟诗人。每个热恋中的年轻男子都会为自己的情人书写十四行诗来赞美她们的美丽容颜。我开始谈托马斯·马洛里爵士[1]和纯洁的亚瑟王。我向斯宾塞[2]致敬，谈论无辜的乌娜[3]和她骑士般的狮子。我认为萨克雷[4]索然无味，而忠贞的阿米莉亚[5]则无疑会成为比堕落的吸血鬼王国任何一朵黑暗之花更让人愉悦的家庭成员。我也向梅雷迪斯[6]致敬。“我亲爱的露西，如果你的爱人不叫理查德，他却应该叫理查德！祝你们被牢牢地捆绑在一起，比麻绳捆得还要牢固！祝你们之间只有给予，

1　托马斯·马洛里爵士（生年不详，卒于1471年），著有《亚瑟王生平传记》。

2　斯宾塞（1552—1599），英国文艺复兴时期的伟大诗人。其代表作有长篇史诗《仙后》。

3　乌娜是斯宾塞的《仙后》当中贯穿始终的人物。Una本意是“太一”“唯一”和“一体”，来自伊丽莎白时代读者熟知的拉丁文短语Una Vera Fides，“唯一真正的信仰”。

4　萨克雷（1811—1863），与狄更斯齐名的英国作家，其代表作品是世界名著《名利场》。

5　阿米莉亚是十九世纪中期英国著名的批判现实主义作家威廉·萨克雷的代表作《名利场》中的人物。

6　比利·梅雷迪斯（1874—1958），有“威尔士魔师”之称，是当时足坛最受欢迎的球星。

而没有索取！抛掉所谓的自由——自由就像没用的玉石，除非被镶在金子做的带子上，否则它只是一块毫无价值的石头！”

听完我这通大言不惭的高谈阔论，那两个还没订婚的女孩扑到我身上拥抱我。“我们也是这么想的！”她们大声地说。“露西，再给这位英国女士倒些可可！”我们放声大笑。兄弟之情——也许并未像某些人所想的那样已经完全过时。但姐妹之情却一定是存在的，并且可以让人觉得很温馨。

她们离开后，我在书架上找到了一本班扬的书。我住的这个屋子主人也是个美国女孩，只是我不知道她的名字。班扬对女性是多么的温柔！在他的笔下，女性的克里斯提娜总是比男性的克里斯汀要诸事顺遂得多。我读到克里斯提娜和默西一起出发，克里斯提娜首先穿过了窄门[1]。

“可怜的默西一直哆哆嗦嗦地站在外边，担心自己被拒绝。当克里斯提娜为自己和她的儿子们得到进入许可后，她开始为默西求情。

> “她说，我的主啊，我的一个同伴还站在外边，她和我一样，心情非常沮丧。
>
> “默西开始变得非常焦躁，感觉度日如年；她不想让克里斯提娜继续替她求情，她自己开始敲门。她敲门声那么响，把克里斯提娜都吓了一跳。看门人问：你是谁呀？
>
> “克里斯提娜就说，是我的朋友……

1　窄门出自《圣经》：耶稣对众人说：“你们要进窄门。因为引到灭亡，那门是宽的，路是大的，进去的人也多；引到永生，那门是窄的，路是小的，找着的人也少。”——《马太福音》7 章 13—14 节。

“于是看门人打开门向外看；可是默西已经晕倒在了地上，因为她害怕没有人会给她开门。

“他握住她的手说，闺女，我要你站起来……

“接着他向站在旁边的人们说，去拿些东西来给默西闻，让她苏醒过来。于是他们给默西拿了一包没药，过了一会她就醒了过来。”

一包没药！

我不清楚这是否正是吴小姐想要的：她想要的是更实质性的东西。她跟我说的是教育。

这还不是吴小姐的最终目标。若天意如愿，这远非她的终极目标。她仍然朝气蓬勃。1927 年，当学院和大学都被军队中排外和反基督教派别侵吞之后，她被迫逃到了美国。我时不时地接到她的来信。她在信中说，她想到英国来学政治和经济。一个朋友告诉了我更多有关她的事。例如，某天晚上在一个大城市举办了一次大型会议，当会议开始讨论中国问题的时候，一位美国法官起立做了很长时间的发言，猛烈抨击在中国的传教差会。

“我敢说，在座的各位谁也说不出一件他们做的好事，”在发言结束的时候，他富有戏剧性而又轻率地做出如此结论。吴小姐这时噌地从座位上站了起来，无比愤怒。为了保护自己心爱的蜂巢，褐色的工蜂不惜战斗到底，哪怕牺牲自己的生命。虽然她平时羞于而且也不善于在公众场合发言，但此刻的她怒火中烧，完全顾不上这些。她在众人面前清晰而大声地说道：“他们当然做了好事，我就是一个活生生的例子。往最小里说，他们也是给了我自由，他们使我们中国女性有机会站起来，呼吸自由的空气，而这是我们之前从来都不知道的。”接着她开始用一种非常女性化的方式阐述自己的观点，谴责那位批评者，直到他低下了头，无言以对。她的严厉批评持续了整整十五分钟。

最后，观众们跟着她一起大笑，显然她的发言更有说服力，他们已经被她打动。我们自己的托马斯·阿特金斯先生[1]也曾用这样的武器来对付敌人的重炮！

毫无疑问，那位美国法官肯定希望吴小姐仍然停留在原始的未获解放的状态。

有一次，另一位生活在法国的中年单身中国女性也告诉我，她也很想把真相告诉他的一位男性同胞。我知道那位男士，他是一位很有分量的人物。但她认为，他并没有很好地履行他的某些职责。

“于是，我把我们所在城市里的中国人都叫到一起——”

“那就像是一个家庭或宗族聚会了。”我插话道。

“是的，”她说，“在聚会上，我站起来，点了他的名，问他为什么没做这个没做那个。他回答不上来，我就批评他，他不得不听着。”

“你真是个凶猛的女人！这种中国式的拷问在当前的欧洲还在进行吗？”我问。

她身高大约五尺，相貌平平，戴着一副眼镜，激动时会透过镜框上沿看着你。

“哦，他只能听我说。”她甩了甩头。

“他忏悔了吗？”我问。

1　托马斯·阿特金斯先生，英国内战时期的伦敦市长。

“是的，”她快速答道，“忏悔之后，他就可以走上正道了，这总比让他一直错下去损害自己也损害我们要好多了！”

我知道，他只会接受来自一位成熟女性的批评，而不是其他任何人。他一定已经明白，如果她责备他，一定是有原因的。在我看来，他愿意在异国他乡出席这样一个“宗族聚会”，倾听一位充满正义感的单身女性的声音，这也说明了他的优雅和气度。毋庸置疑，一只工蜂即使不蜇人，但只要它在你眼前一直不停地嗡嗡飞，那就会让你的生活变得很不舒服。

然而，在一段黑暗的道路上，有这样的一个人曾经把她的脸颊贴在我的脸上，用她温柔的胳膊抱住我的脖子。

“克里斯提娜说：这是我的朋友……”

第 13 章

中国女性

啊，可爱的新中国少女！

“她们像花儿一样，不是吗？”一位外国讲师对我说，当时我们正站在那里看一群女生打比赛。从九龙坐渡轮抵达香港时，我注意到的第一件事就是，一个留着刘海和鬈发的年轻中国女孩正对着手包里的镜子往鼻子上扑粉，往嘴上抹口红。“现代中国少女范儿，”我对自己笑笑。她显然是一名女店员——中国的一种新生事物。

在我们所在的南京女子学院里，这些受过教育的新女性正在修炼高贵的气质和品格。她们一点也不像传统的女学者。我同伴的话语中几乎带着一丝羡慕。在她看来，生命意味着担当、勇敢和尽忠职守。她原本想给中国女孩的心灵增添一些美好，但她给她们实际所带来的帮助比原来想象的要多得多。看！健康和喜悦荡漾在她学生们的眼睛里，回荡在她们的笑声中，蕴含在她们可爱的身体里，同时也生长在她们的灵魂深处。“女孩之花”——也许她现在已经意识到，她自己正是一名辛勤的园丁，经年不息地在花朵的根部不懈劳作。美丽的玫瑰总是比照料它的园丁更加迷人。然而，谁又能知道在永恒的法庭（上帝的裁判）上，这两者之间又会被如何评判？

那些女孩当中也有人曾经经历过理想的破灭，但即使如此，只要身体健康，年轻人至少可以参加体育比赛。快乐自由的西方休闲方式，被楼群草坪围绕、环境优美的学院，友好的女伴，大学里自在的个人生活，这些都使中国女孩子们充满活力，不再像过去那样以苍白面容和端庄娴静为美了。丰富的生命有如采摘带露的花朵，不经意间就可以摘上一满捧。她们三五成群地快步走过大厅一角去参加某个比赛，她们走一路笑一路，鲜亮的眼神，粉红的脸蛋，浑身散发着青春的活力，快乐气息极富感染力。平底鞋踩在木质地板上的声音就像雨打树叶，白色上衣和灯笼裤，和美国女孩训练时一样的穿着。她们发出的欢笑声是我这辈子听到过的最美的声音。我真想把这笑声通过无线电波传播到全世界——那二十副柔婉的嗓音如动听的音乐倾泻而下，纯真如舒伯特的乐章，美妙的和声沁人心脾。“一个国家有这么可爱的人，”我向我的同伴说，“就不会错得太离谱。是你的爱唤醒了她们的勃勃生机。”

一年后，这些女孩被卷入了仇恨的旋涡。她们一定也看到了长江江面上漂浮着的被杀害和肢解的妇女儿童的尸体，被玷污的江水冲刷着学校的围墙。土匪强盗们就在离大门不远处横行，可没人能管，因为中国军队和官员们都在忙着打内战。带领女学生们的外国女性也不得不在炮弹的掩护下离开这里。

不过，美丽尚存，并将永驻。没有什么能夺走这些女孩子身上的美——得益于其他人的思想而发展出来的美。难道美不是比火药更好的弹药吗？因为火药的效果在爆炸结束之后很快就会被人遗忘，而美所产生的效果却将持久而绵长。当中国想在世界民族之林拥有一席之地的时候，中国的手工艺、各种艺术作品、精美的瓷器、诗歌以及刺绣所代表的美，不是比任何政治口号或是艰难获得的军事力量所能发出的声音更加响亮吗？

当我还在南京期间，这些女大学生和她们的兄弟们一样深陷于政治动乱之中。一些刚刚获得自由的女性也被卷入其中，参加到排外游行的行列，同其他人一起激动地高喊“打倒外国人！”不过并非所有女性都如此。一些女性所接受的训练已经足够让她们开始意识到自己还所知甚少——这正是教育要达到的主要目标。当她们被要求就事关国家尤其是国际问题的宏大决议进行联署签名时，这些女性会非常天真地先进行一小时的默祷。带头的会给大家朗读主耶稣关于天国的阐述，之后才开始讨论交给她们的有关中国境内的外国人的棘手问题。每次她们都会对男生们提交给她们的决议草案提出大量的修改意见。

她们的想法不是每次都能赢，但她们不懈地坚持着，好几次都极大改变了男学生的情绪以及决议的语气。中国女性了解自己国家男性的心理——如果不了解就太遗憾了。与平时在家里相比，在向自己的太太咨询有关公共委员会的意见时，无论是涉及教育或公共卫生，约翰——典型的英国男士[1]都会给太太更多微妙的赞扬。他的太太也会感谢这些赞扬。年轻的中国男士也在学习就公共事务向年轻的中国女士咨询意见，并且

1 原文直译为约翰牛，典型的英国男士。约翰牛是英国的拟人化形象，源于 1727 年由苏格兰作家约翰·阿布斯诺特所出版的讽刺小说《约翰牛的生平》，主人公约翰牛是一个头戴高帽、足蹬长靴、手持雨伞的矮胖绅士，为人愚笨而且粗暴冷酷、桀骜不驯、欺凌弱小。这个形象原本是为了讽刺辉格党内阁在西班牙王位继承战争中的政策所创作的。

要求在女士们认可并批准决议后才用电报发给其他部门，这对中国来说是件天大的好事。这些女孩真勇敢，因为她们知道，这么做会让她们在那些热血的年轻男性中成为不受欢迎的人。她们主张并反复强调：无视他人观点的行为对于正义的事业毫无裨益；不知感恩、忘恩负义是可耻的；狂妄的言语会导致疯狂的行为，随之而来的一定是懊悔。在人们头脑清醒的时候，这些都是无可争议的事实。但连年的战争和盗匪横行给人们造成一个强烈的感觉，那就是，外面的世界藐视中国，厌烦中国；国家的领导们昏庸无能，把精力和资源用错了地方，然后大家就变得神经紧张，一丁点让人懊恼的事都能使他们烦躁不安；热心的年轻人丢弃了朴素的美德，宽容与节制被看作像因循守旧的老年人一样毫无用处。

在过去的几年里，热爱中国的人们看到中国所经历的苦难，看到她杰出的工人阶级所遭受的毫无必要而又难以名状的痛苦，尤其是一些年轻人的邪恶行径，内心无比煎熬，痛彻心扉。大家希望，不会再读到中国境内发生义和团暴动之类的肆无忌惮而又刻意为之的残暴行径。对于广大善良的中国农民和受过良好教育的有思想的阶层而言，他们和我们一样，厌恶残暴的行径，因为它深深地侵蚀了我们的灵魂。

让我们最痛心的是，看到中国扭头离开真心爱她的人们，转而选择那些只会把她推向更深重苦难的人，正是那些人制造了散播仇恨的大麻，高兴地看着中国陷入疯狂。我们为此苦恼，心情沉重。过去欢乐的友情被一块黑云完全遮盖，而在那一边的朋友根本没有穿越障碍的意愿。不过接着，透过浓雾会传来一声回响，是那些在运动的女孩子们的笑声，还有她们关于自由自在的身体和无忧无虑的回忆。理智和希望也随之回归。哦，快乐的比赛，哦，可爱的欢笑！在悲哀降临到这个国度之前，在中国陷入恶魔般的黑暗之前，中国的女孩子们可以自由自在地游戏玩耍，她们将来还可以这样。白昼如黑夜一样会如约而至，明日花朵上的露珠会依然新鲜如常，就好像从未遭受暴风雨的摧残。笑声依然会从中国女孩子们的口中传出，她们轻快的脚步声依然会在大学的木地板上回荡。

到那时，中国女孩子们又会刻苦学习努力工作，似乎不把自己累死不会罢休，就像露西小姐在南京跟我汇报的那样。作为刚从美国大学毕业的她，说起那些求知若渴，打算用新知识来充实自己的女孩时，几乎是怀着一种敬畏的心情。

我们就婚姻问题进行研讨之后的那个早晨，露西小姐和我一起出发去拜访南京历史上知名的古老的科举考场。我们搭乘了一辆快报废的四轮四座大马车。我们本可以选坐汽车，毕竟南京也是个现代都市，可是租用汽车价格要贵许多！职业女性租不起汽车。不过，我曾经坐在别人出钱，为官方活动提供的汽车里横穿南京的街道。汽车进入南京的时间还不长，所以还不算是常用的交通工具。南京因为数次遭到破坏，城里有大片的空地，不过有空地并不意味着有道路。我们想看看这座城市的面貌，想看看居住在这里的人们，而不是空地，或是整洁的市场。汽车载着我们穿过狭窄的街道，有如中世纪的街道那般狭窄，周围都是年代久远的宅邸和店铺。每逢急转弯，汽车就得先往后倒车，再倒，然后再往前走，否则就可能撞到某位在街边摆摊的老妇人，或是遮在摊位上面摇摇欲坠的棉布遮阳棚，抑或是撞翻那些身着蓝布衣裳、紧张不安的农民面前由白菜和韭菜堆成的金字塔。我们的汽车开的真不慢，司机全速前进。

“看在老天爷的分上，我们掉头回家吧，”我恳求了足有二十回。我们途经之处，许多孩子照旧跑来跑去，完全意识不到危险，像黑眼睛的刺猬一样，随时可能丧命于车轮之下。小男孩儿们几乎全身光着，而小女孩儿们也只是穿了一条颜色鲜艳的长裤。

“行！行！我想下一条胡同可以挤过去，”司机开心地回答，把脚踩到了油门上。

“是的，可是我们还回得去吗？”我悲叹道。

“上周我带着一位将军来过这附近，”司机稍稍侧过脸笑着回答，急切地想开始这段冒险。他提速后就开始不停地按喇叭，吵得我实在受不了。

“我们确实回不了头了，”我的父母泰然自若地说，“在紧要关头，你永远可以信任中国人。天哪，好险呀！”——一个沿街设摊的剃头师傅突然从边上的一个小胡同冒出来，猛地一闪躲过了我们急驰而过的车。他用扁担挑着的全部家当：水盆、烧热水的炉子、镜子和顾客坐的凳子，整齐地装在剃头担子的两头，在他肩头颤悠着，都快贴到我们的车窗了。震惊过后，他习惯性地敲了一下剃头师傅们常用的那面小锣，然后就镇定自若地继续前行，一路丁零当啷过去。

“咱们这样横冲直撞，不仅把路全占了，还给所有的人造成危险，只顾自己不顾别人，街上的人肯定恨死我们了。”我评论道。

“你看看他们！”我父亲说。整个街道的人都急匆匆地跑出门来看我们。

“看哪！自己会呼吸的马车！汽车！洋人！”他们欢呼着。

小男孩儿们蜂拥而至，看我们怎么拐弯，先往后退，再接着往前走，年纪大些的人也加入了他们。“他们跑得还真快呢——这些洋人！”他们啧啧称赞。

“拉着我们，你可以开慢点儿，不用像拉你们中国将军似的开那么快，”我父亲跟司机说。这句话犯了致命的错误，为什么要把他贬低为给地位不如将军的人开车呢？乘客的等级越高，他会开得越快。这就是中国司机的思路，他也会狐假虎威，借机耀武扬威。不管你愿不愿意，在他眼里，我们就得是高人一等的重要人物。司机热情高涨地在狭窄的街道上狂奔，把坐在车里的我们不停地甩来甩去。店铺的前门在我们车窗前一闪而过，在一条长长的看不到头的让人窒息的小道上，房屋的屋顶都快贴到我们车上了。我们的汽车究竟怎么才能做到不让自己撞到路两边的房子，我不知道。我们越是被砰砰地撞到两边的车窗上，司机就开得越快。鸡、孩子、商贩们，看到我们的车都纷纷散开，给我们让路。

写完这段话，我停了下来，坐在英国家中的壁炉旁读给我的父母听。“我不相信，”我母亲说，“情况哪有你说得这么糟糕！”我父亲这时开口道：“情况很可怕，太可怕了！”他说，“至今想起来还直冒冷汗！当时，街道那么窄，可怜的人们几乎没有足够的地方可以把自己紧紧地贴在墙上。而那个疯狂的司机就是不肯停下来或是把速度放慢！太可怕了！”就这样，在父母一方心存疑问的情况下，一个女儿的正确得到了证明。

经历这件事后，四轮四座大马车在我眼里就变成一个理想的交通工具了，无论马车有多残破。被一匹慢慢悠悠的马拉着，露西小姐和我来到了已废弃不用的科举考试旧址[1]。由于旧

1　此指贡院。

的科考制度早在本世纪[1]初就已被废除，长长的一排排互相隔离的小砖房或是已成废墟，或是被扒掉建起了现代建筑。不过，也有几排房子被保留下来并得到了修缮，以便向后代们展示祖辈为了求取功名要经历怎样的艰辛。我们这两个外国女性来到这里参观，想象着每年一次的这种震撼人心的场面，成千上万身着长衫，留着知识分子才有的长指甲的男士，在这个考场上奋笔挥毫，写了又改，改了又写，盼着通过考试当上国家的公务员。

随着宽阔老石板路上的马蹄声，我们的中国车夫让马停下，这匹马毛发杂乱未加梳理。在间隔很大刷了漆的木栏杆后面，我们看到考试大殿的大院子里站满了人。在院子另一头一面凸起的矮护墙上，穿着学生长袍的几个年轻男子站在一块黑板前面，黑板上用粉笔写了一些中文句子。其他学生正在摊开一些上面写有更多句子的海报。看到我们后，他们有些犹豫。其中一位看似随意地扔过去一张海报，背面朝上，盖住了黑板上写的东西，这样我们就看不到具体的内容了。接着他似乎很随意地又把一面旗子扔到一张海报上面。

在哪里曾经见过年轻人脸上这种慌张刻意的表情？瞬间，我的记忆把我带回到了沃尔沃斯定居点[2]年轻人俱乐部的一个咖啡馆里——这是我每周要去的俱乐部，这些年轻朋友们和我有着共同的理念。我比原计划早到了些，一张大理石台面的桌子上有一幅充满恶意的图画。等我第二次看过去的时候，图画的作者看上去那么害怕，所以我给了他一个机会，把目光离开

1　本世纪指 20 世纪。

2　沃尔沃斯定居点，建立于 1895 年，英国社会改革运动中为增强穷人和富人之间的社会交往而建立的定居点。

了。等我很快再转头去看时，那幅画已经被咖啡冲洗掉了。看来，在今天这个场合，我又该佯装什么也没看见了。另一方面，如果这是一个反对洋人的集会，那漂亮的露西小姐怎么办？掉头跑回马车也许是更明智的选择。可是我什么时候还能再找到机会来参观这些奇妙的考场呢？车夫显然很困惑，站在那里不知所措地看着我。露西小姐的亲密爱人这时似乎在太平洋彼岸挑起了一根眉毛看着我。"我爱她。我把她托付给了你和中国，小心照看她，"年轻的理查德向我呼喊。

从木栅栏往里看，院子里站满了中国男人。我踌躇起来。接着，我看到一群穿着鲜艳衣服来闲逛的乡下妇女，还有三四个看上去比较体面的城镇女性。无论是城里人还是乡下人，没有任何一个体面的女性，即使她不富有，会允许一个男人去惹她的姐妹——哪怕是漂洋过海来的姐妹——要是他这么做了，一定会被她骂。以所起到的保护作用来衡量，一个女人的舌头比蝎子的毒刺更有力量。我心里不禁乐开了花。有一次在广东，我遭到一群顽童和成年男子的骚扰，尽管我没搭理他们当中任何一个人，默默地沿着马路边走着，可他们还是不断戏弄我，并且人群越聚越多，我开始害怕起来，心脏狂跳不止。这时，我看到一个说话粗野、光着脚、丰满高大的广东女人。我走到她旁边，欠身向她行了个礼。然后，我"用女人对女人的方式"——用手指了指那群人，一句话也没说。她仔细看了我一眼。然后，她抬高嗓门，冲着那些男人说开了。她说的话我一个字也听不懂，因为广东话对于说中国北方方言的人来说就像是意大利语对说英语的人一样，根本没法互相听懂。她说了什么，我一点概念也没有。她对着那群人不停地说，很快人群就散了，一个人影都找不见了。危机解除后，我想谢谢她。可

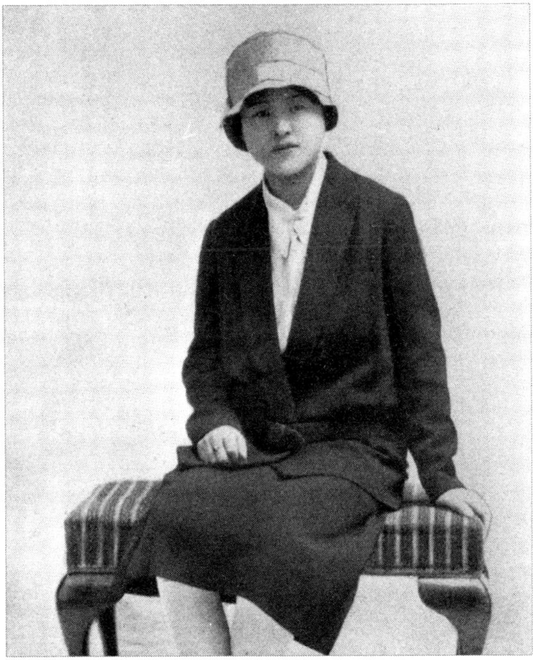

现代中国的一位年轻妻子，同时也是一位母亲和学生。

是她轻蔑地看了我一眼，转头就走了。在她眼里，我重新变回外国人的身份，而不是女人。“露西小姐，眼睛向下看，我的孩子，”我说，“别往周围看，除非用眼角的余光。也别笑，我们还没看到今天来参观的著名考场呢。”接着，我用冷静的语气说着，“借光，请让一下，”我们俩小心翼翼地往离我们最近的三四位女性走过去。

当一位女士眼眉低垂，面无表情时，还有什么比这更能打消男人想攻击或消遣她的欲望呢？中国女性在很久以前就发现了这一点。凡是有教养的中国女性在公共场合都会有这样行为举止。一开始，很多人都朝我们这边看，说话的声音也越来越大，显然他们一度认为也许可以嘲弄我们。露西小姐起初对我这种很不美国化的策略表示不解，不过很快她就快乐地演起了配角。当那些男人看到我们，像体面的女性一样，去找我们的同类做伴，他们就尊敬地给我们让路，现场安静了下来。每个人都竖起耳朵，想听听我们会说些什么。

“请问！女士们，你们能否告诉我怎么才能看到科举考场呢？”

那些女士一开始有点慌乱，不过还是决定给我们提供保护，马上就命令男士们给我们让路，好让我们走进院子。一个穿着刚刚洗净熨烫过的短上衣和百褶裙的中国女孩，从人群中走过来加入我们。我们一起向前行进：一个由让人尊重的女性组成的强大方阵，做着合理合法的事，不想跟讨人烦的臭男人废话。当他们往我们方阵靠近时，我们藐视他们，瞧不起他们，我们冷酷的目光一扫，就让他们打消了原先的念头，不敢轻举妄动。于是他们向我们提了些建议，提供了些信息，还有不必要的善意，我们一一受领，但只是用冰冷的礼貌性的话语作为回应。如果不能偶尔让他们发挥一点作用，那要另外一个性别还有什么用呢？我们假装听不清男士们说的话，只跟我们的女性朋友说话。我们把自己装进了女性的堡垒。“这就是不同种族的心理，这就是古老文明发挥其优势的地方，”我小声地用嘲弄的语气对露西说，“当你忙着表达自我的时候，你就会忘了如何用另一个种族能理解的方式去表达自己了。你已经太习惯于两性之间的友情了，以至于你意识不到两性间偶尔的一点敌意或对抗会是多么有用。”

不过，在回去的路上，露西就给自己报了仇。她教给我很多现代教育心理学方面的知识，这时就轮到我乖乖地听她的了。

加入我们的那个女孩子十八岁，现在正和露西一起捧着一本笔记本专注地看。那上面画的是我，那也是一个画板。看来女孩上的是师范院校，毕业后要去当幼儿教师。不过她特别喜欢画画。西洋训练画画的方法被引入了中国，就是把你在街上看到的一切喜欢的东西用黑碳素铅笔画下来。这比只在家里临摹古画有趣得多，尽管临摹也很好。

“好——不错，”我们迟疑地表示同意。

一旦中国决定发奋，她就会全心全意地去做。天气晴朗的时候，每座中国城市里的桥梁、游乐场就都成了附近小有名望的学校追求艺术的场所，学生们用各种媒介——油画，蜡笔或是粉笔来写生画画。外国人并不一定乐意成为这种粗糙的户外写生的对象，他首先想到的会是，临摹那些古画岂不是更好！当别人在车站告别时送你一只装着粉色纸玫瑰的镀金陶瓷小花篮时，你真的会发出一声叹息，可那是学习“西方艺术”的年轻女士们的班级作品。人们不禁感叹，西方在探讨东方艺术的时候是否也犯了同样多的错误。

这位年轻女士不满足于只画风景，而是画了人群中男士们的脸部肖像，线条的使用大胆而富有活力，露西和我都很喜欢。此外，她善于选择素描的对象。头戴冬天帽子的老人，眼睛往下看的小孩。给受过教育的中国人展示只有穷人的照片或绘画时，会在不经意间触怒他们。和其他国家一样，中国也并不是只有那些脏兮兮的小孩，推独轮车的车夫，乞丐或是头发蓬乱的牧师。然而，最能吸引外国人注意的却恰恰是这些人，这让中国学生很愤怒，他们更愿意我们去拍衣着考究、干净漂亮的中国人。“你这本摄影集里的中国人，没有一张是衣着得体，干干净净的中国人，”一个中国年轻人曾经这样言辞激烈地对我说，当时他眉头紧锁，脸涨得通红。我费了很大的劲儿向他解释，在他这些贫穷和年老的同胞脸上散发出善良和乐观的勇气，对我们来说，要比那些衣着考究的中国人有趣得多。

在农民们的脸上，这个女孩看到了力量和坚忍，所以选择了他们作为绘画的主角。应我的请求，她笑着倚靠在科举考试房间的一扇古老房门上，手里拿着她的画板，我给她拍了张快照。等我拍完，她说，“你有了我的照片，可我没有你的照片。我可以给你画一张吗？”

于是她让我在一堵年代久远的墙壁跟前摆好姿势，就开始对着我素描。与此同时，其他的女人们则仔仔细细地端详着露西的帽子、手和裙子。露西对她们很友善，让她们尽情地看，真是个好女孩。

看着这个女艺术家画画时那专注的眼神，这种感觉很特别。她完全沉浸在自己的工作当中。当我们俩的视线交汇时，我对她来说似乎完全不存在，她的眼里只有她的作品，而这种专注的眼神具有催眠般的魔力。她对作品要求很高，露西和我都已经累得不行，可是不敢打断她。她手法很娴熟，先画出轮廓，然后涂抹阴影。最后她终于满意了，点点头，把画好的作品递给我们看。

露西倒吸了一口气，然后咬住了嘴唇。而我则立即意识到，若要弥合由于国籍不同带来的限制，艺术上需要采取有力的措施。女孩不知不觉地把我画成了中国人。我的眼睛被画成了传统的杏仁眼，我的脸也被画成典型的鹅蛋形，她确实也努力想突出我作为英国人的面部特征，把我的颚骨，鼻子，嘴和耳朵都放大了。不过，不管怎样，画的确实是我。这不禁让人沉思。当中国人在看西方艺术家偶尔描绘的有血有肉的中国人时，是否也像我们现在这样沮丧？我们会用自己所熟悉的眼光去看我们的种族特征，并且是无意识的。我们对中国人身体特征基本线条的无知是否和这个女孩对我们的无知一样？他们眼里看到的我们真的是这样吗？难怪他们都把我们叫作“洋鬼子”。

“把你的画像要过来撕掉！”露西低声说，“这太让人难受了。”

不过我还是决定留给她当作纪念，我向她致谢，并真诚地赞扬她，因为她已经尽了最大的努力。她已经竭尽全力让我这个外国人变得好看——最好的方法当然是尽量把我画成中国人的样子！

我拿起她的画本，向她要一张做纪念。她很痛快地从上面撕下两三张黑白的人群素描，签上名字，在背后写上地址。当我现在在英国看到这些画时，我再次看到了她眼里的我——并不太讨人喜欢。

有一次，一个中国画家主动提出要为我的一个传教士朋友画一张在客西马尼蒙难地[1]的基督肖像。他自己不是基督徒，但我的朋友对他很好。他画的基督就是一个中国人的脸，他倾注了很多心血，使得这张脸变成他能想到的最完美的中国人的脸。所以，这样情况就不同了。他是要通过画来表达他的理想，而不是描绘现实。

跟那个女孩以及其他女士们道别之后，我们向大门走去。在她们的陪同下，我们穿过那些好奇地望着我们的男士方队，走出了栅栏门。女孩儿也跟着出来，有些迟疑。不过我们的演出已经结束，马车在等着我们，观众们也可以满意地离场了。我转过身，双手在胸前抱拳，用中国人的方式，向她神情庄重地鞠了一躬，我自己常常在政府衙门前被这样施礼道别。然后，我迅速抬脚开步，依然眼睛朝下，整理好裙子，面无表情地坐上马车。露西也漂亮地出演了她的角色。一位站在路边，留着稀疏白胡子的绅士对自己的同伴说：

"这些外国人多有礼啊！"

听到这个，我心里别提有多高兴了！

"你听到他说的话了吗？"我问露西，有些诚惶诚恐。因为他用了"礼"这个字——中文里最富表现力或者说思想最深刻的字之一。倘若他用的是"规矩"这个词，我们可能会感到受宠若惊。因为"规矩"的意思是正确得体的行为。然而"礼"——它的发音是lee——是中国经典里用的字，意思是：你心正，所以行为才正确，至少你心灵的方向是正确的。它意味着正确的行为，你与他人之间正确的关系，正确的礼仪，这些都是心正的自然结果。这个汉字包含了崇拜和尊敬的根源：

1　客西马尼蒙难地，基督被犹大出卖被捕之地。

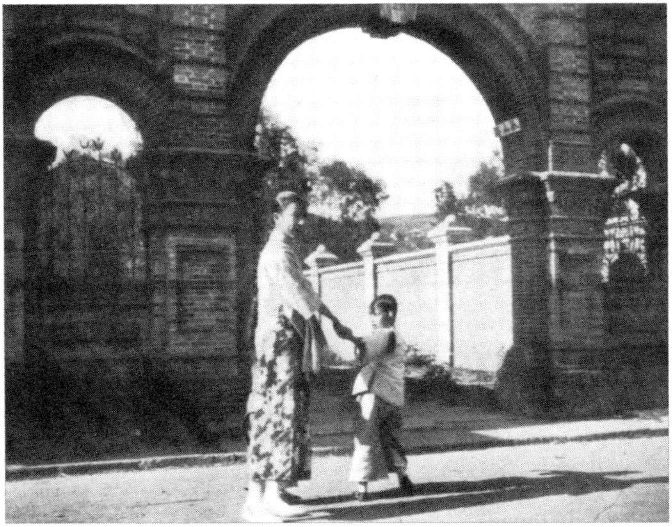

大姐姐和小妹妹站在杭州现代风格的家门口。

表示你要像尊敬圣人一样去尊敬别人。中国思想认为礼是一切人际关系的基础，是中国文明的基调。礼是肉体得以呼吸的精神的香水。“那些外国人很有礼，”那位老年绅士说。露西和我虽然眼睛还是朝下看，可是我们的手却悄悄地握在了一起，自豪、开心，也觉得自己有点配不上这么高的评价。

第 14 章

上海餐叙

完成几次漫游之后，我又回到上海。给宋太太打了一个电话，询问她的健康状况。我不知道她是否还希望与我有进一步的交往。

“天啊，是你呀！”她热情地回应道，“什么时候来跟我们一起吃个饭？今天，或者明天？我想邀请姚博士和你见个面。他曾经留学英国，是我们非常喜爱和尊敬的人。”

“明天就挺好的，”我愉快地答应了。

“你有没有一些有意思的故事跟我分享啊？”她问。

“有一万个，”我夸口道。

“那就全讲给我听，好不好？”她在电话那头请求着。

“我才不会呢！哪个女人会一次性地把她全部珠宝都展示出来呢？”

“那就早点过来，在云云和聂聂上床睡觉之前看看他们。他们一直说想要再玩一次玫瑰花开的游戏呢！”

“啊，你这两个可爱的宝贝可以顶过我所有的宝贝了。”我说。

她开心地笑了。“上次旅行回来，他们的小脸都变得红扑扑了。聂聂像一匹脱缰的野马，在房子里到处跑，又唱又跳的，云云则整天忙着管这个弟弟，让他别太出格。”

“祝福他。”我说，脑海里浮现出聂聂婴儿般光芒四射的形象。

按照中国的赴宴礼仪，先聊天，见朋友，吃饭，吃完之后离席分手。我们西方则刚好与此相反，不过一些基本要素是相同的，友好的谈话，一起进餐。因此，第二天我早早地赶去赴宴。可对于云云和聂聂来说，我到的还是不够早。阿姆身穿被浆洗得硬挺挺的上衣，把云云和聂聂带了进来，玩了才一会儿，就因为游戏得分问题对我产生了不满。不过，骑马的游戏我们玩得很好，孩子们把温软的额头伸过来让我亲，这是对中国宝宝的亲吻方式。聂聂表演了他著名的深蹲跳，云云坐在我的膝盖上，紧紧抓住我的肩膀，要从我的瞳仁里看她自己的影子，“小小的，真小，”看完一只，又要求看另外一只。

姚博士四十出头，人长得瘦削、机警，鬓角稍许有些花白。他是上海的知名律师，深受民众爱戴。他不仅深入钻研法律，而且对中国历史中涉及外交事务的部分有着浓厚的兴趣。他一直与一位博学的英国汉学家、曼彻斯特的帕克博士[1]保持着通信联系。他们每两周通一次信，探讨有关中国的学问。这次，他把教授写给他的最后一封信也带来了，装在他的上衣口袋里，上面写满了中国的象形文字，一如他令人眼花缭乱的风格。帕克教授最近刚刚去世。在他去世的那天早晨，我在上海

1　曼彻斯特的帕克博士（1849—1926），中文名为庄延龄，汉学家，曾在多个英国驻华领事馆工作，1901 年起任曼彻斯特大学汉语教授。对中国的宗教、历史、外交等领域有许多研究著述。所著《鞑靼千年史》（A Thousand Years of the Tartars,1895）在西方较有影响。

的一份报纸上写了一篇短文纪念他，介绍他和他做的学问。姚博士说，如果没有我写的这篇纪念文章的话，他也会写一篇的。其实他更有资格做这件事，因为他是教授的学生，并且深深地爱着教授。善良的帕克教授也因一些不同的机缘给我写过一些信，有时还会寄给我一些他写的有关中国历史的论文和小册子。他每次都会在这些博学的手册上用法语写上“致我亲爱的同事！”。我竟然被一位前英国领事官员，被誉为“活着的中国文化百科全书”的教授称作“同事”，这在我俩看来都是一个善意的玩笑。

“姚博士可坏了，”宋太太亲切地看着他说，“我父亲举办的招待外国人的宴会，他从来都不出席。更准确地说，他从不出席任何形式的宴会，无论中外。外国人不知道他在中国到底多有名。他每天通宵达旦地工作，从不像我们这样参加社交活动。你看，到现在他依然还是孑然一身。”

“他有更重要的事情要做，”宋先生为姚博士辩护着，“他是我们最信任的律师。他真的太诚实了——没有任何一个律师能像他那样。”宋先生边摇头，边笑着说：“尽管如此，但他还是能挣到钱。他在英国拿的学位，起点很高。现在他是上海最忙的律师，因为他为客户尽心尽力地工作。”

“呸，呸！尽会说好话，”姚博士说，完全没有因为朋友对他的热情赞美而不快。换了谁也一样不会吧！

“我来给你们讲一个他的故事吧，”宋太太说，用一根手指指着他。“有一次，他在给一个案子做辩护的时候，对于其中一个证人所给出的证据感到十分困惑。他很想相信这个证人，因为他看上去很诚实，是个庄稼汉，可是其他所有的证据都对他不利。而整个案子的关键证据就是步行从浙江省的湖州与温州之间的一个村子走到另一个村子所花费的时间。”

“浙江！那是我的家乡，”我说着，竖起了耳朵。

“是的，与此案相关的地区以修建在奇峰怪石上的殿堂和庙宇而闻名天下。中国的画家们很喜欢把它们描绘在自己的画卷里，”姚博士插话道。

“哦，还有竹林、溪流、圆圆的鹅卵石以及高耸入云的奇峰怪石，”我激动地补充，宋先生和宋太太满脸笑容地看着我们俩。当你想介绍人们认识，而他们马上建立友谊并互有好感，是件多么愉快的事。姚博士和我四目相对，一股暖流在我们之间蔓延开来。

“我们到那里的时候刚好下着毛毛细雨，”我告诉他，“所以我们是透过薄雾看山。第二天我们就得赶路了，雨也下得越来越大。不过，那天的雨一点也不让人感到遗憾。因为当时是春天，细雨薄雾在绵延的群山中飘荡，就像大慈大悲观世音菩萨的纱巾在随风飞舞。”

“啊，我们去的时候是秋天，太阳当空照耀大地，但是一点儿也不热，树叶正在变换颜色。”

“那个庄稼汉和证据后来怎么样了？”我回到了主题。

“嗯，很奇怪，但我的直觉确实比我的逻辑更准，而且常常是这样。我很高兴自己去了那里，下面我就讲讲我怎么去的那里。我碰巧发现自己一直都在超负荷工作。”

“碰巧发现！”宋先生揶揄道，他那城里人苍白的圆脸上放出光芒，为自己朋友的冒险精神感到骄傲。

“嗯，”姚博士补充道，“我突然觉得自己很疲惫，需要像白人那样去度个假。手上的案子几周后才开庭，所以我说服了一个在上海生活的英国人和我一起去度假。他是另一个英国驻中国领事的儿子，事业上也比较一帆风顺，懂一些中国历史，总之，是我为数不多的像宋先生和宋太太这样的好朋友。我们就沿着钱塘江出发了，乘坐的是一艘简单的船屋——可不是你们坐的那种邮轮！——然后，我们去爬山，徒步旅行。我想亲自用脚丈量一下那段距离，那个庄稼汉做证时非常肯定，但是当时其他人根本不相信他的证词。最后证明我的庄稼汉证人说的是实话。”

只有极少的中国人能有机会去参观我们谈到的这块美丽的地方。在没有通铁路和汽车之前，又有几个英国人见过华兹华斯笔下的温德米尔湖[1]呢？中国的道路状况不好，整个旅途也没有什么舒适可言。没有什么宾馆，所谓的客栈也只不过只是能给人遮风挡雨而已，又脏又乱。所谓的路也只是人们用脚踩出来的。可当你终于抵达目的地时，你会发现那些庙宇的选址简直绝妙至极，在岩石间自然形成的裂缝中，正好坐落在突出于峭壁的岩石上，风景如画。整个地区到处是峭壁和山谷，绝对值得人们历尽千辛万苦来到这里，当然前提是你有足够的时间花在路途上。

“你见到平台上那块石头了吗，就像一个牧师在祷告的那块？”他问我，我点点头。

“那些根茎悬在空中的一丛丛小小的绿色的兰花，他们指给你看了吗？”我迅速回问道。

“还有那些位置一个比一个高的修筑在岩石裂缝之间的那

1　华兹华斯（1770—1850），英国浪漫主义诗人，曾当上桂冠诗人。华兹华斯与柯勒律治、骚塞同被称为“湖畔派”诗人。他大部分时间都隐居在湖区，在这里写下了大量优美的诗篇。温德米尔湖是英格兰最大的湖泊，长13英里，位于英国湖区最南端。19世纪铁路到达这里后开始对大批游客开放。

些庙宇？”他继续问。

有一些事情我没有告诉他，在晚课的时候，我们怎样来到一座位于峭壁上的寺庙，或者我父亲怎样手捧残破不堪的手抄佛经，给庙里身材胖大的方丈讲解当天要诵念的章节。那位方丈一直都在阅读和诵念，可是完全不懂自己念的东西是什么意思。对他来说，只要诵念这些神圣的晦涩难懂的文字就可以了。当我们离开的时候，他还在来回地翻看着书页，心里沉思道：每天诵念的这些东西其实还真有些具体含义呢。

宋太太又开始给我讲姚博士追求精确的故事，当他确信被告确属无辜时，就会不辞辛苦地去证明他的清白。为了让他们开心，我给他们讲了一个在印度的英国法官发现整个村子一起作伪证的故事。“你还记得吗？”原告在法庭上宣称，那天早上他的仆人正在田里老老实实地劳作，被告却把他家的牛赶进自己家的农田，踩坏了庄稼，当自己的仆人提出抗议时，还遭到被告的毒打。而被告则当庭辩称，他的仆人赶着牛安静地在路上走着，这时原告的手下冲过来攻击他们。整个村子里的人都被传唤去做证人。恰好有半数村民愿意为原告作证，而另外半数的村民则愿意为被告作证，让这位英国法官完全不知所措。一个周末，这位法官恰巧来到这个村子的附近，就决定亲自做些调查。他发现原告既没有田地也没有仆人，而被告也根本就没有牛。这样的弥天大谎让他这个英国人实在无法接受，第二天早晨，他命令全体村民再次出庭，质问他们当初为何做那样的伪证，村民们起初有些羞愧，接下来最年长的那些村民颤抖着诉说起他们村子的头人如何死了，原告和被告这两个人如何为了争当他的接班人而把整个村子闹得鸡犬不宁，所以他们设计了这场诉讼。“我们决定您判谁赢，我们就选谁做头人，不管他是谁。”他们不屑地说。

很高兴姚博士和宋先生两个人都特别喜欢我讲的这个故事，于是接下来我们开始把中国和印度做对比，这也是个有趣的话题。姚博士和我都去过印度，宋氏夫妇二人就不停地问我们各种各样的问题。吃饭时间到了，我们离开了客厅。客厅几乎是典型的英国风格，地上铺着埃克斯敏斯特地毯，胡桃木的玻璃壁橱里摆放着古董和瓷器。在中国人眼里，制作精美的英国地毯和家具极富异域风情，就像英国人眼中的中国红木家具和骆驼毛地毯一样。在中国的城市里，一座英式的房子里会摆设福州产的红漆或绿漆茶几，朝鲜包黄铜的橱柜，北京的景泰蓝碗，或是来自遥远的四川省的刺绣丝帘，这都是在中国各地旅行收获的战利品，中国最初就是以其美丽的手工艺品闻名于欧洲大陆。我的中国男主人和女主人也曾赴海外旅行，给自己家里也带回了一些纪念品，例如代表西方舒适生活的宽大的安乐椅。

我们开始用餐。他们说只是“便饭”，也就是说不是特意准备的宴请，而只是他们家里平常的晚餐。专门的宴请是用来招待贵宾、陌生人的，一般都花费不菲。今天的主食是热气腾腾的米饭，米饭被捏成了饭团，这样就可以用筷子轻松地从饭碗里夹起，米饭不时地被撤下去再换些新的来，配饭的是他们所说的“五”道菜，有鱼有肉，还有一些开胃小菜。我们刚吃完一盆蜜汁红烧鱼，穿着素净蓝布袍的男仆人就过来把盆子端走，换上了八宝红烧肉，清亮富有光泽而又甘美无比的褐色肉汁中漂着蘑菇、栗子、鹌鹑蛋等等。菜盆摆放在桌子正中央，大家用筷子夹一大块肉放到各自小碗里的米饭上。姚博士看上去很饿的样子，这让作为女主人的宋太太很高兴，她不断地给他夹菜，碗里的菜堆得高高的，顺便也点评上几句诸如“男人们总是只知道工作，不会好好照顾自己”的话——因为姚博士孤身一人住在一处公寓里。姚博士显然也喜欢被这样宠爱。餐桌上没铺桌布也没放餐垫，仆人们用餐巾擦去我这个笨拙的外国人从中间的菜盆里夹菜时一路滴落的汤汁。

“这顿便饭真的很简单，”宋先生一边有滋有味地吃着豆腐，一边表示着歉意。

“要是你们，会在桌子中央摆上一盆鲜花。”宋太太说。

“中间放上热腾腾的食物不是更舒服吗？”我说，“并且还是那么漂亮的一个盆儿。”——广东的瓷盆。她满意地点点头，显然我尽情地享用了盆儿里的食物。宋先生和姚博士偶尔还会断断续续地交谈，但已经不再谈论严肃的话题，该是专心消化美食的时候了。在中国这样的场合，男士们可以暂时不去关心政治问题和国家大事，在快乐的家庭氛围中度过一段平静的时光。当时掌管全省的将军是孙传芳，他们的谈话中提到了他的名字，赞扬他所统率的部队。我告诉他们，我在经过南京的一个兵营门前时见到过几个他的兵，当时我和露西小姐正坐车去参观科举考试的考场。一个士兵正在站岗，全副武装。他的一个不在执勤的战友蹲在门口通道的另一边，拿着一支新买的笛子吹给他听，帮他打发时间。空气里已经有了春天的味道——正是从小贩手里买个笛子吹奏上几曲的时候。他身着便装，灰色棉夹克的领子开着，裤腿在膝盖往下是散着的，并没有像站岗的士兵那样打着绑腿。他们是阳光下快乐的孩子，尽管他们是孙将军部队里的成年人，而不像其他很多部队那样都是些十六七岁的男孩。悠扬的笛声盖过了马匹踏在土路上发出的沉重的马蹄声，一直萦绕在我们耳边。于是，我叫车夫停下车，

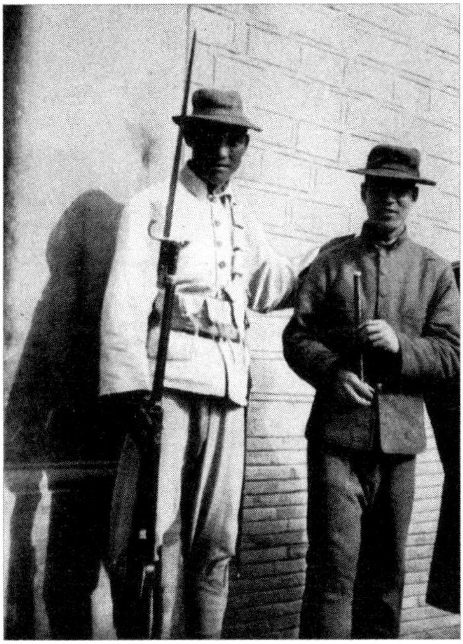

南京的两位士兵。其中一位在吹笛子——与枪相比，他更喜欢笛子。

我俩走回到兵营门口。吹笛手见到我们这两个观众，困惑地停止了吹奏。我提出拍一张他吹笛子的照片，但遭到了拒绝。

“给我的战友拍吧，”他说，“他着装得体。如果孙将军看到他的士兵穿成我这样拍照，一定会大发雷霆的。”我好言相劝，想说服他。最后他终于去营房换上了军装，但同时把枪也带了出来，把笛子放在一边。

“我可以给无数其他带枪的中国士兵拍照，”我抗议道，“但我现在只是想拍一张吹笛子的中国士兵的照片。用音乐去抚慰你的国人，不是比用枪吓唬他们强上一百倍吗？”

“你说得没错，可对于当今的中国来说，这样的田园牧歌不太现实，”姚博士评论道。

“孔子曾试图劝说当时的中国平息怒火转而求诸音乐，可他也没能成功，”宋先生也补充说道。

“希望等聂聂长大成人时，中国已不再有战争，”宋太太叹息道。我看了她一眼。

“这是现在欧洲每一个母亲的愿望，”随后我又轻轻加了一句，“也是每个父亲的愿望。”

姚博士和宋先生开始交谈，宋太太问我为什么头天晚上不能跟他们一起吃饭。“因为和我另一个中国朋友的姑父、他的两个女儿和嫂子一起在一个中国餐馆吃饭，”我跟她说。“也许还算不上是朋友，因为我才第一次见他，不过他家的女眷们是宫伯父的亲戚。他不仅请我吃晚饭，并且还要陪一堆女眷，挺好的。两个穿制服的专职司机开着他们家的劳斯莱斯，把我们拉到租界里一家新开的中国餐厅。他告诉我，他拥有上海的第一辆劳斯莱斯。他订的包厢叫作雪花厅，因为包厢墙上镶的是用杭州玻璃制成的雪景图，这是一种波纹状的彩色镜子，当人们晃动头部时，玻璃上就会出现下雪的效果。我们吃的东西很简单，因为我再三提出要求，一人一美元。”我讲完了。

“我知道那家餐厅，”宋太太说，“那里的饭菜物有所值。”

那次就餐是个挺有趣的经历。中国的侍者很友善，忙着很用心地给客人推荐这个菜、那个菜，这也为那些精美的菜品增加了额外的风味。侍者身手敏捷地送菜上楼，穿过油布地毯，来到包厢，把菜放到桌上，掀开盖子，似乎在说，“你们一定会喜欢这道菜！”最后侍者得到一美元的小费，他心安理得地收下了。

宋太太对这家人也有所了解。整个中国就像是一个窃窃私语的旁听席，一旦融入女性的圈子你就会发现这一点。如果你堂姊妹表姊妹的堂姊妹或表姊妹以及她们的侄女外甥女们，加上她们的儿媳妇们都算是你的亲戚，某次跟你在因工作关系认识的某位女士在跟你一起休闲吃饭时，几乎就可以给你讲述半个中国的家庭史——如果她愿意的话。如果你在某次交谈中跟一位天津的中国女士提起你在杭州碰到了另一位中国女士，在用心听完你们在杭州一起做的事后，你们也许在谈论别的事情的时候碰巧提到了离婚的话题。一个小时后，当你准备离开的时候，她可能会出其不意地向你提到，你那杭州的朋友和她丈夫离婚了，她似乎是随便提起，脸上带着一丝坏笑。“哦，你不知道吗？”她会装作漫不经心的样子，“不过这是件好事。尽管我没见过她，我听说她是个既聪明又温柔的女人。她丈夫无耻地怠慢她。我不知道他到底还要什么，她受过西方教育，聪慧过人。她丈夫也很聪明，可是他很少着家，总是在外面招蜂引蝶。所以她结束这样一段婚姻是非常正确的。”

这番话出自一位贤妻良母之口，不过她丈夫也非常钦佩她的能力，常常就重要事情征求她的建议。这位妻子因此也更敬重丈夫，愿意用传统的方式发挥她自己的作用。

“让我猜猜，和你一起吃饭的朋友——他们没有儿子，”宋太太说。我停顿了一下，不清楚是否要继续这个话题。不过我可以相信宋太太的判断力和做事谨慎的风格。仆人也不在屋里。

“他们其实有一个儿子，”我犹豫了一下，但还是决定继续说，“可是他出生时就是畸形，身体和心智方面都没有长大。现在已经九岁了。他妈妈特别爱他。”

“呜呼，”她说，“呜呼！”脸上的肌肉禁不住颤动起来。她放下碗筷。“这难道不奇怪吗？”她问，“大家都只知道他们是多么富有，都只看到他们豪华的房子，众多的仆人，还有不计其数的奢侈品。可谁能想到这一切的背后竟是一位母亲破碎的心。我一定要教云云懂得这个道理，不要光看事物的表面。光从一个人的衣着、汽车或是房子无法判断他内心是否快乐。在轮船上，你讲过你见过一位魏太太。她婆婆是个传统的中国妻子，有一个大家庭，是一个非常善良的女性，对所有人都体贴入微。她的善良是发自内心的。因为她已不再年轻，她那年纪也不小了的丈夫在杭州弄了所漂亮房子，买了两个姨太太，每年春天就把她们送到那里去住，他常常去看她们。可是他永远也不会把妻子赶走，他不愿意妻子出门，也不会像对那些姨太太那样跟她分享他的欢乐。他的妻子端庄美丽，受人尊重。许多亲戚都找他谈话，告诉他这么做太不对了，可是每次他都只是发脾气，根本不听他们的劝告。他这是为了垃圾不惜把自己的金子扔掉啊！尽管她依然对我们微笑，还像从前那样和蔼，可是她内心深处一定充满了悲哀。”

我们的谈话又转到了其他泛泛的话题。宋太太站起来给我和姚博士又夹了一些肉。姚博士友好地看着她，他们互相会开些小玩笑，但仍然彬彬有礼。宋太太是个极好的女主人。

宋先生开始询问我在南京的经历，于是我告诉他们我和父亲去拜访明陵的故事，曾经辉煌的遗迹现在是什么光景。一个听口音是北方人的士兵不请自来，跟在我们身后不停地给我们做讲解，当然只是对着我父亲讲。从父亲的回应中，我看出父亲完全心不在焉，父亲根本就没听那个士兵在讲些什么。最后，我找了个理由想把这个士兵支开，以免他的感情受到伤害："你看，我父亲南方话说得很好，他已经很长时间没听到过你所说的北方话了。"

那个士兵傲慢地瞟了我一眼，用他所习惯的方式满不在乎地来打发我这样的女性。

"哼！"他轻蔑地说道，"无论他说什么，都比你说的中文强一百倍。"

宋太太爆笑不已。

"那你怎么应对的？"她问。

"两个男士继续往前走，而我则走到一只巨大的石狗后面，把头放到它的肩膀上，心里暗暗高兴。这个士兵一定不知道，他把我和我父亲相提并论，让我感到多么荣幸！"

晚餐结束了，姚博士要回去继续工作。"不过在我走之前，"他说，"先把医生的处方给我。"我们都认识的一个朋友病了，那天下午请了一个外国医生来给他看病，开了个处方。得了法律博士学位而没有学过任何科学学科的姚博士，竟然要根据这个处方通过合成化学药品来给朋友配药！

"当然，"他看到我惊讶的表情回应道，"我喜欢为我的朋友们帮这些忙。我在英国念书的时候，学过一些化学，你肯定也学过。”

“是，是的，”我有些犹豫，“可是你不怕可能会犯错吗？”

“我为什么要怕呢？”他问，“和药店里马虎懒散的根本不关心药效的小年轻相比，我爱我的朋友们，所以在按处方配药的时候一定会更精准。再说，看看药剂师们收的费用真是高得离谱！在我的橱柜里可以找到配药所需的大部分化学药品，因为大多数医生开的处方都差不多！我会按我所需要的剂量去购买其他的化学药品，剩下的只是混合调配而已。晚安。”

由于习俗的约束，欧洲人往往认为制药学会是神圣不可侵犯的，像这样有损制药工会的举动简直是胆大妄为！

第 15 章

杭州的麻风病医生

姚博士走后，我留下继续聊天。宋太太说，这是外国晚宴的礼仪。“好了，给我讲讲你的故事吧，”她要求道。我给她讲了吴小姐、露西和那个素描女孩的故事以及那个女孩对外国人脸的概念。我拿出一些照片给她看，随后又聊起了杭州的美景，那里的山、湖和庙宇——我和庚款赴华代表团离开南京后就坐火车去了杭州。在看到其中一张照片时，宋太太停了下来，说道：“这是个佛教徒。”

“是的，一个尼姑，三十五岁，”我告诉她，她惊呼了一声。一天早晨，我一大早就出了门，看到人们从我身边经过，前往杭州乡村的寺庙里去拜佛。大部分是老年妇女，坐在轿子里虔诚地捻着念珠。他们中有些人生了病，瘦削的脸上满是疲惫，想去为自己的健康祈福；有些人则是陪着自己患有某种残疾的儿媳妇一同去拜佛。

“人们会同情他们的，不是吗？”我问。

她点点头，问道：“他们的肩上是不是斜挎着黄色的绶带，上面印着祈祷词？”

我说：“他们黄颜色的背包上印着更多的祈祷词。”

“他们把零钱施舍给沿路乞讨的人，因为菩萨喜欢乐善好施的人。”宋太太回应道。

“哦，那些乞丐！”我说，“肢体残疾，长着疥疮，有的还有麻风病！”

“太可怕了！”她说，“我从来不去寺庙，以后我也不会去，因为我不想看到他们。再说，除了给点钱，我还能为他们做些什么呢？！”

“我第一次见到这个尼姑，”我又把话题拉回到那张照片上，补充说道，“是在我们下榻的酒店旁边，当时她正在一幢临湖的房子门前扫地，身后的大门还关着呢。阳光斜照着晶莹的晨露，我们互相打了个招呼。在清澈迷人的湖光背景下，一位年轻人正在扫地，这真是一幅美妙的晨曦图。她看上去那么稚嫩，以至于我错把她当成了一个刚刚要发育的十五六岁的男孩。‘这是一座庙吗？’我问她，‘是尼姑庵，’她答道，进来看看吧。’于是我走了进去，这才知道她是一位三十五岁的女性。尼姑庵正在扩建，在后面的山坡上要盖一个寝殿，供十余名尼姑居住。看来这里佛教的影响正在扩大。庵里非常干净，有一股新鲜木材的香味。她举止得体，非常端庄。”

宋太太明白我的意思。“你是说，她完全不像有些声名狼藉的佛教徒和道教徒那样。她告诉你她怎么就当了尼姑了吗？”她问，并且仔细端详着我的尼姑朋友的照片。

“她把我带到她的房间，就在观音像后面。大慈大悲的观世音菩萨是她所尊奉的神。”我告诉宋太太。她的房间非常干净整洁，铺盖卷起来放在她睡的草席后方，草席也刷得很干净。在一个架子上，摆放着一个颜色鲜艳的时钟，还有几幅镶着框的照片。她取下其中一张给我看，说：“这是我，没出家之前的我。”我很惊讶，以为自己听错了，因为照片里是一张看上去大约十七八岁年纪的青春少女的丰满而又生机勃勃的圆脸。我不敢相信照片里的人就是现在站在我面前的这位身材瘦削、表情严肃甚至有些哀伤的女人。她很为这张照片感到自豪，当时她穿着学生时代最漂亮的花衣服，站姿从容潇洒，一条手臂还搭在一块漂亮的岩石上，我猜那是纸板做的，照片里还有一条瀑布，应该是在照相馆里拍的。她还给我看一张她和一个年轻男子的照片。“这是我弟弟，”她说。她告诉我她是怎么成为尼姑的。“我生病了，病得很重，最后昏迷不醒，眼看就要死了。我父母跟菩萨许愿，说如果我能康复，就把我献给菩萨，菩萨果然让我又活了过来。”她的婚约当然只好取消了，——由于她从没见过自己被许配的男方，所以这倒没有对她产生太大的影响。再说，由于长期重疾缠身，她早已断了结婚的念头。

“尼姑庵里就她一个人住吗？”宋太太问。

“不，下面我给你讲更精彩的故事。我们正说话的时候，进来了一位中国妇女，还带着一个蹦蹦跳跳、嘴里唱着歌的八岁女孩。‘这是我们庵的阿姆，’尼姑说，‘她给我们做饭，帮我打扫寺庙和神龛。你看，虔诚的妇女们捐献的钱可以让我们把镀金的观音像保存到玻璃做的柜子里，让它保持完美无瑕，’她说，‘我们希望能尽快攒更多的钱，把那些小观音像也都放进玻璃柜子里，’她指着和蔼可亲的大观音像两边的那些小观音像。‘这个小女孩是谁啊？’我问。她把孩子叫到跟前，理了理她的头发，又给她抹了把脸，让她给我鞠了一躬，然后把她抱在怀里。‘她的命也是菩萨给的，’她说，‘五岁那年，她得了一场重病，她妈妈就向菩萨许愿，女儿若能活下来，她就把女儿献给菩萨。她被带来的时候已经奄奄一息，我护理了很长时间，还以为她没救了。幸好菩萨保佑让她活了下来。等她长大之后也会出家，她现在身体很好。我常常想，菩萨真是太慈悲了，我一没家，二没孩子，可是在这里我有了一个安静、快乐的家，我能替别人祈福，做一个有用的人，菩萨还给我送来一个孩子为我养老。'"

"那个孩子还好吧？"宋太太很感动。

"她又蹦又跳，唱起歌来像一只快乐鸣叫的知了。老妇人出去洗刚从市场里买回来的蔬菜。尼姑开始做她的晨课——进香、续茶。在整洁的庭院的一角有一根细绳，中间打了一些结儿。于是我就给那个小女孩演示英国孩子怎么玩跳绳游戏。不过我有点担心，如果尼姑出来看见我们，会不会觉得对于一个端庄得体的中国女孩来说这个游戏太闹腾、不够得体。"

宋太太笑了。"她当然会这么觉得，毕竟她是个尼姑，不是一个现代的母亲。那孩子自己的母亲呢？还会来看她吗？"

"她住在城里，时不时地会给女儿带件新衣服。那天女孩就穿着一件漂亮的花布上衣。"

我想起了哈拿和撒母耳的故事[1]。

"第二天，我带了英国领馆的一位年轻朋友去庵里拍照，他特别喜欢给中国人尤其是劳动人民拍照片。我想，每天念经的尼姑也可以算作劳动人民吧。当然我事先征得了她的同意，她给我的领事朋友奉上了一杯茶，双手端到他的面前，就像一位优雅的公主接待贵客一般。"

1　哈拿和撒母耳的故事，典出《圣经》，哈拿从耶和华那里求来了儿子撒母耳。

宋太太沉默片刻，之后就给了我一个对于讲故事的人来说最好的礼物。

“再多给我讲些故事吧，”她说。她想知道，为什么中国的书籍中没有类似这样的故事。她抱怨说，对于品味高雅的中国女性来说，在中国文学作品里她们找不到适合她们读的小说，人们已经开始厌倦那些有关中国中古历史的小说，再说，那些书真的是不太好懂。“如果能像你们一样，有成堆的洪水般汹涌而来的小说来读该多好啊！”

“哦！”我很吃惊。

“至少，其中一部分作品的可读性很强，语言很质朴，不像我们的文学那样读起来像是在做智力训练那么费劲儿。”她继续说道。

这倒是看待现代文学的一个崭新视角。多一些能看的书显然是件好事。

“不是有新的白话文文学吗？用老百姓生活中使用的语言来进行写作？”我觉得她说的不那么准确。

“是的，”她有些不耐烦，“可是白话文太新了，还没有什么真正用白话文创作的文学作品。散文倒是有一些——可什么样的家庭主妇会去读散文呢？也有一些用白话文写的试验性的小说。可是我们女性想要的是我们能读的东西，让我们感受到温暖，打发掉空闲的时间，让我们的脑筋开动起来。除了做针线活以及聊天之外，我们现在无事可做。这样过了一段时间，我们几乎丧失了阅读能力！”

我开始说起一位我在杭州认识的朋友，这位热心的男士是“省里唯一一所公立女子中学的校长”，这是他反复强调的一点，因为他想借此告诉我，还需要建立更多这类公立学校。

他因为自己的教育理想而遭到政治上的排挤。他曾经是一名大学助教，他们系的系主任因所谓的政治舞弊案而被突然开除，所以系里的全体教师立即集体辞职以示对主任的忠诚。这种中国式的对领导的效忠固然值得赞赏，但这对他们的妻子来说却并非一个好消息，将会给家庭的预算形成重创。虽然他现任校长的这所女子中学由省里拨款，但与其他学校相比，总是最后一个领到那点应得的款子，而且即使那些款子就在省财政厅的账上，却不一定总能发放到学校。

"但我们绝不会放弃自己的工作。"他坚定地说。

看到他那么郑重其事，我便问他是什么让他这么关心女性的教育。

他曾经当过校长，也学习过教学法。他说，"我用三句话来回答你。"为了方便我阅读，他取来一根粉笔，在黑板上写下如下这些话：

"（1）我的父母早亡。我是由祖母养大的。尽管她不可能像今天的我们这样有见识，但她尽其所能地对我，我欠她很多很多。"

然后他用板擦把这句话擦掉，又拿起粉笔继续写道：

"（2）我很幸运。老天赐给我一位优秀的妻子，她富有魅力、美丽动人、深明事理。我对此感激不尽。这多么难得呀！"

最后，他写道：

"（3）我有三个孩子，全是女孩，没有男孩。她们的教育和未来是我必须关心的问题。我留不下多少钱给她们，因此我真心希望能给她们提供一个良好的教育。如果她们将来选择结婚，希望她们能够嫁给通晓事理的男人，而不是傻瓜或无赖；如果她们选择不结婚，她们也能够自食其力。"

“你的理由非常充分，”我同意他的观点，“祝愿你为中国女性所付出的努力获得成功，也祝你获得尊重。”

“我真羡慕你，”宋太太继续说，又想起了刚才谈到的有关文学的话题。“在船上，你和我们聊天，聊完了，你就拿起书看。你散一会儿步，之后就继续看书。你看得那么专注，甚至我跟你说话你都听不见。我告诉你，我们中国女性没有这样的快乐，而读书本身是多么简单的一种快乐啊！”

“你一定要请那些白话文学者们把我们的书翻译过来给你们看。”我说。

“我们有一些你们的书。可那些书里描述的不是中国的生活，而是那些外国的男男女女。我们希望能读到中国人自己的故事，当今中国现实中可能发生的故事，而不是有关神仙呀，龙呀，蛇精呀，还有跟它们斗法的和尚呀什么的这些神话传说。难道我们当代没有自己的英雄人物吗？难道那些文臣武将都只生活在过去的几个世纪吗？”

“我来给你讲一个当今的故事吧，”我不紧不慢地说，“对任何人来说，这都可以算是英雄事迹了，并且是真人真事，是我在杭州遇到的一个人的故事。”我稍作停顿。“这个英雄事迹是那么感人，”我继续道，“我都不知道该怎么来讲述它。我担心自己讲不好。”

“试一试嘛，”她认真地说。从我说话的语气中，她已经意识到这会是一个不寻常的故事，需要请我倾注全部的心血来讲述。“当然，也许是我不配听这个故事。”

“哪有，”我说道，于是开始讲了起来。我不知道我当时是怎么把这个故事讲给她听的。我讲得很不连贯，因为我不断地在中英文之间切换，而我的中文又很不流畅。以后，我不会再像这样来讲故事了。

宋太太见过我故事里的威灵顿夫人[1]。在印度期间，威灵顿夫人非常关注一个麻风病收容所[2]，并且这个收容所是以她的名字命名的。我们出发去杭州的那天，威灵顿夫人收到了这家印度收容所的年度报告。在杭州，英国传教士也建起了一所麻风病收容所。我们抵达杭州后，其他人都去参观当地的医院和学校，她跟我说，她想和这个收容所的创建者和顶梁柱梅滕更医生[3]一起去这个麻风病收容所看一看。这是中国现有的唯一一所麻风病收容所，她想把它和此前在印度以及另外一个在远离南非海岸的海岛上拜访过的麻风病收容所做个比较。我告诉宋太太："我们国王的儿子威尔士王子曾经说，他也许会忘记成年麻风病患者的痛苦，但是无论如何也忘不了麻风病患儿的表情，因此，他担任了大英帝国麻风病协会的主席。"

威灵顿夫人想当然地认为，我一定会陪她去拜访山坡上的那所麻风病收容所，很惭愧我当时其实有过犹豫。我从未去看望过麻风病患者，我缺乏足够的勇气。她却见过许多。在她看来，和其他人一样，麻风病人会因为来自外界的一点点关注而受到鼓舞，像别的病人一样，他们喜欢别人给予他们哪怕很小的善意和善行。由于他们所遭受的苦难特别可怕，因此他们

1　威灵顿夫人，前文提及的威灵顿勋爵的夫人。

2　这所医院位于现在的巴基斯坦旁遮普省拉合尔市，原来在英属印度。1947 年，大英帝国统治下的英属印度解体，诞生印度联邦和巴基斯坦自治领两个新国家。

3　日前一张中国小患者和英国医生互相鞠躬的照片在网上广为流传，照片中的医生正是梅滕更梅医生，全名是 Dr. David Duncun Main。梅滕更时任广济医院（现浙江大学医学院附属第二医院）院长。据传，梅医生在查房的时候，面对突如其来的小患者鞠躬致谢，梅医生也深深地鞠躬回礼。

确实应该得到这些。她请人到一家中国的糖果店买了许多美味的糕点，她在印度时也常常像这样给那里的麻风病人送些好吃的。这些糕点盒外面包了一层喜庆的红纸，非常符合中国的习俗。她给七十位病人一人准备了一份。

收容所分为两部分，相互紧挨着，一个收男病人，一个收女病人。收容所坐落在山坡上，正好俯瞰着西湖，可以看到湖上泛舟，白帆点点，曲廊回环。梅医生认为，麻风病人尤其需要优美的环境。后来极端民族主义分子控诉他的一个理由就是，作为一个外国人，他买下了环西湖最美的地段。可那些地方曾经是荒地，本来就是规划用来建造医院、康复中心以及麻风病收容所的。现在的杭州已经发展成为避暑胜地，来自上海的富人们来这里一看，说：瞧，麻风病人占了最好的观景区。当然，只有少数有偏见的人会这么说。真正的中国人，无论贫与富，都不同意这种说法。

知道我们要来，麻风病人们换上了干净的衣服，身体条件允许的就在走廊上等着迎接我们。看来麻风病人都愿意自己看上去更加讨人喜欢。此外，即使在麻风病人之中，也能看出社会地位的差别。两位来自上流社会的妇女穿上了新做的丝绸上衣，她们的说话方式和其他女性也有差别，受到大家的仰慕和尊敬。有一位男士曾经是专业的杂技演员，专门为我们表演了他的超凡技能：倒立、翻筋斗。医生们鼓励病人通过各种活动来锻炼肌肉，因为这有助于他们的身心健康。威灵顿夫人把包着红纸的糕点盒一个一个地送到每位病人手里，还给每个人说点祝福的话。她并没有触碰他们，尽管大家认为麻风病传染的风险并不高，但还是最好避免有身体上的接触。照顾麻风病人时最大的考验就是给他们可怕的疮伤包扎换药。

在此期间，我认识了梅医生的助手王医生。他三十岁左右，身穿中国文人常穿的灰色长衫，体格有些单薄，但他眉眼之间却有一种出奇的宁静温和的气质，散发出天堂般圣洁的光芒，能够给人带来精神上的启迪。他给我介绍了有关麻风病诊治方面的知识。现代研究发现，如果麻风病人就诊前患病时间不超过七年，医生们就有办法控制并减缓病程的发展。当然，虽然这些针剂并不能让残缺的手指或鼻子复原，或是让变僵硬的关节重新恢复弹性，但是可以让疾病在几年甚至更长的时间内不再继续恶化。通过研究，也许有一天麻风病人能够重新回到社会并过上正常的生活。

目前，中国尚未针对任何疾病颁布要求必须进行申报的法律。公共卫生和保健才刚刚引起大众的关注。在这方面，虽然我们西方不敢说领先了几十年，但与东方相比，我们在科学救治以及对抗传染方面的认识还是走在前面的。中国人得了麻风病后，通常会向附近的寺庙求助。他们会躺在寺庙的走廊上，通过展示他们的疮伤和痛苦来博得别人的同情和施舍。否则，一个患有麻风病的父亲还能有什么办法继续支撑自己的家庭呢？曾经有一个病人到梅医生那里看病，他发现那个病人得的是可怕的麻风病，但他实在不忍心把他打发走。于是，他下定决心努力解决这个棘手的问题，此后便有了这所麻风病收容所。不过，是否住在收容所里那是病人的自由。很多病人都不愿意放弃躺在寺庙附近的生活，在寺庙附近当乞丐虽然意味着成天破衣烂衫、忍受身体的痛楚，也得不到别人的关心，但这种生活的好处却也显而易见，那就是无拘无束、自由自在。

而要离开妻儿，离开正常的社会交往，公开承认自己是麻风病人，从此待在一个与世隔绝的地方，确实有一种难以言状的痛苦。这也显示出梅医生的影响力有多大，因为这个麻风病收容所并没有围起高墙或是锁闭大门。这里的病人们极少会违反规定走到不该去的地方而给外面的人造成伤害。可是，住在附近的可怜的农民会翻越麻风病院的围墙来偷病人的衣物。这也可以从某个侧面说明中国的贫穷程度以及中国人对麻风病的无知，真是让人震惊。

很显然，病人们喜爱梅医生和王医生。这并不是说他们总是那么顺服，麻风病人让人头疼的症状之一就是，由于身体上发生的病变，患者的道德观念容易出现异常。例如，非洲的麻风病人常常会出现阵发性的不可控的狂暴症，有时甚至会导致麻风病院里的谋杀。而在这所杭州的麻风病收容所里，病人们基本上都能和平共处。另外，他们中的大部分人都变成了基督徒！在我们到访的那个周日早晨，就又有两个人受了洗。

在女性病房宽阔的走廊上，一群人簇拥着威灵顿夫人和梅医生，请我用相机给他们拍照。我站在远远的地方给他们拍了照。刚拍完，人群出现一阵骚动，一位老妇被人搀扶着走下了楼梯。她的脸让人不忍卒视，眼睛瞎了，连眼皮也没了。她戴了一顶羊毛毡帽来遮挡住头部，嘴唇由于肿胀的牙龈而严重萎缩，鼻子也已变形。看到这样悲惨的景象，我再也忍不住流下了泪水。“哎呀！常妈错过拍照片了！”另一个妇女同情地说：“太太，再帮我们拍一张吧，把她一起拍进去，离我们近一点拍，这样拍出来会好看些。”

面对这样的恳求，我还能说些什么呢？我心里动了一下歪念头，我可以假装给她们拍一张，可是当看到那些可怜的人们一排排坐下，那位老妇坐在中间，充满信任地“看着”我时，我马上打消了这个念头。在我正在对焦的时候，坐在中间的那位瞎眼妇人，也是病情最重的麻风病人，突然自发地开始唱起我们小时候唱的一首赞美诗——众人向往的国度——《福乐之地》[1]。拍完照，突然发现我的眼里此时看到的不再是那些残破不堪，缺了脚趾、手、手指或是鼻子的躯体，而是像梅医生和王医生眼中的他们那样。

“圣徒们荣耀地站立之所，光明，亮如白昼。”

其他人也加入进来，一起高唱。他们的歌声粗糙而且缺乏音调，但在我眼里他们不再是麻风病人，而是亲人，可爱的亲人。圣弗朗西斯[2]一定也会这么认为。

其他人都往前走了，王医生和我紧紧跟上。我们来到一间病房，一个老年男性患者躺在床上，处于半昏迷的状态，一个病友坐在旁边帮忙照看。梅医生和威灵顿夫人的脚步声把他唤醒了，他把头抬起，离枕头有一英寸的距离，他的眼睛已经看不见了。一看到他的脸，我就知道他的精神已经涣散了。王医生停下脚步，告诉他一些外国客人带了礼物来看他，因为显然他心里正在猜这些脚步声来自哪里。接下来，王医生严肃地看着我，低声说道，“跟他说几句话吧，他快死了，很快就再也不能帮他做什么了。”我几乎丧失了勇气。我能说些什么呢？这种感觉无法用语言来形容。可是这位中国医生一直严肃地看着我。这个东方的基督徒，他成为基督徒的时间还很短，想当然地认为既然西方有着长期的宗教传统，那么西方的任

1 《福乐之地》是一首赞美诗，由 Andrew Young 在 1838 年作词。

2 圣弗朗西斯（1181—1226）生于意大利。在 25 岁时蒙召成为上帝的信徒，后创立了方济会。他主张修士过绝对贫穷的生活，个人或团体都不可拥有财产，他们深入民间从事社会救济服务。四十五岁去世后被追谥为圣徒，所以后人称其为圣弗朗西斯。

何一位女性就都会响应他的召唤。我们非常尊敬达米安神父[1]以及其他舍弃一切去照顾麻风病人的欧洲人，他们值得我们尊敬。而他们像我们一样，是数百年来基督教信仰和善工的产物。对于诸如王医生这样有幸偶然相遇的朋友，我们又如何向他们充分表达我们的敬意呢？要知道，基督教在中国的传播仅仅只有一代人的时间而已。

于是我稳了稳情绪，用中国教给我的礼貌用语，抬头冲这位垂死的老人大声说：

“大哥，你内心安宁吗？”

从那具几乎已经没有人形的身体里，通过已经变形的舌头和失去嘴唇的嘴巴里，传来一个嘶哑但是坚定的声音：

“是的，安宁，安宁。我很快就要见到我的主了。”

“愿天父赐福你！”我又大声说。

坚贞不屈而又美好的灵魂啊——他确是上帝点燃的一根蜡烛！俗世尘土齐赞称！[2]

我和王医生一起走出病房，走下几级木头台阶。那一天阳光灿烂。我们走到一扇大门和一堵围墙旁。墙砖看上去那么干净、那么整齐。我把头靠在墙上抽泣起来。

其他人已经上山去往山顶的肺结核疗养院了。王医生站在旁边等着我，看着我在那里流泪。我试着为自己情绪失控低声向他说着抱歉。他安静地站在一旁看着我。然后，他把手放

1　达米安神父，比利时人，出生于1840年，是耶稣圣母圣心会会士。他到夏威夷的莫洛凯岛，为被放逐到那里的麻风病人服务时，年仅33岁。1889年死于麻风病。

2　引自基督教赞美诗集《耶路撒冷黄金城》中的赞美诗《俗世尘土齐赞称！》。

在我的胳膊上，打破了沉默，说道："太太，只有耶稣基督能帮助这些穷人。不过，他真的帮到了他们。"

我用英国人的方式握住他的手，说出了发自心底的话：

"而你是他真正的信徒。"

他朝我微微一笑，我们就一起往肺结核病房走去，他也负责那里的病人。探视他们也同样不是件容易的事，因为许多肺结核病人来这里求治的时候已经太晚了，病情已经很严重了。

这就是那晚在上海我给宋太太讲的有关信仰的故事：伤痕累累而又高唱赞美诗的妇女，垂死的麻风病人以及像天使般为他们服务的中国医生所展示的信仰。

后来，我又听到了他的消息。在我们拜访那里三个月之后，他的妻子死于伤寒，留给他两个孩子。

"我可怜的朋友内心十分悲痛。"梅医生在信中写道。

此后不久，古稀之年的梅医生自己也退休回到了英国。

"麻风病人们到车站为我们送行，"他后来告诉我，"那些有能力走到车站的男病人、女病人都来了。"他们再一次穿上了自己最好的衣服，紧紧地簇拥在一起，穿过一条条街道，来到火车站台。医学院的教职员工，牧师们，男学生、女学生，都成群结队地来给这位他们爱戴的医生夫妇送行。（他的妻子也一直与他并肩工作）

"当火车驶离站台，我们最后看见的是那些麻风病人，"他说，"他们就站在那里，挥舞着他们的断臂残肢，泪水在他们变形的脸上流淌。我的脸上也满是泪水。王医生也站在他们身旁，伤心地望着我们远去。"

民族主义分子们一到杭州，就把十诫从祭坛上撤下，挂上了孙中山的肖像。他们对教会医院极其苛刻。他们试图让麻风病收容所继续运行下去，但是一些病人出于害怕，带病逃回了各自的家中。留下来的病人则在信中伤心地讲述着他们的遭遇。

麻风病人们的一个抱怨就是，自打军队来了之后，他们不仅不能再举行礼拜，甚至连赞美诗也不让唱了。他们偶尔会用颤抖的声音唱一唱，给自己打气。“耶稣基督，”那个期间杭州街道上的一张海报写道，“出生于巴勒斯坦，属英国管辖，因此他一定是英帝国主义者。”另一张海报告诉市民们，建立西方文明的基督和柏拉图早在两千年前就死了，西方文明还能给现代中国带来什么呢？不仅如此，有一张海报甚至写着“打倒天堂！那只是个梦”这样的话，麻风病人们当然不被允许再去歌颂它们喽。

麻风病人的第二个抱怨就是：“他们用铁丝网把我们围起来！”他们写啊写，似乎是血泪的控诉。

铁丝网！对于这一代人意味着什么呢！

作为一个基督徒，王医生一直在一个传教士协会的指导下工作。他坚定地支持他的外国朋友，差点因此丢了性命，最后被迫逃到了上海。不过，王医生是个民族主义者。看来，不只中国，全世界有三类民族主义者，第一类民族主义者认为，伟大就意味着占有和权力，而这必须通过军事实力来维持。第二类民族主义者的特征是，对其他民族持怀疑和不信任态度，因此很容易被任何一点哪怕是想象出来的小小刺激所影响，用现代的说法讲就是充满种族意识。第三类民族主义者发现，唯一能够成就伟大的方法就是为全世界服务。任何一个国家的伟大仅仅体现在它坚持这样一种理念：“我是你们中的一员，我为你们服务。”

王医生属于最后一类。而这种人的数量比人们想象的要多，范围也更广。

现在麻风病收容所的铁丝网已经被拆除，王医生也重新回到了病人中间。杭州的麻风病医生，王医生，我想他一定也有缺点和不足，但我没有看到。

“他难道不是一位英雄吗，那位医生？”我问宋太太，“而且他是你们的同胞。”

她点了点头，没有说话。

第 16 章

上海的街道

宋先生和宋太太吩咐他们身着制服的中国司机用四座小轿车把我送回酒店。他们家坐落于法租界内的一处树木掩映的舒适地段，附近有一个公园，周围的马路宽阔平坦。我把身子靠在座椅上，试着把自己想象成宋太太，想象这么一位现代中国女性的生活。就生活环境而言，她和她的祖母之间的差异可能比她和我们之间的差异还要大。然而，从庞培古城被火山摧毁之日算起，甚至比那还要更早的年代，从上海到纽约，即使来自不同地方，生活相对优越的女性如果相遇在一起，她们都能够理解彼此的生活。同那些境况相似的西方女性一样，宋太太也喜欢参加适量的社交活动，但这有时会变成某种负担。她告诉我，她很重视孩子的教育。学校教育还是家教，哪个选择更优？如果选择上学，该上哪一所学校？她的朋友们有的把一个孩子送到法国学校去读，另一个送到德国学校去读。魏博士把他一双儿女送到美国读书，另一双儿女送到英国读大学。她不知道这样做是否可以算作完美，因为这些孩子在成长过程中不能互相陪伴，彼此之间可能产生距离。当然，有了这些选择，其中一个孩子肯定能有机会接受世界上最好的教育。她和她的先生都曾享有海外游历的机会，也希望让孩子们拥有同样的机会。这会是一笔很大的开销，所以现在最好不要太过奢侈，尽管宋先生最近通过卖地发了一两笔意外之财。不过，就像西方女性一样，作为一位相当年轻的母亲，对宋太太来说，如果不适当参加一些社交活动，不去和朋友们开心娱乐，将会是一件多么令人遗憾的事。所以，宋太太不可能像她祖母那样生活——虽然她是一个很聪明的老太太，在家里说话也很有分量，但只能把自己成天关在家里。不断认识一些新朋友，可以帮助一个人保持大脑的活力，上海的生活确实丰富多彩。当然，这意味着需要添置更多的衣服，不过幸亏“孩子他爸”喜欢让自己的夫人打扮得漂漂亮亮的，虽然他自己很害羞，但有时候跟太太一起出去参加活动对他来说也是一件好事。她要感谢老天对她那么好。家里的仆人们偶尔会比较烦人，主管阿姆在别的仆人眼里是个暴君，不过她很爱干净，照顾孩子也很尽心。聂聂的扁桃体总是出毛病，宋太太犹豫是不是应该像外国人那样把它摘除掉，不过这事不着急。

在十字路口遇到了红灯，汽车稍微停了一小会儿。很快一个中国警察就亮起了绿灯，我们继续急速前进。我再次把自己想象成宋太太。

要是她的祖国能像此时此刻一样永远保持和平该有多好！最好不去想其他的可能性。李景林[1]在上海周边打仗的时候简直是太恐怖了！本来上海还是个让人感到安全的地方，但那时却有太多的凶神恶煞般的绑匪。居然有人会丧心病狂到那种程度，去偷别人家的孩子！宋太太听说，他们绑架了孩子之后就把他关进

1　李景林（1885—1931），近代武术大师、中国军阀割据时期的军事将领。

贼窝，先割下一只耳朵或是一根手指寄给他们的父母，意思是警告他们如果不按时支付赎金会有什么样的后果。这样的事光想想就让宋太太感到恶心，如果真的发生在她的宝贝孩子身上，那她肯定会疯掉的。他们对面的李家雇了俄罗斯保安护送孩子上学，那个保安是在俄国革命后跟着一大帮人一起逃到上海来的，他的皮带上扣着两把上好子弹的手枪。如果她是个法官，一定不会轻饶任何一个绑匪。不过，这样的事一定不会发生在她身上。

要是她能为恢复祖国的和平与美丽方面多做些工作该有多好！她似乎什么也不想做，只是尽力把自己的家管好，和先生、孩子、朋友们愉快地生活。不错，命运之神给她安排了那样优裕的生活。可是如果她出身贫寒，饱受疾病和孤独寂寞的折磨，她又会做何感想呢？而遭遇不幸的人们却往往出奇地勇敢，似乎内心有一股强大的力量在支撑他们。宋太太无论如何也想象不出自己还能以什么其他方式来生活。她能做些什么呢？她并不非常富有，也并非异常聪明，还有孩子需要照顾。她所能做的，只是在有机会的时候表达一下她的善意和同情心罢了。

再说了，还有那些偶然相识的外国人时不时地会走进她的生活，试图了解中国人的生活。如果这能对这个世界起到一些好的作用的话，宋太太会让他们看一看自己的家庭生活。外国人对于中国人有一些可笑的看法，甚至认为中国人很神秘，因为中国人长着善良温暖的黑眼睛，而不是各种各样不同的颜色，他们觉得这些黑眼睛神秘莫测。云云的眼睛多漂亮啊！她穿着针织连裤衫的样子真好看，不过很快就该到“惊蛰”，天气就要暖和起来了。南京路上正在促销，也许宋太太可以到那里买到一块不太贵的花绸，第二天早晨还可以再去给聂聂买一个外国产的火车头玩具。宋太太小的时候，她的兄弟们可喜欢爸爸从国外给他们带回来的机械玩具了！她的爸爸是多好的人啊！她希望聂聂长大了也成为像她爸爸那样充满智慧、思想解放的人。

就这样，坐在宋太太平时所坐的汽车座位上，我想象着她的生活，回味着刚刚在她家里度过的愉快夜晚。

“不，”我大声说。中国司机转过头疑惑地看着我，于是我闭上嘴巴，在心里默默地对宋太太答道：“你当然不是个没用的人。”她有一次曾经这样跟我说起她自己。

如果没有了桦树林为我们提供宜人的荫凉，没有了桦树林随风轻摇时的快乐歌唱以及给人带来的有益健康的美丽，没有了梅花鹿、石榴，没有了给人带来安慰、舒适和温暖的家，那这个世界将会变成什么样子？如果没有幸福女人带来的温暖，以及她们多变的情绪和一惊一乍，还有突如其来的勇敢，这世界该有多么可怜！在给家人揉面做面包时，总会多做一些送给那些需要帮助的人，这难道不就是一个值得尊敬的“女士”吗？

就这样，我在脑子里和自己进行着辩论。家，作为世界的一个基本结构，不是和宪法或帝国同样重要吗？家，不就是理想中的共和国的缩影吗？上天不是既创造了叮咚的泉水，又创造了狂野的台风吗？还有步态优雅的骏马和行动迟缓的老牛，色彩斑斓的飞蛾和漆黑一团的蚂蚁，沁人心脾的茉莉和平淡无味的白菜。地球上缺了哪一样都不行，而任何一种生物都不能离开物种独立生存。“好好地去过你单纯的生活吧，尽情享受家的温馨美丽吧，同情你的仆人和那些上门乞讨的穷人吧，用智慧和欢笑去面对你周围的一切吧。‘从心里彼此切实相爱，’先知如是说。只要照这些去做，你就永远不会是一个没用的人。你周身散发的馨香，会被风儿吹散到自家围墙

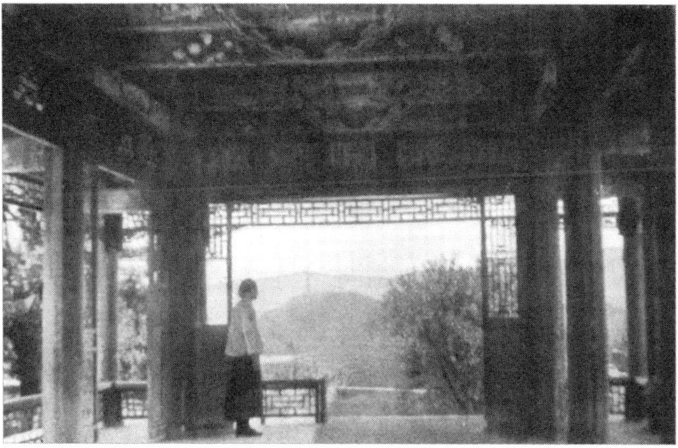

魏小姐在颐和园看风景。

之外。你在帮助人类，就如云雀用它纯净的歌声充满了天地，‘忠于有缘之乡，不管人间天上。’”[1]经过南京路上的电车轨道时，汽车颠簸了一下。无数灯光在我眼前闪耀，炫目的广告将这里装饰得如同伦敦繁华的皮卡迪利广场[2]。大型百货大楼的轮廓被灯光勾勒出来，一直通到圆圆的屋顶，或是从双重斜坡的屋顶延伸至人行道和地下室。一个中国电影院被装饰成了阿拉丁山洞。丝绸店和金店的百叶窗采用了优雅的深色，百货大楼里有蜡像、女装、成堆的旅行箱、地毯和餐厅样板间，对了，还有汽车，就像其他世界各地的大百货商店一样。但就商店的灯饰而言，任何其他城市都绝对比不过上海。当然，这里的装饰颇具孩子气，不过那就让我们索性也像孩子一样毫无保留地去享受它吧，就像我们小时候看哑剧时为那些场景变换而如痴如醉吧。用了这么多的灯饰和照明，部分原因是神奇电力的繁荣发展给人们带来了欢愉，另一部分原因则是把它看作一种新的玩具和新的动力，当然还有商店主人的虚荣心，他们想让大家知道自己有能力购买如此昂贵的玩具，最后，中国人普遍认为，灯光会给他们和他们出售的货物带来极好的广告效应。

因为，东方——也包括非洲——已经完全跃入物质进步的滚滚洪流之中。他们并非像西方那样，从煤油灯时代一点点摸索前行到电力时代，或是从火车渐渐发展到飞机。东方跳过了西方物理学家历经一两百年才取得的进步。我们发展到石油和电子时代的过程非常缓慢。而东方的发展就好像还没见过牛顿

1　“忠于有缘之乡，不管人间天上”。这句诗来自英语诗人威廉•华兹华斯《致云雀》的诗。他比英国诗人雪莱大 22 岁，也非常推崇雪莱所写的《致云雀》。

2　皮卡迪利广场，是伦敦最有名的圆形广场，兴建于 1819 年，早期是英国零售商店所在地。

就直接和爱因斯坦面对面了，或是还没认识卢梭[1]就直接跳到了列宁，还没见过笛卡尔[2]就先见到了卡尔·马克思一样。

这让人感到非常不安。这倒是很能说明人类的理智所具有的勇气，中国从起初的震惊，到头些年的担忧，以为龙以及保护神们会被科技创新赶走，之后则以越来越平静的心态迎接这些创新。我们原以为中国完全没有做好迎接思想、生活巨变的准备。显然，老天的看法与我们不同。现在的上海就是这些变化的缩影。

早春的上海，常常会刮起阵阵的尘土。我所居住的酒店房间正好面对苏联总领事馆。早晨醒来，我常常发现对面的浓烟直接吹进了我的窗户。这使我对此心生一股无名的憎恶。

另外，酒店的“服务生”也消耗了我许多的耐心。刚到上海时，我母亲病得很厉害，需要非常频繁地用冰块。酒店管理层很周到地让厨房给我们送了病号饭。可是送过一次之后，厨房就把我们彻底忘掉了。根据东方酒店服务的传统，为客人争取这些服务本该是服务生应尽的义务。这既是他的义务也是他的特权，确保将各种必需品和奢侈品送到我们的房间，这对他来说是件很容易的事，因为他的房间就在我们的隔壁。然而，这个服务生完全没有满足我们的需要。营养不错的他就蹲坐在仆人的走廊里，腰往前倾着，和其他的服务生一起兴致勃勃地聊政治。我一叫他去拿冰块，他就用一种呆滞无神的目光

1　卢梭（1712—1778），法国十八世纪启蒙思想家，18世纪法国大革命的思想先驱，主张天赋人权，著有《论人类不平等的起源和基础》《社会契约论》等。

2　笛卡尔（1596—1650），法国哲学家，十七世纪初最伟大的思想家，是二元论的代表，留下名言“我思故我在”，提出了“普遍怀疑”的主张。

看着我，对我充满了反感。然后，就只为办这么一件小事儿，他可以花上两个小时。有一次我问他，什么重要的话题能让他蹲着和同伴们聊个没完没了。他尖酸地挤出一声干笑。

“光聊有什么用！”他嘲笑着自己，“这就是我们聊的内容！可是我们只会没完没了地聊！中国人被人践踏，可是我们如何反抗呢？中国只能等死，任何人都可以对中国为所欲为。我们没有力量。中国没有力量——没有力量，没有力量。”

他的嘴角往下耷拉着，真是个歇斯底里的孩子。这时酒店房间的苦力从我的门后走出来。本来打理整洁客房应该由服务生来做，而苦力只负责拖地。但出于好心，苦力一直在干服务生该干的活儿，他还递给我一块抹布让我帮着拍打灰尘。我们俩人形成了一种尽在不言中的联盟。我对母亲的担心和焦虑感动了他，他不仅给我出力，还给我出主意。在母亲重病期间，英国护士和我在很多方面都要依靠他。有一次，他朝服务生的方向侧了一下头，撇撇嘴低声说：“那个服务生，真是没用！”接着又补充道：“不过那些服务生都一个样，现如今厨房的那些厨子也差不多一样糟糕。我真希望能找到一个好的去处，找到一些好的厨子，而不是这帮——这帮——自诩为爱国者的人！爱国！爱国！呸！我绝不当爱国者！”那是因为，他十五岁的儿子已被强征入伍，为中国的统一上了战场。

他常常溜到厨房去向厨子讨要冰块，这本该是服务生做的事，并且服务生去拿冰块，根本不用求人。终于有一天，苦力跟我说，“小姐，恐怕得你自己去厨房要冰块了。那些中国男孩太坏了，他们骂我，用刀和擀面杖赶我。我说，外国女士病得很重。他们却说，他们才不管，外国女士都死了才好。他们让我等很长时间。”

于是我就自己去取。第一次他们很客气，第二次他们就开始推三阻四——直到我说那些冰是给我“老母亲”用的，这才唤起了他们的传统之心，算用孝道征服了他们。

去宋太太家作客之后的第二天早晨，苏联领事馆飘过来的烟比往日更浓。“没有力量，”服务生发着牢骚。苦力刚出门就碰到他的上司路过，便双目下垂以示对他的尊重。走到门口时，他诙谐地把眼珠往上一翻，用以表明他的不屑。

“服务生，过来，”我说着，让他看窗外的浓烟，“你看到这个两百万人口的巨大城市了吗？你看到那些舢板和中国轮船了吗？中国不是也有许多大城市，有许多舢板吗？是谁建造的呢——没力量的民族？踏实的工作，要比刀剑更加有力。中国拥有伟大的力量。”

“是啊，可是只有痛苦的力量——苦力，”他生气地说。这就是我们用的这个犀利的双关语：“coolie。”

“噢，你的意思是那些建造了城市和舢板的人身体里没有力量或智慧？”

从那以后，他的态度稍微好了一点，可还是远远不如绝大部分中国侍者那么友善。

“没力量！”我一边自言自语，一边叫了一辆人力车，让他拉我去购物。我心想，这些拉着我跑得飞快的勇敢的人力车夫，他们四肢强壮，结实的胸膛和健硕的肩膀都展示着力量。我们在吃住行方面都要依靠他们的力量，不仅如此，我们还要感谢他们所展现出来的勇气、乐观和心甘情愿的服务精神。无数车夫在我面前经过，我为自己糟糕的情绪感到羞愧，他们完全有理由让自己陷入绝望。我能从他们身上汲取精神力量，他们所展现出的通情达理，节制与宽容。我谦卑地从他们身上学习这些美德，心里充满感激。我脆弱的心灵从他们那里获得了力量，找到了希望。就如同在西方，当人们给穷人带去一些物质上的舒适时，他们得到的回报却是精神上的收获。

寒风把外滩的尘土吹到我的脸上，可人力车夫依然顶风前行。寒风卷起黑色的砂粒落入他汗水汇成的涓涓细流之中，顺着他的后脖颈向下流淌。当我用洋泾浜英语跟他说话时，他显得特别开心。

“我不太会说英语，”他坦白道，“不会说美国话。我喜欢说洋泾浜英语，老式的说法，很好说。”

我同意他的说法，洋泾浜英语包含的善意和逗趣，让我们这些小人物碰面的时候心情愉快。

“小姐去龙华塔看杏花吗？”他歪过头暗示道，“享受春天的快乐！”

“春天的快乐，是啊，在这灰尘漫天飞舞的上海！”我心里想。

“不，不，去丝绸店，然后去永安百货。”我说。他于是提起车把，轻盈地跑了起来。

我心想，他住在哪里呢？他是要通过分期付款来买这辆车呢，还是已经付完了全款？如果付完款了，就可以办牌照了。如果他住在租界之外由中国人管辖的地区，那办牌照的钱就不会是笔小数目了，而且数额还不定。我想起了在天津认识的一个店员，他儿子一直不肯安心地去找份工作，真是个让人操心的年轻人。有一天，店员开心地跟我说起他的儿子，“现在好了，”他说，“他伯父给他找了份公职。”

“公职！”我吃惊地说。

“噢，是个小职位。不过，现在他毕竟是吃皇粮的政府官员了。他现在是掌管人力车牌照的负责人，接下来他们局里还可能要接管歌女的牌照。所以，从此他就可以过上优裕的生活，也能时不时地接济一下他的老爹了，你说是吧？”

那位伯父为帮侄子谋到这个差事使了钱，他当然期望及时得到回报，于是就想法从收税员征收上来的牌照费和给上级行政部门上缴款的差价中把钱赚回来。我不知道交钱办牌照的歌女们都是谁，但当我意识到这个可怕的行业实际上是做什么的时候，我的心都碎了。

我们来到南京路的狭窄出口，大胡子的锡克警察瞪着大大的印度黑眼睛，用喉音浓重让人费解的印度英语，冲着堵住了神圣电车的中国人力车夫愤怒地大声吼叫。看到他们向那些辛苦工作的人力车夫挥舞棍棒时，我怒火中烧，即使他们有些傻，不够小心，那也不能对他们这么冷酷无情啊！更多的电车开了过来，开车的中国司机像伦敦的公交司机那样无忧无虑。电车上挤满了中国乘客，有些人不得不把头伸出窗外。更多的乘客就挤在上车的台阶上，一边危险地悬在那里，一边还在和售票员为该买多少法币的票讨价还价。

颤抖着，我们等着这些吵闹渐渐平息。我们发现，这个角落是个拥堵点，大家很容易在这里着急上火。

“借光！”我的车夫边喊边往前挤。

一辆满载巨大货箱的平板车从我们旁边经过，估计是刚从某艘汽轮上卸下来的货物，汽轮停在离外滩有一段距离的上海码头。平板车由人力拉动。五六个中国人肩上套着绳子，拼尽全力拉着车往前走，腰都快弯到了地上，汗如雨下。然而，当我的车夫拉着我快速超过他们的时候，他们还笑着跟他打趣，当然我这个英国人最好还是不要试着去听懂他们打趣的内容为好。我想若是用一辆货车，哪怕是一匹马来拉那些货物，都会省力许多。

车子掠过一条条小巷巷口的时候，我扭过身子往里面看去。商店门口悬挂着喷漆招牌，上面印着漂亮的镀金汉字。无数旗帜迎风飘扬，预示着春季促销活动即将开始。这样的购物形式虽然只是在最近才引进中国，但已取得巨大的成功。当然，只有比较新的公司才能搞促销，因为这里的商品是明码标价，而不是老式的讨价还价。这也算是外国人的胜利，因为他们在讨价还价方面根本不是中国商贩的对手，不是心太软，就是心太黑。近些年来，外国人喜欢出很低的价格，因为担心被杀价太厉害，所以结果常常是无功而返。

中国公司有它们自己的营销方法。在杭州的一条小弄堂里，正当我在一家著名的扇子商店挑选精美的扇子时，一个乐队在对面的阳台上开始演奏，铜钹、管乐和鼓，让整个弄堂都热闹起来。“西洋音乐，”一个店员满脸骄傲地跟我说。乐队演奏的是苏格兰乐曲《河岸与山坡》。苏格兰的曲子没有半音，类似中国的五声音阶[1]，所以对于中国乐队来说，练习苏格兰曲子比别的外国曲子要容易些。这些勤奋努力的乐队是随着现代中国的建立而产生出来的。结束《河岸与山坡》乐曲的演奏后，乐队休息了几分钟，然后继续演奏同一首乐曲，连着演奏了六遍。第七遍开始的时候，我离开了。然而，让

1　中国的五声音阶的特色在于，它没有半音阶（小二度）音程，详称“不带半音的五声音阶”或“全音五声音阶”。广泛流行于亚洲、非洲、中太平洋的一些群岛、匈牙利、苏格兰民间音乐以及在欧洲人到达美洲之前的美洲本土部族中。常被称为“中国音阶”。其五阶在中国传统文化中有专用的名称，分别称为：宫、商、角、徵、羽。

我印象最深的是，即使演到第七遍时，那个中国店员仍然辨别不出这是同一首曲子——对他的耳朵而言，这个曲子太奇怪，太不熟悉了。

“这个乐队是被请来庆祝一家灯饰店开张的。”他告诉我。我过马路去瞅了一眼，玻璃灯罩、台灯、电扇，应有尽有，店里正在举办促销活动。如果需要进一步加大广告宣传力度，乐队还会到街上进行行进式演奏。我朝上看了看，乐队成员们也笑着从阳台上看看我。他们穿着质地很薄、价格便宜但颜色喜庆的制服，模仿法国外籍军团的全套装束，头上戴着英国将军的三角帽，羽毛是纸做的。此时此刻，在上海的一条小弄堂里，我看到一个穿着类似服装的乐队正在一个商店门口准备演奏，周围气氛热烈。不一会儿，全音节的苏格兰乐曲《友谊地久天长》就飘进了我的耳朵。

有一天，我突发奇想打算对这些小弄堂进行一次探险。打发走人力车夫，我就从外滩和外国人商店街区开始一点点往下走。有将近七十五万中国人涌入了上海的外国租界——这块七十年前租借给外国人的荒地。外国人现在在租界里只不过是大海里的一滴水或者说沧海一粟，但他们是生机勃勃而又色彩斑斓的一滴。

我整整走了一个小时才再次弄清楚我所处的位置。我感到非常安全。不过，走出那一片外国银行和商店之后，我算是走进了真正的中国。租界之外的很大一片地区里住的都是中国人，他们主要来自宁波、苏州和上海边远地区，说自己的方言，听不懂其他地方人讲的话。如果来了一个北方人，或是来自广东的南方人，他们就需要通过写字来进行沟通。我走累了，知道我错过了午餐时间。我一次次地停下来问路，可是离开那一圈外国银行和商店之后，再没有人会说英语，哪怕是洋泾浜英语，而且没人会讲他们自己方言以外的中国话。善良的他们都在忙着自己的事，虽然很想帮我，可也只能无奈地摇摇头。而我会写的汉字太少，连我自己酒店的名字也写不全。我所在的地区也不可能找到别的外国人。我走啊走，走了好久才终于看到一条我认识的街道。设想一下，如果一个只学过苏格兰语的中国人在伦敦街头闲逛，他是不是也会像我这样困惑发呆。过去，我们常说上海的租界不是真正的中国。而现在，上海的大部分街道则正代表着最时尚的现代中国。

第 17 章

老人的新灯具

人力车夫拉着我继续沿着南京路往下走。

在永安百货公司门口，站着一位满头银发的女士，她的眼睛呈浅褐色，目光明亮，眉毛弯弯，对见到的所有东西都充满了好奇。我跳下车，转身付过车钱，便向她走过去。她比我先到了。

“老夫人是您的妈妈？”车夫问道。我点点头，心里觉得好笑。车夫用了“老”字以示尊敬，可谁都不如我妈妈富有朝气。“我在这里等，”他郑重其事地说，为自己作为中国人能看出外国人之间的母女关系颇感得意。我叹了口气，他这一等，可就意味着我要多掏银子了，可是我又怎么忍心夺去他这么简单的快乐呢？于是他坐在长长的车把与车厢之间，怀着平静和赞赏的心情开始了对世界的思考。洋人也有父母，世界上还是好人多，即使在中国之外。

我和母亲走进商店，穿过食品部，那里满是五颜六色的饼干罐、白糖、咖啡桶、奶酪和猪油。我们的皮鞋在干净的瓷砖地板上发出清脆的回声。一个穿着棉质工作短装和宽松长裤的店员正在一个角落里打扫木屑。看到有外国人来，他的脸沉了下来。显然，在这样一个特殊时期，我们是不受欢迎的。一股寒意包围了我们。国家间一旦发生摩擦，最恼怒的总是那些受过一点教育但教育水平又不是很高的人。衣着整齐的男女店员们全都站在柜台后面，连指甲都收拾得干干净净。但是当我们向他们问路或询问商品价格时，能感觉到他们并不情愿为我们提供服务。时间还早，我们似乎是店里仅有的顾客。

接着，我们的救星出现了。两位上了年纪的乡下人走进了商店，真的是典型的乡下人。先进来的是一位头发斑白的老者，闲庭信步一般地迈着步子，脑后还拖着一根细细的小辫。这可是在现代的上海哟。哦，太丢人了！那小辫真的像一根细细的猪尾巴。他的头发已经少得快编不成辫子了，中间加上去的黑棉纱线也因为年代久远褪变成了褐色。本来每月都应该去一次的理发店看来已经好久没光顾过了。他穿着臃肿的厚冬衣和农民才穿的粗糙的深蓝色棉布做成的肥棉裤，里面塞满了厚厚的棉花。满口的牙有的破损，有的残缺。腰带上别了一杆长长的烟袋杆儿，装着打火石和铁片的皮袋子就挂在腰间。从满脸的皱纹当中可以看出他的幽默、坚韧、敦厚、通情达理又精明能干。此刻，他显然很快乐，不过中间似乎还夹杂着些许担心。

身材矮小、与他年龄相仿的妻子紧紧跟在男主人的身后。楼里的一切对她来说都是那么奇妙，心里的快乐油然而生。她也穿着厚厚的冬衣，深蓝色的棉袄胀鼓鼓的，像灯笼一样罩住她和她的裤子。她的腰上系了一条深蓝色的围裙，洗得干干净净，看起来完全不以劳动为耻。她的手因为长年劳作而皱巴干裂。她已尽可能地让自己的头发保持平顺，可她用不起富有的中国女性常用的美容用松香。哦，天哪，她裹着小脚！新上海正在试图忘掉这个象征过去的东西——裹脚！形似马蹄的一双小脚载着穿着棉裤的腿僵直地往前走。

看到这情形，柜台后的每一个店员一下子都怔住了，停下手上的事，屏住呼吸，然后开始惴惴不安。想象一下这样的一个情景，伦敦某百货商店里一名店员体面而受人尊敬，他的父母不听劝阻突然来店里看他，父亲身穿膝盖上扎了绳子的灯芯绒长裤，母亲则腰系围裙手挎菜篮。此时此刻那名店员肯定会恨不得立刻找个地缝钻进去，而这地缝里会装满了黑黑的黏土。

这时，商店巡视员穿着裤线笔挺的灰色法兰绒长裤，美式条纹衬衣整齐地塞在裤腰里，神情紧张地扯着自己的领结。他戴着玳瑁眼镜，这是由中国发明，经过美国重新设计又向中国出口的——一年又一年，类似这样的创意上的交流速度越来越快，把东西方紧紧地联系在一起。他的发型也是西式的。当他把我们这两个外国女人往电梯间引的时候，我们看到他的下巴突然变红，脸色阴沉下来。如果他及时把我们引开，也许我们就没机会看到地缝有多黑了。

“你好！”老农夫喊着，“我们也要上去。这就是我儿子告诉我的那个自己往上升的屋子吧？”他钻进了电梯，小个子老妇紧随其后。操作电梯的中国男孩头戴鸭舌帽，穿着华丽的制服，他关上门，电梯就开始启动。这是个讨人喜欢的小伙子，他彬彬有礼地问老农要去几层。他说他去过乡下，很喜欢那里，边说边机警地冲我们扬了扬头。电梯状况不错，是我坐过的最大的电梯之一，里面铺了地毯，装了镜子，运行平稳。

“我们儿子说，我们可以来这里免费参观这些神奇的东西！他说谁也不会管我们要一个子儿。所以我们就来了！”老妇人喜滋滋地告诉我。我拉起她的手，然后就像中国女性通常做的那样互相看着各自的手。她紧紧地抓着我的手，就好像在无边的大海上抓住了一只锚。老妇人知道，与那些聪明的年轻人相比，我们的心和她离得更近。

“新的中国很美。”我欣慰地说。我母亲因为身体不太好，就坐在了铺着软垫的长凳上，笑眯眯地看着我们。

“我们该上哪儿？”老农夫妇问，“你建议我们上哪儿？”

“跟我们一起先去顶层，”我回答，“然后一个部分一个部分地往下走！你们不如把所有的东西都看一看——”

“看一看也不用花钱。”老农呵呵地笑着说。

“这儿就像梦里的仙境一样，这么干净，这么漂亮，这么多神奇的物件儿，”老妇人说，“真想不到这世上还有这样的地方——还是在我们中国！我们儿子告诉我们，这儿一定会让我们感到惊喜。他坚持让我们来上海转转，说这里是个不可思议的地方。他在一艘往这里运送粮食的船上当船员，他的老板是个好人，让我们坐船到这儿来——”

“不用花钱的？”我轻轻拍了拍她的手，问道。她儿子和他老板都是好人。

“是啊是啊！我们已经出嫁的女儿带着外孙来看我们，在家帮我们喂猪喂鸡，也劝她爹来上海看看，我儿子更是非要我们来才开心。他爹很快就要开始忙着种早稻了。我们自己带了被褥和食物到船上，其实我们可以在城里买吃的。哎呀，太神奇了，太神奇了！这儿好奇怪啊！奇怪得很！”

电梯把我们送到顶层，我们去忙我们自己的事了，两位老人开始在长长的玻璃柜和柜台之间转悠。这位祖母对一排排小孩的新式帽子着了迷，这是现代中国才用的新样式，圆圆的草帽顶部很小，上面装饰了颜色鲜艳的毛绒彩球。她多想给自己已出嫁的女儿的宝贝买一顶这样的帽子啊！那会在村子里引起怎样的轰动啊！可是这些帽子对她来说太贵了，这笔钱如果用来喂猪的话可以喂上半年呢。尽管如此，她还是流连在那个柜台舍不得离开，眼睛盯着那些可爱的帽子看了又看，想象着外孙戴上之后那可爱的样子！

老农继续往前逛着。他周围的店员们个个身体挺得笔直，不像为我们服务的那些店员那样一边弯着腰，一边关注着我们的需求。这时故事的高潮来了。令欧洲人百思不得其解的是，旧中国的男性常常控制不住吐痰的渴望，数量之多，动静之大，对外国人来说简直是不可忍受。各个阶层的男士似乎都有这个习惯。不过那些常跟外国人打交道的男士正逐渐克服这个毛病，他们意识到有必要自我克制。是什么导致了这种现象？是中国四处飞扬的尘土，还是中国人患有黏膜和喉咙问题的人比较多，抑或这只是没人注意或者没去克制的习惯，没有人说得清。在近乎宗教般的肃静中，走在柔软的地毯上，老农突然对陌生的环境感到一阵紧张，一口痰很自然地涌到嘴边。他慌张地向四下张望着。老天爷，这里可不是自家的泥地！不过，一个店员显然对这样的紧急状况早有准备，飞身端过去一只痰盂。看来，商店的管理层了解老年顾客的这个弱点。

“不准在地毯上吐痰！”店员嘴里发出嘘声，皱着眉头说道。这样可以告诫老人他本该待在他该待的地方，除非他保证不会做出一些让年轻人感到脸红的事，因为在这方面他们已经比老一辈有了长足的进步，尤其是在他们的“敌人”——外国人在场的时候。店员成功地让老农原本天真欢喜的心情被羞愧和烦恼取代。老农开始意识到他的年轻同胞更愿意为他的同伴——我们服务。老农恍惚地看着周围，眼睛里的亮光已然不见。

“来看看我们买的东西，”我们向他发出邀请，并让店员给这两个乡下人端来两把椅子，让他们坐在我们旁边。渐渐地，当年轻店员们看到我们并不鄙视这两个乡下人，反而对他们敬重有加，他们对我们四个人的态度也变得友好起来。很快两位老人就开始厌倦我们的购物方式。设想一下，周围堆满了琳琅满目的现代奢侈品，而自己只能埋头捻着琥珀珠子，这会是一种什么样的感受。他们又再次开启了自由自在的快乐的探索之旅，不过也许仍然会是一种煎熬。我们冲年轻店员笑了笑，很中国式地朝老人驼背的背影抬了一下鼻子。

“乡下人，”我们解释道，“很好的人。”中国年轻人也冲我们笑了笑，忘了他们曾经不想卖东西给外国人。对世界各地的年轻人来说，要忍受自己长辈在社交场合的失礼行为都不是件容易的事。比如，喝汤时嘴里发出呼噜呼噜的声音，或是喝茶时用嘴吹茶叶沫儿，或是把吃剩的牛臀骨随手扔到地上。这些行为会像大山一样压得年轻人喘不过气来，甚至让他们心生悲哀，所以当他们尽量把有可能存在这些问题的长辈推开也算情有可原。可这终究是一种莫大的遗憾和损失。

上海的电梯在亚洲真是声名远扬。例如，中国西藏地区的一位大人物班禅喇嘛到访中国东部地区时，他的秘书和其他要员们会见了从北京到上海所有的重要人物，包括佛教徒和非佛教徒。会谈涉及边界、关税、铁路、外国条约、租界等等，班禅喇嘛只是听着。他的主人指示他回到离“海洋之子”——长江两千里外的长江上游办事。他途经众多大城市，拜访沿路各地的官员。当他抵达四川打箭炉时，已临近他所辖地区的边界，许多同胞聚在一起想听听他的旅行见闻，而他只讲了一件事，那就是上海先施百货商店里的电梯。电梯往上走，从一层楼上到另一层楼，每一层楼都像是佛教九重天里的起降平台。他就以这个话题作为引子给大家开示。对他来说，这是他全部旅行当中最最神奇的经历。在他看来，和电梯相比，铁路、电车、汽轮这些都是老掉牙了的东西，只这一项就把所有其他的新鲜经历和现象都比下去了。

李鸿章真是位了不起的人物。18 世纪他出访欧洲，在英国与索尔斯堡侯爵，在俄罗斯则与维特伯爵一起谈论高屋建瓴的议题。但在返回中国后，他引进的唯一一项欧洲文明是在北京建了一个动物园。直至今日这个北京动物园还在，只是规模比原来缩小了一些。似乎也是李大人，当他第一次在上海见到英国军舰时，派人询问多少钱可以买下它，包括舰上的所有装备。上海总是给人带来惊奇！

我和母亲乘电梯快速下行，她手里有一串火红的琥珀，装在盒子里以免它真的燃烧起来。电梯到达底层的时候，却意外地碰到了宋太太和小云云！真是太巧了！于是我把母亲介绍给宋太太，好让母亲知道为什么我这么喜欢我新交的这位中国朋友。

“阿姨！伯母！”云云扯着我的胳膊，小脸红扑扑地很是兴奋。“妈妈买了菊花图案的丝绸，要给我做新裙子。看看我用自己的零花钱给聂聂买了什么，”——是一只会跳的机械青蛙。

我们匆匆和宋太太约定，请她第二天下午和我们一起喝茶。正当她拉着云云往电梯走的时候，两位乡下老人也正从楼梯往下走。在向门口走过去之前，我和妈妈回头向他们挥了挥手，这两对儿差异巨大的中国人也一齐冲我们挥手——完全不知道还有人同时也在跟我们挥手再见。真是一次愉快的经历。

我的人力车夫在等我们的时候，溜进店里去看了几眼饼干、罐装螃蟹及其他美味食品，同时机警地关注着自己远远停在人行道边的车子。在我们和宋太太交谈的时候，他就已经把我们好好地研究了一番。

“老夫人，小姐，都能和中国太太说话？你会说中文？”他问我。当我告诉他我们会说中文，宋太太是我们的朋友之后，我们在他眼里的地位一下子提高了。看来，不是所有的洋人都像那些从不知什么怪地方溜出来的生物一样，从老天爷那里获得了更多的财富却少了一些理智。有些洋人居然能跟他自己国家的女士们结交并得到她们的认可，这太让人吃惊了。接下来，他就会像对待本国的女士一样来对待这些洋人了。他马上出去把车拉到我母亲脚边——是我母亲而不是我——然后很有成就感地看着我。他想展示给我看，他知道怎么对长者表示尊敬。把我母亲安顿好后，他这才给我这个年轻些的女士又叫了一辆车——算是帮忙。他让我很开心，所以我们到家之后便吩咐他下午再来一趟。“我要去看你说的龙华塔和杏花树。”我告诉他。

这可真是一次令人恐怖的长途旅程。我们刚离开租界的边界，前面的路面就布满了深深的凹槽。车夫蹒跚前行，但就是不让我下车。假如我下了车，那就会成为他的一个污点，证明他的忍耐力不够。北京的人力车夫们有时会在非常糟糕的路况下跑数英里把客人拉到颐和园再拉回来。这样艰苦卓绝的事，除了中国人，世界其他地方的人连想都不敢想。

终于，能朦朦胧胧地看见前方的龙华塔了。尽管它有一个漂亮的名字——龙之花，但与中国其他地方的佛塔相比，它并不算漂亮。塔周围有许多上海的公寓房，样子不太好看，在这个时节尤其显得沉闷。在一片荒凉之中，只有几株杏花树上的杏花构成了几片粉色的云朵。那天有集市，通往佛塔所在的寺庙周边的道路上挤满了乞讨者。他们都很健壮，尤其是那些一边追着我们的车跑，一边伸出丰满的胳膊理直气壮地讨钱的那些女人，好像这是他们应得的。他们既不瘦弱也不憔悴，身体壮得可以参加短跑比赛。他们穿着厚厚的棉袄，有的打着补丁，看来他们算是这行里的成功人士。这与人们在中国北方庙会上常常看到的让人揪心的情景大相径庭，倒也令人有稍许的宽慰。

“小姐，进去拜拜佛吧，”我的车夫建议道，把他的战车挤进一排排等候的车队。他拿出一支烟来打发时间，经过这趟长途跋涉，他也该好好享受一下了。这时从大门传来喷气声，在一群穿着蓝衣满脸皱纹的农民中间，两个年轻人骑着摩托车进来了。别人告诉我，现在在广东可以看见年轻女性坐在开摩托车男子的车后座上。不过那天在龙华寺，后座上坐的是个年轻男子。他们穿着卡其布上衣和短裤，看上去很结实。骑摩托车跟汽油、速度、砂粒路打交道给他们所带来的磨炼，使得他们与来到这里的年轻学生非常不一样。他们说话声音更大，这种新的交通方式让他们既紧张又亢奋。停下他们的神奇机车后，他们朝我看了一眼，想知道我对中国年轻人通过对机械的掌握所展现出来的男子气概有何看法。乡下人都在一边冷冷地旁观，似乎任何事情都已经不能再让他们感到吃惊了。

我走进寺庙的院子，尽可能地绕开人群溜着边走。因为天花还没绝迹，不讲卫生的人们有可能把它传播开来。可是，尽管人群很密集，来拜佛的人却很少。和尚们看上去有些疲倦。其中一个悄悄告诉我，许多人是来寺里看热闹的，现在很少有人进香或出钱请他们念经，那么他们靠什么活呢？

“你看，”他说，“屋顶需要修缮，可我们没钱，来这儿的人全都一个子儿都不给！”

一位老妇人一个神龛一个神龛地拜过去，烧香，烧纸做的银锭。“阿弥陀佛，阿弥陀佛，阿弥陀佛，”她嘴里念念有词。我从没见过这么充满哀伤的脸。和她在一起的是一个十八岁上下的女孩，脸部被严重毁容，一定是在某次事故中被烧伤的。她的心情也很沉重。这两个女人非常虔诚地在寺里叩拜，虔诚地祈求佛祖帮助。我不知道她们在祈求什么，心里满是同情。她们在祈求什么呢？女孩几乎不可能再有订婚的机会。她们家里是否还有病人？她们的一家之主是不是把所有东西都赌光了？老妇人嘴里不停地念着“阿弥陀佛”，绝望地从一个佛像走向另一个佛像，向巨大的香炉里撒纸钱，空气里满是烟雾。有一次她的目光刚好碰到我的目光，我立刻闪到了一根柱子后面，因为她的眼睛似乎在喷火：“你是不是在看我的笑话呀——你这个洋人！”她被迫从人群中挤出一条路，这些人并不是来拜佛的，而是来看热闹的。可是他们毕竟是自己人，那就不一样了。他们更能够也确实了解她的需求，而不像吃牛羊肉（好像牛羊肉不要钱似的）、天天洗澡、像这片土地的主人似的坐在人力车里到处跑的洋人。

这时从人群里走出一个二十三四岁的年轻男子，样子看上去率直宽厚。他穿着海军蓝毛料西服，这是上海公务员的制服。邮递员的制服是绿色的，所以他不应该是邮递员。不过在他身上有一种说不出来的自律和脱俗的感觉。他的制服是中国裁缝做的，所以剪裁不太讲究。和尚们在念经，新插上的香在一堆香灰之中继续燃烧，香烟缭绕。外面人群熙熙攘攘，大殿里面却还算安静。佛祖在高台上端坐，面带永恒的微笑和上天的旨意，平静祥和。年轻男子感受到了膜拜的召唤。自然而然地，他走出人群，双手合十，似乎在说，“建庙不就是为了让我们膜拜的吗？”他大步走到佛祖祭坛前的灯芯草拜垫前，双膝跪下，连拜了三次，前额贴地，起身后，他面色宁静，双手合十再次向佛祖致意，递给和尚一枚硬币，然后转身很自然地走回到人群之中。一位老者与一位中年人也和他一样上前叩拜行礼。

我的感受很复杂。当那名年轻男子叩拜时，人们一定会注意到他外国化的装束。他脚上的皮鞋是生胶材质的鞋底，那是最新的款式。他的行为让我想起了一名在兵营里祈祷的年轻士兵，是他妈妈教的。但最引起我关注的，是我对面那名也把自己藏在一根柱子后面的年轻的摩托车手，他的膝盖露着，卡其短裤没盖住的地方露出白色的皮肤，看来平时并不经常穿短裤。他全部的注意力都放在正在叩拜的那个年轻人身上。他的脸突然涨得通红，深深地吸了一口气。看到自己的同胞在木块和石头做成的偶像前这样跪拜，他感到羞愧和厌恶。他自己完全不需要这些偶像或是上香。不过他羡慕能跪拜的那个年轻人——尽管他所叩拜的不过只是些用猪血上了色的泥像，而且也没有自己所拥有的摩托车这样的宝贝！

他羞怯地从柱子后面看着我，摩托车护目镜挂在手上，皮制头盔紧紧地压着他的眉毛。他探寻地观察着我是否是在笑。如果我在笑，他就会第一个加入我跟我一起笑。我又往柱子后面躲了躲，不让他看到我。我是绝对不会笑的。

现在，年纪很小的一些中国人四处去破坏偶像，他们用绳索套住偶像，把它们从台子上拉下来，把头锯掉。“看，我们没受到任何伤害呀！”他们以胜利者的口吻告诉那些忧心忡忡的农民们。“世界上根本就没有什么神仙，也没有什么上帝。

世界上只有人。”

只有人。多么让人绝望的想法！

人力车夫耐心地开始了漫长的回家的跋涉，我的心里充满了对年轻中国的同情。从女店员到邮递员，无论你处于哪个社会阶层，这些变化和革新都是对他们勇气的极大考验。一两天前，我拜访了一个报馆办公室，屋里摆满了文件和糨糊桶，我坐在一个高高的工作椅上，听一位年轻的英国记者跟我讲述，在国外接受教育的中国年轻人回国之后要想适应老式的家庭生活到底有多难！

“上完大学后，年轻人一般都很难适应家里老的生活方式，”我说道，希望借此激起他继续讲下去的愿望。

“但和我们相比，对中国的年轻人来说这个难度要大很多，请相信我，”他挠了挠头皮，继续表达他的观点，“我来跟你讲讲关于常先生的故事，他的故事让我很震惊。之后你就能明白对于中国的年轻人来说有多艰难了。”

常先生是他在伦敦认识的一个朋友，不过不算是特别要好的朋友。他出生于香港，在苏格兰上学。他回到香港几个月后，这位记者也被派到香港，于是他们开心地重逢。不过每次见面，常先生似乎都比上一次更加沉默寡言，情绪也更加低落。在苏格兰，他住在当地一个普通中产阶级家庭，父母加两个孩子，生活体面。每个周日早晨，他们一家都会去长老会做礼拜，生活平静而充实，一家人待他也很好。他在他们家从十四岁一直住到二十二岁，获得了苏格兰大学的学位。然后，他就回到位于中国南方的家。他父亲在这些年间已变得非常富有，建造了一所漂亮的大房子，有数不清的厢房，有无数的房间和卫浴间。宽大的客厅里悬挂着水晶吊灯，镶嵌了各种宝物、价值连城的红木屏风气势辉煌地立在客厅里，墙边的壁柜里陈列着各种艺术珍品。对于一个受过教育有品位的年轻人来说，拥有这些不是足够了吗，夫复何求？唉，除了能彰显其财富的珠宝首饰外，他父亲还添置了许多其他的东西。常先生的母亲在他出国期间去世了，这是从他父亲写给他的极少的信件中获悉的。他父亲再婚了，这是意料之中的事。不过他并不满足于一个，他纳了三个妾，家里于是妻妾成群，还有许多小孩子和女佣。从苏格兰回国时，常先生已然忘记自己还有一个这样的家庭，他内心饱受煎熬。卫浴间，水晶灯，奇珍异宝，全都让他感到厌恶，他倒宁愿住到一个中世纪的空空荡荡的中国家庭里。一回到家，他就开始跟父亲吵。虽然双方都说了些伤人的话，但在老一辈中国人的耳朵里，从年轻人嘴里说出这样的话，那就是十足的大逆不道了。

“你简直变成了个外国人！”老爷子喊道，“你怎么敢批评、瞧不起你祖先的生活方式？”

“我怎么受得了这样的家，这么多的女人和孩子？”儿子浑身发抖，几乎开始痛恨自己的父母。

“我在你身上花的钱不计其数，还在这里给你提供了一个让整个家族都羡慕不已的家，”父亲咆哮着。他们就这么争吵着。最后，老爷子告诉儿子他再也不想见到他，把他赶出了门——儿子倒是巴不得，父亲发誓要剥夺他的继承权。

“我再也不会送其他的儿子到西方接受教育，然后回来嘲笑自己的父亲！”这是父亲甩出的最后一句话。

年轻人自己手头没有多少钱。他去了香港，然后把自己关在一家外国酒店顶层的一个房间里。一开始，他还下来吃饭，绝望地把自己的故事讲给英国朋友听，因为只有这个朋友能了解安静的苏格兰家庭生活和老式中国生活方式之间的差异，苏格兰的生活方式已经变成了他的第二天性。英国人会明白，对于一个二十来岁的年轻人来说，从一夫一妻的家庭里转换到一夫多妻的家里去生活该是多么让人震惊。

渐渐地，他开始在自己房间里做饭。他的钱越来越少了。他不想面对现实世界，他的内心仍然充满了羞愧。很快，他也不再跟他的记者朋友见面了。他的朋友开始担心他会通过自杀来寻求解脱。后来他父亲得了中风——毫无疑问，是和儿子冲突的结果。常先生懊悔已经来不及了。

又过了一个月，老爷子死了。在他去世前，还没有时间去办理剥夺儿子继承权的法律手续。不过家里人都知道父子间的这场争吵，也明白老爷子的意思。于是，他们召开了一次家庭会议，之后，他们给这个儿子打了一笔一次性的钱款，要求他从此远离这个家。

“他去哪儿了？”我问。

记者淡褐色的眼睛里有些许不安。“他去了欧洲，但没回苏格兰，因为若是朋友问起，他没有办法向他们讲起这样的羞耻。他买了个小农场，试图在种植小麦、萝卜和土豆中找到平衡、安宁和慰藉。这就是他给我的信中所说的情况。现在你不会不相信，有时对于中国的年轻人来说生活还是很难的吧？”

第 18 章

佛陀

一天下午，宋太太打电话给我说她要来城里，问我下午茶的时候是否在家。我在家。于是她来了，我们聊了一个小时，她说她想回趟苏州老家。她最近收到一封信，信里写了她先生的姐姐的一个婶母去世的情形。“她信佛，很纯洁的灵魂。她真心向佛，乐善好施——真心实意的施舍！她是苏州最受人爱戴的女性。每天她都在家门口为饥民施散食物。当意识到自己快要死了，她最后的请求竟然是要用棉布而不是丝绸做寿衣，省下来的钱要用来救助穷人。”

这是个高尚的举动。鉴于她的地位和财富，丝绸寿衣对她来说是应当应分的。再说，在她投胎转世的时候，丝绸寿衣可以表明她的社会等级。现在，她的魂灵会像穿着棉布寿衣的乞丐一样等待下一个轮回。“她这样做完全是出于仁爱之心，而不是为了获取大家的称赞或博得宗教上的虚名，”宋太太点评道。她的包里有一张这位圣洁女士的照片。我看到一张甜美而又善察世情，专注而又坚定的脸庞，相信她一定做了无数的善事。

“一个好的佛教徒和一个好的基督徒差不多，”宋太太接着说，眼睛看着我，看看我是否会接受她的挑战。我只是笑笑，我才不会上这个当。一报还一报！我决定还击一下。“奇怪，”我大声说出自己的想法，“你怎么突然对佛祖开始感兴趣了？可是我在你家里从没见过他的身影，连一张画像都没有啊！你不会像我的宫伯母那样，硬把我拉到你的私人佛龛和拜垫前，告诉我你怎样每天早晨捻着念珠念四十遍‘阿弥陀佛’吧。你的头发上也闻不到一丝香的味道啊。我不相信，你每天会给佛祖、观音娘娘或者其他菩萨供奉茶水。宫伯母——愿老天保佑她——让我坐在她的床上，给我讲佛陀也能拯救灵魂，她强调了‘也能’。”

“是吗？”宋太太问，她对探讨佛教的兴趣顿时消失了。“她儿子是什么看法？”

“简而言之，他认为佛教阻碍了进步。我不太确定的是，宫伯母和她女儿文静近几年来热衷佛教，目的是不是防止励诚加入基督教。”

宋太太说，她知道女人们的伎俩。她自己不也一样会用吗？

“他认为佛教阻碍了中国的发展，因为根据它的教义，人们最好是断绝与世界的关系。只有极少数的人像你老婶母那样，能够进入自我牺牲的更高境界，从而获得特别的功德。励诚说，中国最好最诚实的官员们，每当遭遇麻烦——例如革命——就会拿佛教做自己的护身符，使自己远离争斗，任由自己的国家在艰难中自求多福。那些坏人当然会继续留在官位上，像饿虎扑食一样侵吞民脂民膏。佛教徒们会说，情况变成这样，他们真的很遗憾，不过这和他们已经没有关系，他们已经了却尘缘。”“励诚说得没错，”宋太太突然说道。“什么！你不是说一个好的佛教徒和一个基督徒差不了多少吗？”我反击道。“哎，别取笑我了。”她乞求道。

凑巧的是，就在我们这次离开英国前往中国之前，我父亲与一个日本的佛教徒学生一起合作翻译完成了《妙法莲华经》[1]。《法华经》里的短句翻译难度极大，译者既要通晓佛教用语又要精通中文。

有一天父亲跟我说：“请你读一下我们的英语译文，看看是否通俗易懂。另外，我觉得你也应该读一读，因为《妙法莲华经》被誉为‘半个亚洲的福音书’，真是名不虚传。中国和日本的佛教徒每天在寺庙里诵念的就是这部经，它包含了佛教思想的核心内容。”

这部经引人入胜。不过有时也会让人感到枯燥无味，里面有大量重复的内容，冗长地列举提婆、圣徒、菩萨、魔王们的名单。中间也会给你一些惊喜。佛陀或是他的法力无边的神奇化身飞升至半空，盘腿坐上高处的宝座向众生讲法，从他四周如雨般降下鲜花和各式各样的奇珍异宝，飘落在地面上听他讲法的芸芸众生及成千上万的佛及圣徒身上。但充满如此令人难以置信的奇幻的华彩乐章的结尾，往往是声称要尊统一的佛陀形象或是诵念某句经文为莫大功德。

佛陀的话及其坐在半空中的讲法，就其本身而言，是大美之词，能给人带来极大的安慰。佛教的核心教义之一就是佛陀温柔的说服力，人人皆可成佛。下面的这则寓言可以说明这

1 《妙法莲华经》，简称《法华经》。《妙法莲华经》是佛陀释迦牟尼晚年说教，宣讲内容至高无上，明示不分贫富贵贱、人人皆可成佛。关键词“妙法莲华”。“妙法”指的是一乘法、不二法；“莲华”比喻“妙”在什么地方，第一是花果同时，第二是出淤泥而不染，第三是内敛不露。

一点。

一位父亲家里有很多孩子。他家的房子虽然很大，但已破败不堪，肮脏腐朽。房子的木板和椽子上滋生了很多蝙蝠、狐狸、恶魔和老鼠等邪恶之物。整座房子只有一个小门。有一天，父亲看见房子着火了，便开始琢磨该怎么办，“如果我喊叫，告诉我的孩子们房子着火了，他们一定不会相信我。因为他们在玩儿，四处乱跑，每个人都只在关注自己的事。”想到这儿，他走向门口，拍手喊道，“孩子们，出来吧，我这里有非常漂亮的礼物要给你们”——他告诉他们，每个孩子都有三辆豪华装饰的由不同动物拉着的车子在等着他们。孩子们当然愿意从那扇小门跑出来，并因此而得救，他这么想。

就这样，佛陀通过说服的方式拯救人类，而不是通过驱赶。

接下来，《法华经》开始进行神学的探讨，很像阿奎那[1]的做法。其实每个孩子面前只有一辆车，而不是三辆。那要控诉佛陀犯了欺诈之罪吗？但这一辆车却是最为精美至极，远比那位父亲用来引诱孩子至安全之地的那三辆要精美得多。经文里用了许多短句来描绘这辆车有多美，车上装饰了珠宝、流苏、花朵、丝线和垂帘。从这里引出了专家学者们的最大分歧，人们开始探究大乘佛教与小乘佛教的区别，前者坚持大乘，后者则倾向于小乘。这就像在基督教神学中，你更愿意追随哪个派别，希腊东正教、罗马天主教还是基督教新教。派别之间的争论有时很有意思。

1 阿奎那（约 1225—1274），意大利神学家。是中世纪经院哲学的哲学家和神学家，他把理性引进神学，用“自然法则”来论证“君权神圣”说。

不管怎样，这个故事反映了一个重要概念，即：父亲关心自己的孩子，为他们谋福祉。然而从这个故事里还可以得出一个简单的推论，我们通过一扇小门进出这个世界，但这个世界却是一所面目可憎、摇摇欲坠、正在腐坏的破屋。

“对基督徒来说，”我向宋太太解释道，“人的生命就是天父的房子，所以这房子一定是美和希望之所在，否则天父不可能把他的孩子们安置其中。天父的房子里培育着天堂的种子。与不好的种子相比，好的种子最终一定会有更好的收成。尽管存在着原罪和痛苦，但房子里一定有充足的阳光。橡树必定超越荨麻长成参天巨树，歌唱的鸟儿一定胜过狠毒的蛇蝎。”

宋太太听着，眼睛瞪得大大的。作为一名现代中国女性，她对自己国家古老的宗教所知甚少，她早已不记得那些传说和寓言了。这个房子的故事是佛教里最核心的寓言之一，可她却从未听过。

然而，要想说清楚佛教是怎么回事，只用春天的一个下午，通过讲述一个小故事是绝对不可能达到效果的。佛教对中国人的思想、艺术、哲学等各方面影响巨大，促使中国更加文明，更加尊贵。许多世纪以前，一位中国皇帝在晚上做了一个神圣的梦，根据梦里的金色愿景，他派人去印度取经，寻求佛陀的启示。正是佛陀让苦难深重的中国老百姓感受到了神圣的仁慈，看到了一丝追求幸福的希望。佛陀所传递的是天父的慈悲、恩赐与光明。

可是，迷信思想和人们内心的冷酷已经让佛陀的教诲变得模糊不清。我们能批评一下吗？在那些严肃认真思考的人眼中，无知和放纵已经把佛陀的教义完全击溃，让它受到人们的鄙视。中国并不比世界其他地方缺乏这样严肃思考的人。那些伪善的佛教徒在穷人和寡妇的背上绑缚了无法承受的负担。那些和尚们在亡灵超度仪式中收取高额费用。当他们的年轻寺僧在祭坛前为他们披上僧袍，摇晃着香炉，在仪式中正当其时地敲击着圣钟，但他们的神色中却流露出麻木和空虚。一个虔诚的佛教徒会在特殊的时候买来一些蛇，通过放生来积德，彰显对动物的仁慈——但这些蛇其实是某位聪明的农夫专门捉来的。我们西方人就从来没有欺骗过自己的灵魂吗？

然而，尽管佛陀不言不语，超越常人的生命而上升到了涅槃的境界，他通过自己仁慈而安详的微笑形象，为生命之谜提供了一个终极回答。佛陀启示印度王子释迦牟尼去布道，宣讲忘我精神，赋予他足够的坚强意志以实现神圣的目标。佛陀知道，整个世界将越来越需要这样的教诲以及这么一种希望——尽管其他教人顺从和保持平静的戒律已经堕落成了宿命论以及对世事的漠不关心，而这又常常成为蒙古人种根深蒂固的本性。

如果现在宋太太在英国，我还能告诉她更多佛教的知识。就在几个月之前，我突然被请去给南普陀寺方丈太虚法师[1]做了半天的向导，他是佛教界最忠诚、最智慧的倡导者之一。他此次欧洲之行的目的是给我们的宗教领袖讲解佛教的美德。可惜他在英国只能待一周，而我们的宗教领袖们通常日程都排得很满。而对于东方的神职人员来说，这是不对的。他们应该静静地待在那里，等着那些真诚的求道者主动找上门来聆听教诲。后来我听说伦敦市长官邸将举办一次宗教会议。市长大人做会议主持，发言者包括鲍德温首相、坎特伯雷大主教和卫

1　太虚法师（1890—1947）是近代高僧，是中国近代佛教改革运动中的一位理论家和实践家。他创设了中国佛学会。

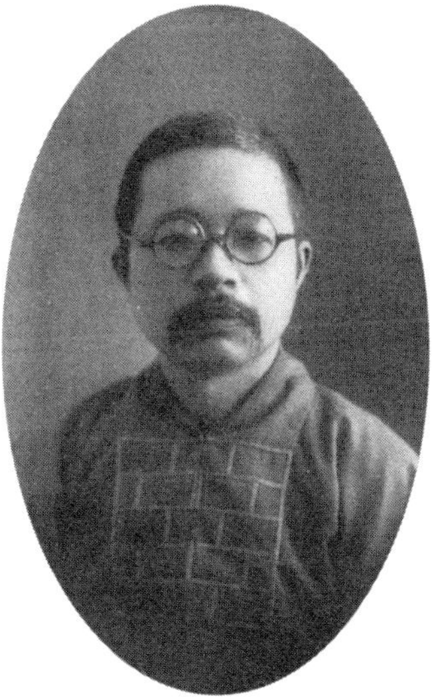

太虚法师，南普陀寺方丈。

理公会主席。太虚法师本来至少能见到他们。但是他来晚了，一开始是来得太早，于是就离开了，后来是我打电话求他，他才又再次回来。他在中国秘书的陪同下悄无声息地返回了现场。他的秘书讲英语，穿着完美的晨礼服和条纹裤。太虚法师的形象则令人愉悦，他身着橘色缎面袈裟，洁净脱俗，魅力四射。在一群身着深色衣服的英国人的反衬下，他就像一块经过雕琢的琥珀一样醒目突出。他低眉顺眼，剃光的头上戴了一顶贝雷帽，脖子上挂了一串木制念珠。他静悄悄地进门，在一把椅子上坐了下来。为显示宽容大度，作为一个中国人，一个和尚，他还握了握我这个外国人、一个女人的手。我们周围的人都站立着，在唱赞美诗。

“他们唱的是什么？”他小声问道。

我们听到的是《你是生命之泉》。

“他们在唱耶稣基督像水一样，纯净解渴，”我低声回答，“这是个比方，寓言。”他点点头。水在每个宗教里都是寓言。他转着念珠。拥有天使般纯洁心灵的约翰·卫斯理[1]一定愿意在这个会议上见到太虚这位佛教徒——这个集会就是为了纪念这位把全世界当作自己教区的牧师而举办的。

当观众鼓掌时，太虚法师转过头看了我一眼，意思是他理解大家情绪的激动，尽管语言有时可能起不了同样的作用。不过，他此时显得很焦虑，因为他不想下一场活动再迟到，所以他尽量不让人察觉地不时看一看腕上的手表，足足有十次之多。像进来时一样，他又静悄悄地离开了大厅，坐上了一辆出

1　约翰·卫斯理（1703—1791）是18世纪的一位英国国教（圣公会）神职人员和基督教神学家，为卫理宗的创始者。

租车。我不知道，如果能在英国待足够长的时间，这位南普陀寺的方丈太虚法师是否需要像我们一样，借助时光机或是其他设备来确保更多的人能接触到他。

下一场活动，太虚法师自己是发言人。他讲话带有浓重的华中地区口音，所以在座的听众很少有人能听懂他的讲话。身披橘色袈裟的他站在黑板前面，风度高雅。每五分钟，他会优雅地退下，让站在阅读灯后的翻译读出译文，这时太虚法师眼睛朝下，俨然是一位受过良好教育的中国绅士。但当他说起佛陀，说起蒙受启迪的良心，说起至纯，他会扬起白皙的圆脸，脸上写着真诚而勇敢，他的目光穿越这间单调刻板的伦敦阶梯教室，投向很远很远的地方。他的双手富于感染力地自由挥舞，像花儿一样开放又合拢，姿态优美。

观看太虚法师的讲演时，被赋予了崭新意义的伟大经文唰唰唰地在我脑海中不断涌现。纯净的心灵终会得见上帝，伟大的律法终将持续。心灵纯净的佛教徒能够见到上帝，无论他用怎样的名字来称呼祂。

最近，我在一份中国报纸上读到三位中国老年女性的故事，她们都是佛教徒。三人中最年轻的也快七十岁了。她们用那双折磨人的裹过的小脚徒步从湖南省一直走到临近西藏的打箭炉——类似徒步从哥本哈根走到喀尔巴阡山[1]。这三位无辜的老年妇女是在做一次灵魂救赎的虔诚的朝圣之旅。到达西藏边界后，她们要加入年度的转山仪式，花上三个整天围绕着一座圣山转呀转。而她们要使用叩拜的方式来完成转山。她们向前

1　喀尔巴阡山脉是阿尔卑斯山脉的东部延伸，位于欧洲中部，全长1450千米。

五体投地，用自己的身体做尺子来丈量圣山的周长。我先生在西藏边界地区旅行时曾遇见过这样的朝圣者，他们额头流血，神情茫然，神经和肌肉都已失去知觉，衣服破烂肮脏。在类似的情况下，上帝的声音在马丁·路德的耳朵里说了些什么呢？正义之人依靠信仰而活。对他们所信仰的佛教，太虚法师和那些转山的佛教徒们显然有着不同的理解。

对于这些践行苦行主义的朝圣者来说，他们可能面临的最糟糕的结果是让人悲哀的，即朝圣之后并没有任何的改善，他们的灵魂依然饥渴。有些人会继续更大难度的苦行，有些人则会就此止步，怀着忐忑不安的心情希望从此一切都会好起来。太虚法师显然不属于这类人，否则他就不会专程来到欧洲介绍佛教了。也许这就是佛教的要义，那些愿意失去自己生命的人才能最终拯救自己的生命，有舍才有得。为拯救全世界，释迦牟尼愿意放弃自己的财富、家庭和王室的特权。那三位老年妇女是为了自身的安宁和积德。而太虚法师则希望拯救别人，向别人展示他所理解的无上智慧的荣光。心灵的果实是爱、欢乐以及内心的宁静。太虚法师自己当然是已经拥有了内心的宁静了。

但我怀疑太虚法师是否算得上非常深刻的思想家，他的推理没能打动我。他讲述的佛教史也毫无新奇之处——完全是不懂科学的评论员们的老生常谈，到处是很容易被现代历史学家攻击的漏洞。不过人们会乐见中国有更多像太虚法师这样的佛教徒。在我们的杭州之行中，我曾遇到一位佛教徒，可能是他的学生。我们顺便拜访了城里依山而建的寺庙，杭州的城墙也建在这座山坡上。在寺庙最高的地方建有另外一座建筑，打扫得很干净，刚刚装饰一新，还能闻出新修的木制阳台的味道。一个形象儒雅大约二十三四岁的新出家的年轻僧人正从门里向外走出。

“外国人！”他喊道。“今儿真是个黄道吉日啊！请进。我去把我们小协会的负责人请过来，他特别喜欢和外国人交谈。”

他快步进门，很快就陪着他的领导走了出来。这位和善的老年男子蓄着山羊胡，稍微有些发福。他忙着扣好只有在正式场合才穿的浅蓝色印花棉布长袍，看来他热情的助手刚刚把他从午睡中叫醒。他很和蔼，但那位年轻人的心灵之火显然烧得更旺。

年轻人急切地把我们带入里面的一进院子。他拿出两面长长的横幅给我们看，横幅上写满了字。

“看！”他说着，把横幅展开。“这是我们为在欧洲大战中死去的亡灵祈祷的横幅，涉及三十七个国家。这些生灵的消逝太可怕了！为他们祈祷，这是我们最起码可以做的。”

“你们为所有的亡灵祈祷吗？”我问道，深受感动。

“所有的亡灵，”他回答，“不论敌友。我们每年专门为他们祈祷两天，对不对？”他转身问他的领导。

“对，是这样的！”主任点点头。我们了解到这座建筑物本来是个休养中心，年久失修。最近一些有钱人和信教的商人把它修缮一新，将其变成休闲度假的场所。当他们感到生命的重压，想暂时卸下重担，便可以来此做一段时间的沉思冥想。“让我想想，为亡灵祈祷的日子马上就到了，是不是？”主任试探着问道。

“还有两天，”年轻人略带歉意地回答，“到那时，你就会知道我们也在纪念你们勇敢的英国亡灵。”说着，他转身向我们鞠了一躬。

“你们这是在做一件美好而神圣的事，”我说着，也鞠躬回礼。

“我们这么做一定会有助于结束战争，对吗？”他热切地问道。我们毫不犹豫地表示赞同。

他带着我们顺着台阶走上走下，决意要把一切展示给我们看，包括后面枝藤蔓布的对外经营场所。我们被领到会客室后便坐下来喝茶，他取来协会为欧洲大战亡灵祈祷的记录。他用手一个一个地指着那些国家的名字，但那些用中文音译的国名我们大部分都对不上号。

接着，他跟我说，“在这层楼上有一件好东西。”我好奇地跟他上了楼。楼上供着一尊黑乎乎的小神像，神像的神色有些不悦，四周紧紧地围着卷帘。神龛前面不是我们通常所看到的那种摆放着锡或铜制烛台和香炉的窄长的美观的供桌，而是一张跟神龛形成直角的桌子，上面放着一盘沙子，沙子上空吊着一根乌木的指针，指针一头形如鸟爪。这是一个占卜板。我以前从未见过中国人使用这种起卦方式，所以同意了他提出的试一试的建议。他从其他院子叫来两名男子，当被告知要操作占卜板后，他们又匆匆出去换上干净的上衣。

“在这尊神面前，你要特别谦恭和虔诚，”那名刚出家的人解释道，“他非常与众不同。”他点燃一支香，神马上开始显灵。拿着指针另一头的男子时不时地看着另一个男子，神灵要通过他们来写字。周围静默无声，只有那位负责做笔记的年轻和尚把沙子上显现出来的字记录在纸上。据我观察，那位负责拿着占卜板指针动力端的年轻男子脸色阴沉，看来他原本用来休闲的下午时光被打扰了。于是，我不禁有了一个想法，沙子上显现的字其实是由这位年轻人的想法和他的手来控制的，而不是什么神灵的指引。可是，他太自由了，给出了太多的预测，以至于我开始厌烦，希望他的灵感不要那么丰富。连年轻的和尚都有点烦了，不过当占卜板上说我大部分的男性亲戚们不久都会成为议员的时候，他微笑地看了我一眼。

“你瞧！听听！”那个主任冲我大声说，不知何时他也加入了我们这个降神会。我为即将降临到我家的荣耀点头致谢，可心里却暗想，也许那个沉着脸的年轻人唯一知道的外国头衔就是议员。

我为让人失望的神灵占卜付完钱，就重新回到我的团队。我们从山坡上又下到寺庙。这座寺庙俯瞰着杭州城，也为这座城市提供保护。杭州的老百姓遇到困难或是想许个愿的话就会来到这里拜谒。从四面八方来的朝圣者通常不来这里，他们只去参拜附近有名的佛教寺庙。

寺庙里人山人海。其中最多的是一小拨一小拨前来求子、求财或求平安的妇女。我们继续往前走，庙里的景象越来越可怕，在一个挂着卷帘的小入口，我们看到里面有一个灯光闪烁的岩洞，妇女们在鞠躬叩头。里面供奉的是一尊畸形的塑像，面目可憎。黑色的脸狞笑着，鼓鼓囊囊的三角胸衣，宣告自己是驱魔者，专门对付残忍至极之人。妇女们纷纷来安抚这尊神像，以免它给自己所爱的人招致恶疾。

令人窒息的空气，可怕的形象，妇女们苍白的脸——她们的眼神有如猫爪之下的小鸟那般惊恐，这些都令人作呕，我们转身离开。可就在入口旁，半藏在卷帘后，潜伏着两尊面目更加可憎的塑像。他们高举着锤子和耙子，似乎要把每位过往的人刺穿。我们本能地弯腰躲避。他们是地狱之门的守护者。

如果现代中国那些激进的年轻人把这些塑像从它们的基

座上拉下来，那一点也不可惜。老子的神秘主义已被彻底扭曲了。

当我们进入空气新鲜、阳光灿烂的中央庭院时，一位老年中国男子把我们请过去说话。他面前的桌子上摆满了竹片，上面还写着字。

“你知道我在做什么吗？”他问，“我在算命，做魔鬼的工作。总有一天我会为此付出代价！”“你这个算命先生自己都不相信你算的命？”我们问道。“相信算命？！”他嘲笑道，“我是基督徒。基督徒怎么能相信这些垃圾？”他轻蔑地用手指着那些竹片，又把它们收集在一起准备迎接下一个受害者。“每周日早晨我去福音堂聆听真正的教义。然后我上山来，用谎言打发这些一身烦恼、渴望预知未来的无知的傻瓜们。你想，这些竹片怎么会知道每个人的未来呢？我每周花一小时侍奉上帝，其余时间则为魔鬼服务。我死时一定会下地狱。可是我还能做些什么呢？我有五个孩子，我妻子和我都已经不再年轻。我问我妻子，如果我不做这个，还能做什么？谁来养活他们？不过，我的孩子们坚决不能学这门手艺，不能让谎言也毁了他们的灵魂。我宁可让他们去当苦力，尽管那是个辛苦的营生。”

他内心野蛮而恼怒。他的话让我们很惊愕。显然他对地狱的存在坚信不疑。就在院子的另一边，他天天都能看到人们用黏土和木头彩绘再现的地狱。在我们看来，他似乎早已身陷地狱。另外，能听出来他对算命这个行当的憎恨是发自内心，而不是别人灌输给他的。别人没法跟他说什么。让他备受煎熬的是他自己的良知，而不是我们。但如果我们处在他的境况下，我们的良知会如他这般敏感吗？

这是新中国采取的另一个行动——制止算命占卜。做这一行的盲人和年纪大的算命先生们可怜地进行请愿，说如果不让他们继续从事他们唯一会做的行当，很快他们就会饿死在街头。他们也谦卑地表示，在算命时会尽量给出一些无伤大雅的建议。

“如果一个年轻人来向我们咨询他是否该打官司，我们几乎总是会设法告诉他那个月不吉利，不宜去做这件事！”他们辩护道。

我和宋太太那天下午在上海的酒店里聊的就是这些。我当时没法给她讲太虚法师的故事，因为那时我还没有遇见他。不过我给她讲了为欧洲战场的亡灵祈福的那位年轻和尚的故事，讲了杭州城的寺庙里那些糟糕的神像，还有算命先生的故事。宋太太浮想联翩，稍微停顿了一会儿。

“关于宗教，”最后她说道，“我们现在很难做出选择。对我来说，我的信条就是尽我最大努力追求善良和公正，把我的孩子也培养成善良公正的人。这样，当生命终结时，如果有判官和法庭，他们也不会太为难我。”

判官的观念在中国根深蒂固。她再次停顿了一下，说道：“我做不了佛教徒，也当不了道教徒，至少现在不行。”我们都沉默了。现在还有另外一种可能，这个没有说出口的想法像一道闪电穿过我俩的脑海。但我感到她有些害怕。选择信仰基督教，也许意味着做出不同寻常的艰难的牺牲和决定。她还要顾及孩子，怎么会去冒如此风险呢？天堂的猎犬已经追到脚后跟了，她都能感觉到它的呼吸。我想告诉她：不要害怕，温柔的说服力和慈悲的双臂不是佛陀的专利，有一位神说祂会用祂的翅膀来守护祂的孩子们，就像母鸡护着自己的小鸡那样。

第 19 章

两位女士与难民

离开上海时，我们没能和宋太太好好地告个别。我当时得了风疹，必须隔离起来。在痊愈后的第二天，我们就坐船奔赴天津。宋太太打电话来，说要到船上为我们送行——这是中国的习俗。我母亲的客舱里堆满了由百合、康乃馨和非洲天门冬编成的花篮和花环，这些都是她的中国仰慕者们送来的。

“大部分都是年轻男子哟，”我们跟她玩笑道。在“一战”期间，我的父母负责管理伦敦的一个青年旅社，专门接待那些年轻的中国译员和联络官们，这些人是为英国政府招募的中国劳工旅[1]提供服务的。这些人都很友善，虽然现在已经不再年轻，但仍然没有忘记当初我的父母对他们的热情招待，听到他们来到中国就再次聚到一起。

就在轮船即将起航之时，一个小伙子替宋太太给我送来一束花。小伙子很质朴，讨人喜欢，双颊红润，应该是经常做户外运动——他其实是宋太太的弟弟。他还带了一张字条，是

1　中国劳工旅，又称中国劳工军团，是一战期间隶属英军的一支中国劳工部队，负责为搬运货物、挖掘战壕等作业提供劳力。

宋太太在病床上坚持写给我的，最近她的头疼病又犯了。她托人送花来，是为了表达对我们友情的珍视和对别离的哀伤。

我不知道自己还能不能再见到她，即使再见，可能也要很多年以后了。三个星期后，我们抵达北京。在中国外交部举办的充满异国风情的流光溢彩的晚宴上，一只手从背后伸过来抓住我的手，当知道她是谁时我的喜悦心情难以言表。

晚宴中西合璧，奢华精美。主厨是中国人，曾经师从一位法国大厨。晚宴期间，一支中国乐队在一丛棕榈树后演奏温柔的民乐，哀婉而又甜美。乐队使用的古雅而独特的古老乐器是专门从某个国家级博物馆借来的。晚宴后，我们见到了许多中国政要不同国籍的妻子，有瑞典、美国、德国、比利时和俄罗斯等等不同国籍。这一下子有点让人难以接受。有位中国男士的首位妻子是欧洲人，而在娶第二位欧洲妻子的时候，当时也生活在欧洲的首位妻子感到伤心欲绝，因为她仍然深深地爱着他，并且从未想过自己会被别人取代。而对中国男子来说，娶不止一位太太是他的权利，别人对此无权干涉。他甚至还暗示，首位妻子应该感到受宠若惊，因为他的第二位妻子与首位妻子来自同一个国家，而不是中国。但是，他的中国亲友则对他的婚姻感到无比愤怒，他们认为中国男子应该娶中国太太。

晚餐结束后，舞会开始。我和几个朋友站在一边观看，这时一只女性的手抓住了我的手，人却把脸藏在我背后。我快速转身，可是那个人也跟着我一起转，哧哧地笑话着我的蠢笨，那只手还不停地摇摆着。我低头去看那只手，美钻装饰的白金手镯上镶嵌了一颗硕大精美的珍珠。我似乎在哪儿见过？又一下子想不起来。一位有涵养的中国女士可以快速通过辨别别人佩戴的首饰来认出她的熟人。这是宋太太后来告诉我的。

真是吉星高照，是宋太太！她从我背后转出来，拉住我的双手，像快乐的女学生一样来来回回晃了足足一分钟，然后我们就躲到一个角落里开始聊天。

“见到我开心吗？”她问，真是明知故问。我从未见过她如此迷人，红扑扑的脸颊，整个人活力四射，我们的重逢让她无比喜悦。真好！我突然意识到当初我被宋太太身上的什么东西所吸引，她让我想起了我的英国朋友，善良的海伦。她们微笑时，上唇都微微上翘，她们的眼光既温柔又坦率，当她们轻轻转动脖颈，流露出略带神秘的一份稳重。海伦拥有美丽的容貌，而宋太太的魅力主要来自于她的表情。宋太太的同胞们也许并不认为她有多么美丽，她的下巴、鼻子、眉毛的特征并不符合中国传统的审美标准。然而，她站在这里，身体微微后倾，抓着我的双手，嘴角上翘，目光温柔、慈爱，这时我的脑海里响起一个声音：

“海伦，在我的眼里，你的美丽犹如尼西亚人古老的帆船……”[1]

“你是来自飘香的大海，还是波涛汹涌的大海？”我问道。她疑惑地看着我。“这是一首名诗，”我补充道。

她很开心，任何人都会做如此反应。“海上状况很不好，别提了。一出威海卫就糟透了，”她答道。

“啊！你反应太迟钝啦，眼光也太不敏锐啦！”她接着开始攻击我，“你都看我半天了，却一直没提我的头发！”

“你的风信子头！”[2]我瞎说道。“你的头发有什么问题吗？

1 “你是来自飘香的大海，还是波涛汹涌的大海？”原文出自《致海伦》。

2 《致海伦》中的一句诗，形容头发的美丽。

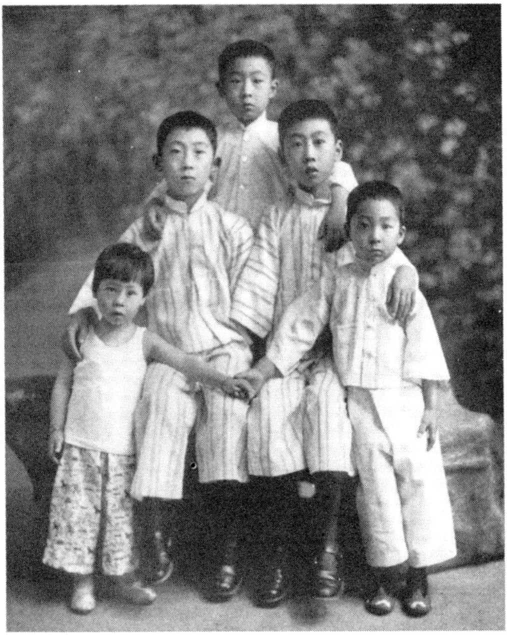

励诚的五个儿子。“(他们)极其顽皮，闹得很，”父亲这样写道，“幸运的是还算聪慧。”

不是挺好的嘛。”她使劲晃了晃我，很生气。

我马上意识到，可爱的她居然烫了头！

“你觉得怎么样？”她惦着脚尖旋转，前前后后地展示给我看。我认真地看了看，肯定了她的新发型，认为很适合她。我告诉她，她整体看起来非常迷人。她穿了一件苹果绿的花缎高领上衣，下身穿了一条同色调的双绉百褶裙。中国女性的晚装正处在演变过程中。宋太太的衣袖由透明材料制成，手臂若隐若现——这在过去是不可想象的。绿色透明衣料的里层饰有精美的圆珠图案的线条，极像绿叶上的露珠，同时也降低了整个衣袖的透明度。

正当我在欣赏宋太太的装束时，一位高个子男士走进我们这个角落，他是庚款委员会的主席。“宋太太！”他喊道，“你怎么来这儿了？来跳个舞吧！”

宋太太马上随他而去，能这样被认出来，她感到很荣幸。他们愉快地一起跳着舞，瘦削的英国面孔高高地悬浮于中国女士乌黑顺滑的头顶之上。

跳完舞，宋太太回到我身边。她告诉我，她现在住在一个亲戚家，那个亲戚和中国外交部有些关系。她当天下午才赶到北京，累得都没吃饭。

“不过稍作休息我就赶到这儿来了，因为我知道能在这儿碰到你们大家，我绝不想错过任何的欢乐时光！”

“宋先生在哪儿？”

“在上海。”

“云云和聂聂呢？”

“也在上海。”她冲我噘了噘嘴。

“而你——作为妻子和母亲——为了自己能来北京跳舞，

就把他们留给用人去照顾！果然是现代女性啊！她们才不管最神圣的亲情、义务、自己的丈夫孩子呢！今后中国的家庭生活是不是会变成这样啊？”

她笑道：“好吧。我北上来到这里，是想在北戴河找个合适的房子为今年夏天的度假做准备，如果能找到的话，我就会回去接上孩子过来——为了他们，我得再次面对威海卫那狂怒的海！如果这样做还不算模范母亲，那怎样才是？并且我为什么不能跳舞呢？你知道年纪大的中国人把跳舞当作一件极不庄重的事。我过去也这样认为，不过现在我知道跳舞是件好事，只是对于坏人来说才是坏事。我喜欢跳舞！”

“我的天呀！”我跟她摆摆手。“你赶紧像只绿蚱蜢一样继续去转吧。跳吧！唱吧！”

她的朋友们过来找她，我们就相互道别，开心地许愿以后再聚。

宋太太要在海边为一家人租个度假小屋。由家里的女性来安排这些事，真有意思。在大革命时期，宫伯母家搬家以及在天津租房的事也是由宫伯母一手操持的。可这次居然是到海边度假！西方的生活方式正在对东方产生巨大的影响，对此我持强烈的反对意见。想象一下，当每个中国家庭都想到海边度假，那样的情景该有多恐怖，中国工匠们放一天假，带着家人坐火车或是开着自家的汽车来回几个小时涌到海边度假！谁知道以后会怎样？也许很快还会乘坐飞机到海边度假。就在几年前，中国人还不觉得到海边待上一天有什么乐趣。度假对中国人来说是一个全新的观念。因为在中国，除了旧历新年那五天喜气洋洋的日子，根本就没有其他的公共节假日，每周的周六日与其他的日子没有任何区别，全年都是工作日。宋太太一家人到海边度假这种新做法，可以说是潮水般涌来的新生活运动的第一步。谁敢说我们西方人不用为此负一点责任，或者说中国发生的所有变化都缘起于轻率的传教宣传？

第二天我去拜访父亲一位同事的夫人，她住在北京。父亲的同事是一位铁路专家，中国最成功的某条铁路线就是由他负责组织修建的。在他家宽敞的庭院里，四个高大健壮的孩子在玩抓人游戏，其中的两个女孩跑得和两个男孩一样快。他们骑车去上学，穿过尘土飞扬的狭窄胡同，汽车会从他们身边呼啸而过，他们是唯一骑车上学的中国孩子。铁路专家对铁路的热爱也感染了他的孩子们，他们都会操纵机车模型。他的夫人四十多岁的年纪，和他一样，都是在美国教会学校长大的。“他是位顶尖学者，”夫人告诉我们，“无论在哪儿，他的考试成绩都是最好的。”她简单地给我们说了说他的经历。“那你呢，你自己不也是顶尖的女学者吗？”我们问。

“我确实也是，”她承认，“不过我们的功课比他的容易多了。”

当他们所在的男校女校一起参加各种教堂聚会时，他们其实就已经见过面，不过按中国的规矩小心地保持着适当的距离。

“所以我们彼此是认识的。到了他该订婚的年纪时，我们两家的父母觉得这是个好主意——”“而你们也不反对！”我们插话道。

她开心地笑了。她是个快乐的女人，生活过得很充实，要照料一个大家庭。她担忧的是她丈夫的身体，他的健康状况不太好，不过他不缺钱。此外，她对慈善很上心，这是她上学时亲眼见到那些美国女性身体力行的结果。她是好几个委员会的成员——基督教青年会，盲童之家，还有一家女性医院的董事会。在她身上，我们可以感受到自由的气息和发自内心的快乐，她丈夫信任她，她也珍惜这份信任，这是一位勇于奉献的女性。

她活得很自在。上次见到她是在北戴河火车站，那里很适合见一位铁路总办的夫人。当时已是夏末，我正在咨询列车时刻安排。她穿着整洁朴素的旅行装，站在一堆行李旁边，拦住那名一心想把她的行李往车厢里搬的行李员。我第一次看到她脸上近乎不安的神色。

“天啊！”她冲我喊道，“如果你见到我那四个淘气鬼，让他们赶紧过来，好吗？这几个坏孩子哄我同意让他们最后再去骑一会儿驴。我觉得他们是成心想让我们错过这趟车。他们不想离开海滩。他们什么事儿都做得出来。”说着说着，她自己也笑了起来。即使在这种情况下，她依然保持着冷静。

在街道的尽头，我遇见了这四个孩子，女孩子穿着粉色棉布裙子，模样煞是好看。他们悠闲地骑着驴，似乎有的是时间。

“赶紧！赶紧！”我冲他们喊，“火车快开了。你们的妈妈都生气了。”他们吃惊地看着我，振奋精神催促他们的战马。可是很显然，他们并不相信妈妈真会发脾气。

她和宋太太后来在我的撮合下见了面——也是在一处火车站台上。那天庚款委员会要离京返英，我们为他们送行。现如今，在火车站或者码头送行已变成东方社会生活的一部分。从北京到伦敦、纽约或是罗马，相距十分遥远。谁知道要到什么时候、会在哪里再次遇见你四海为家的朋友呢？与从伦敦出发到法国相比，从北京到上海，或者从汉口到广州，距离更加遥远，花费也更大。

那天，在北京火车站的站台上聚集了来自社会各界的名流，不同国籍的外国人，包括外交官、领事、海关署长、邮政局长、商会会长、银行行长，还有中国的各界精英。列车正在等待旅客上车。在它前面还停着一列灰色的夺人眼球的装甲列车，装载的是张作霖手下疲惫不堪的俄罗斯士兵。站台的另一侧静静地停着一列空着的中国士兵专列，门上着锁，只是在一节敞开的平板车上，有一队士兵正在晾晒洗过的衣服。一些身材高大、衣着整洁的西方男子在宽阔的站台上走着。整体而言，在东方的西方男子举止文雅，眼光敏锐。他们勇敢地在广阔的世界里探索。他们早已习惯在非同寻常的情况下保持镇定，用大气的方式来处理重大事情。他们的妻儿不得不回到西方的家，而他们自己留下来独自面对孤独，但他们克服了这些困难。是啊，这是一群气宇轩昂的男士，因为阅历丰富，有时就会对其他人的理论显出有些不耐烦。他们宽宏大量，心平气和，忠诚睿智，有能力解决重大问题，他们对这个刚刚困惑地意识到自己并不是世界上唯一一个举足轻重的国家——中国所抱的期望过高。不过，期望过高比期望过低好，这是毫无疑问的。他们深爱着这个东方国度，并且用自己的生命来为这个国家服务。

在夏日里，他们煞费苦心而又小心翼翼地身穿白色训练服，或是奶油色砂洗绸套装，每天都用白陶土来给他们白色的硬壳太阳帽和鞋子进行漂白。

那天，与他们交谈的中国人穿着深色丝绸外衣，非常精致，也一定非常昂贵。他们一起在站台上边走边聊，气氛友好。

这时宋太太来了，很快我也看到了铁路总办的夫人。铁路总办身体不好，所以由夫人代表他前来送行。她开心地走过来同我寒暄问候，然后就独自站在一旁。我走到她旁边，她告

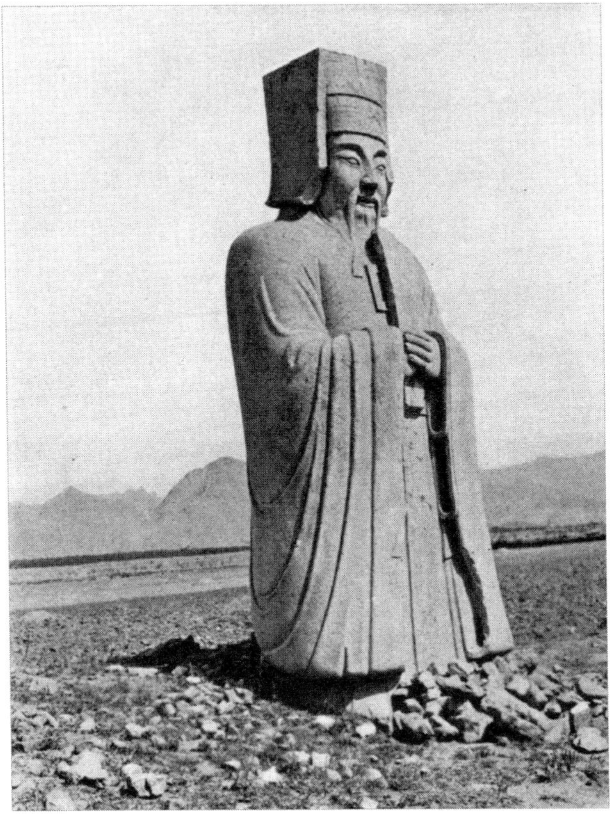

守卫皇帝陵墓的古代政治家石像。

诉我这里许多人她都不认识，也没有和她有交情的朋友。她是真正的北京人，家就在北京。而其他那些人都只是在北京住上几个月或是几年，然后就离开了，那些中国精英也是如此。我把她带到宋太太旁边，介绍她俩认识，然后就走开了。她们需要一点自己的时间和空间，我从她们互相看对方的第一眼就知道她们会相处得很好。

“那是两位可爱的女士。”一个英国人的声音在我耳边响起，是一家英国银行的行长。我微笑了一下。

“是的，她们很可爱。”我心里想着，一边和另一个朋友散着步，一边时不时地朝她们投去开心和关切的目光。

她们站在一起，都没戴帽子，头发顺滑整洁，这是中国女性的风格。宋太太手上打着一把遮阳伞，另一位则撑着一把大白雨伞。她们相谈甚欢，时不时地现出笑容。宋太太后来告诉我，她们谈论孩子，谈论学校的事。她们看起来都很养眼，不过却是完全不同的风格。宋太太生长在聪慧的政治圈，在装束上更加靓丽，而另一位则是一些委员会的成员，例如给盲童教授职业技能，她也在协助基督教青年会的课程。此外，宋太太更年轻，来自充满欢乐的东方巴黎——上海。然而，宋太太脸色更苍白，另一位朋友目光清澈诚实，肤色温暖，给人健康有力的印象。

接着，在送行的人群中，或者说在它旁边，走来了一个在中国其他地方看不到的队伍。在站台上送行的人群中，其他人无论是中国人还是外国人，都穿着考究、心情愉悦。有的人站在宽阔站台的某处相互交谈，有的人自自由在地一边散步一边低声交谈。他们马上将要近距离见证一场让人心痛的苦难。看来死亡是不能被遗忘的。

从铁路与公路的平面交叉路口处，在那辆寂静无声的部队专列车头附近，走来了一列由二十来人组成的难民纵队，也许是来自某个即将迎来或是刚刚接待了某股中国部队的村庄。他们行进速度很快，像天上的云朵在地上投下的一块阴影。妇女们披头散发、满身污垢，手里拿着烧水壶或者饭锅等厨房用具，背上捆着一块宝贵的布，在胸前紧紧地打着几乎嵌入胸脯的结，把小宝宝背在自己的身上。丈夫们同样满身污垢，手拿铁锨、挖掘叉，背着铺盖卷，牵着另一个孩子。这些半裹了脚的妇女们走得飞快。乡下女人们不会像大家闺秀那样把脚裹得那么小，因为她们还要在播种、翻地、收割的季节跟着男人们下地干活。但不管怎样，她们的大脚趾一定是被折断后捆到脚底的。一个十来岁的小女孩一路小跑跟着，接着又被落在队伍后面，似乎已经走不动了。十来岁的男孩子们则扛着包裹行进着。一位毫无血色的老妇人落在最后，步履蹒跚，但仍然坚定地前行，因为她知道如果不跟上队伍那就只有死路一条。这队难民来得很快，像一群冷酷的复仇女神——一个四处飘荡的幽灵。他们紧贴着部队专列行进着，似乎不想被人看到。他们一步不停，一句话不说，既没有朝我们这边看，也没有寻求帮助的意思。似乎就在那么一瞬间，他们就消失在我们的视线里。

他们不见了！每个人的嘴里都发出了一声叹息或是呻吟，泪水卡住了喉咙。

“你看到他们了吗？”我的同伴，一位年轻英国男子用颤抖的声音问我。“究竟是怎样可怕的邪恶把他们逼到这个份上？哪个部队作的孽，那些世人眼中的压迫者还是自诩的拯救者？”

那两位中国女士僵硬地站在那里，不再说话。宋太太面如白纸，满脸痛苦、同情与无助。这队悲哀的人群走过之后，她的双眼紧张得变了形。这些难民匆匆而过，我们谁都没时间哪怕从兜里找些零钱给他们救急。

那位老妇人倒是给了我们一丝希望。他们也许会在哪座庙里或是街上的某个角落露宿一晚。还好天气还算暖和。要是天气寒冷，有时难民们就会被冻死在街头。迟早他们会发现有些善心人士已经给他们搭了一个棚子，还给他们送了些柴火用来做饭。老人们是最艰难的，他们不想逃命，宁可冒着在自家门口被枪杀的风险也要留在自己过了一辈子的小农舍里。对他们来说，整个亚洲的土地也不如自己家那一小块土地珍贵。有时他们几乎连吃饭的钱都没有了，因为那些士兵已经把他们所有的东西抢得一干二净。于是，他们就用最后一点钱买些鸦片，全家人死在一起。

要过多久之后，他们才能重新回到自己的家园呢？也许要几个月。你也许会认为，即使这样也不会让人心里觉得好受些。但不管怎样，这里有人在思考这些问题，并试着改善这种状况。

“哦！”宋太太说，“我可怜的同胞。”像我一样，她现在能做的，也只有表达对他们的同情。同情是不是毫无用处呢？不，同情是行动的基础。

列车发出了即将开动的信号。大家开心地道别，衷心地相互祝愿。一阵喧嚣，似乎那队难民从未经过这里。然而没有人会忘记他们。

两位女士都分别向我表示感谢，谢谢我介绍她们相识。私下里她们各自总结了对方的特点，很有意思。

铁路总办的夫人说：“非常感激你把我介绍给宋太太。她父亲很有名，是个学者。我很少有机会碰见像她这样的女士。

她漂亮时尚，聪明而又温柔真诚。真希望中国政治圈里的女士们都能像她这样。”

比她小十四岁左右的宋太太这样评价道：“多么善良、通情达理的女人！我喜欢她。真希望我住得离她近一些。她会非常乐意给我出些好主意，并且会乐此不疲。我会很愿意加入她的那些委员会。”

“有这样的女性在管理各自的家庭，中国总有一天会从苦难中复活。”这是我对她们双方的评价。

第 20 章

发展中的铁路

一天中午，母亲和我在上海请这位铁路总办[1]吃午饭，从他那里了解到不少情况，也知道了一些关于他自己的事。作为北方人，他是我父亲的中国同事当中个子最高的一个。

“铁路线几乎从满洲边界，”他告诉我们，“一直延伸到渤海湾北缘。”我拿出我先生[2]的地图，在上面找到了他说的位置。

从一所美国教会开办的学校毕业后，像其他很多有远大抱负的中国年轻人一样，他想方设法去了美国。那可是二十年前的事了，当时获得奖学金的机会比现在少很多。一开始，他先给展览会的中国部门帮忙，然后半工半读直至大学毕业。他告诉我们，他的名字“景春”意思是“春天的景色”。

“铁路一直是我的最爱，所以看起来父母给我取的这个名字也不算名不副实，对吧？说到这儿——”他转向我母亲——

1　这位铁路总办的原型为王景春，京汉铁路会办，东方铁路总裁，交通部司长，北京、哈尔滨青年会会长。

2　本书作者谢福芸的丈夫谢立山爵士（1853—1925），是英国外交官，曾驻华多年，著有多部与中国有关的著述。

“我一直希望您能跟您的先生说一说，请他在合适的机会，通过他的影响力来帮助扩展中国的铁路线。”

真的，我确信他认为扩建铁路的意义如同扩建天堂之国。也许他是对的，谁知道呢？

“这可是纯粹的腐败啊，”我母亲对他开玩笑说，浅褐色的大眼睛开心地盯着他，“可是人们肯定会问，现在中国很多的铁路都遭到了破坏，谁都无法预料将来还会遭到怎样的破坏，再投入更多的钱去建设铁路有用吗？”

“您说得对，现在中国铁路的状况确实很糟糕，”他赞同道，“对于这个问题，还有谁比我更有发言权呢？但是，虽然很多机车锅炉被毁，很多车厢变成了一堆废铁，但永久性的铁路线和车站建筑却都保存了下来——这是铁路建设当中花费最大的一部分。要想战胜对铁路的破坏，唯一的办法就是继续建设更多的铁路。如果内战会损毁三分之一的铁路，那还会有三分之二得以保存。如果能保存三分之二，那我们终将战胜那些破坏的力量，不是吗？答案是肯定的。通过坚持不懈的建设，我们一定会赢得最后的胜利。”

这无论如何是一种乐观的生存哲学。

“现在，”他说，“让我讲讲我自己的故事，你会了解拥有更多的铁路线对于我们来说有多重要——比任何其他事情都更加重要。全中国的铁路线只有不到八千英里，其中三千英里在长城以北的满洲境内。欧洲小国罗马尼亚拥有和我们一样长的铁路线。印度的铁路线总长度是我们的五倍，而他们仍然觉得还不够多。”

他告诉我们，他已过世的父亲是个老中医。

“我们住在乡下，我们周围的农民很穷，非常穷。夏天酷热，冬天严寒。当大海、河流以及土地都已封冻，我们就与世隔绝了。我们的主食是小米。但我们种不了棉花。棉花得从很远的地方运过来，非常昂贵，因为所有的东西都是靠人或是骡子驮过来的。我们种植一种粗糙的麻，妇女们用手工织布机把它织成布。当然，手工织布很费时间，把这种粗麻衣服穿在身上感觉也不舒服。如果家里经济条件好，穿得起的话，冬天我们会穿羊皮袄，把有毛的那面穿在里边。过去我们常说，天气‘冷得要穿三层袄’，棉袄要一件件地套着穿起来。农民们夏天穿草鞋，防止脚被刺扎，冬天他们穿很硬的用未经熏制的皮革制成船型鞋，要用皮带把它捆绑在脚上。我们使用的农具很原始。我们不缺盐，因为我们临近大海，但极度缺乏白糖，因为糖得从几千里外运过来，从亚热带的南方，用有风时才能启航的舢板运过来。我们养蜂，但蜂蜜极其珍贵，我父亲的药方里会用到蜂蜜。我们没有大米，不过我们也不怎么想念米饭，因为我们是吃小米的民族，偶尔吃上一顿米饭对我们来说就是一顿美餐了。我们种植靛蓝来染布。洗衣服时用的肥皂质量很差。”

“煤来自五十英里外的一个好煤矿，然而由于没有科学的采矿方法，而且煤是靠骡子驮过来的，所以价格很贵，平常老百姓根本用不起。我们热炕及做饭时烧的柴火是从山坡上采集的灌木和干草。收集柴火的工作由村里的男孩负责——我们还挺喜欢干这个活。采煤时，矿工们先在矿层所在处挖一个矿道，然后就开始用铁锨挖，一直挖到矿道塌陷为止。接着他们就开始挖新的矿道。有时矿工们会死于塌方，因为矿道的支撑结构很简陋。矿道里没有通风设施，深一些的矿道里空气极其污浊、而且酷热无比。小男孩们把煤从地下背到地面。矿道尽可能挖得与地面垂直。当我想到无数男孩背着沉重的煤筐，腰被压弯了，汗水不停地往下流，在那似乎没有尽头的残破不堪的台阶上蹒跚而上时的情景，心都要碎了。在没有铁路线覆盖的矿区，现在依然还是这样的情形，由于包括运输在内的种种原因，机械设备是用不起的。”

“不过，刚才说的那座煤矿现在已经是今非昔比啦！它现在是世界上最好、最先进的煤矿之一。中国第一条铁路的成功建设就要归功于那座煤矿。当时来了一些来自英国康沃尔的工长，他们来教矿主们怎样修建现代化煤矿。其中一位——愿上帝保佑他！——用废铁打造了一辆机车，偷偷地在他铺设的铁轨上运行。那时候，中国人非常担心会惊扰守卫着土地的龙。但当他们看到在地里钻个洞并不会给他们带来什么灾难，几位矿主就央求这位英国工长帮他们在龙脊上架设铁轨。这位工长在施工时尽量不引起别人的注意，希望机车和铁轨能够帮着把煤从矿井口运出去。以后我们会给这位英国工长塑一座雕像。他把他的机车叫作‘火箭。’”

我们听说过他，这位没有埋没自己天分的工长。

“在那样的地方，当医生的儿子是很辛苦的！”我们的朋友继续说。“让穷苦的农民支付医药费是件难事。他手里那点可怜的钱要用来支付租金或是抵押贷款的利息，或是父亲葬礼的费用，遇到收成不好的年头，就一点收入都没有。医生的日子很不好过。”

“在世界其他每天有火车经过的地方，我们也听到过医生们类似的抱怨，”我们插话道。

“但我们那里确实很穷，”他肯定地说，“每个人都得辛苦工作来养活自己，我父亲很清楚这一点。那里土壤的质地很松。农民们试着在上面种植其他作物，例如豆子、玉米和少许小麦，但他们必须要和大自然做斗争。除了小米，有一种作物长得很好，就是地豆[1]。”

“在英国，我们把它叫作落花生，”我告诉他。

“是的，在美国叫花生，”他补充道，“我们用它榨油，榨出的油用来炒菜，也用来点小油灯。我们把花生炒着吃，也用它做花生酱。我们一直把它叫作地豆。我们种了很多，多得用不完，或者说是大自然在帮我们种，这里的土似乎就愿意长地豆。”

“花生收获的季节是一幅美丽的图画，”我插话道，“我很喜欢看妇女们带着孩子一群一群地蹲在地上——老年男子也常常参与——把粘在花生上的沙土用筛子筛掉。”

他们身着袖子宽大、颜色鲜艳的老式上衣和红色裤子，围坐在打谷场上一起干活，真是一幅美丽的图画。打谷场通常是用晒干的泥砖搭建的，位于村舍正中央，人们用粟米秆儿做的扫帚把打谷场打扫得干干净净，把花生放在宽大扁平的筛子上，筛子很轻，双手抖动筛子，沙子就像下雨一样纷纷落下。

“我们还有一种作物，”他朝我笑了笑说，“一种属于妇女的作物！那就是柞蚕丝，国外叫罗缎。”

“Tussore”这个词是由两个中国字组成的，“土”（tu）和“丝”（ssu），或者叫野蚕丝。这是我先生告诉我的。

“我们附近的山上长了很多橡树，农妇们会让蚕去吃橡树叶。这种蚕与南方的蚕品种不同，南方的蚕能吐出结实漂亮的好丝。早晨，妇女们把蚕放到橡树上去吃树叶，中午把它们收

1　地豆，即花生，由于地缘和方言等原因有许多称呼，如落生、地豆、豆仁、落地松、长生果、果子等。

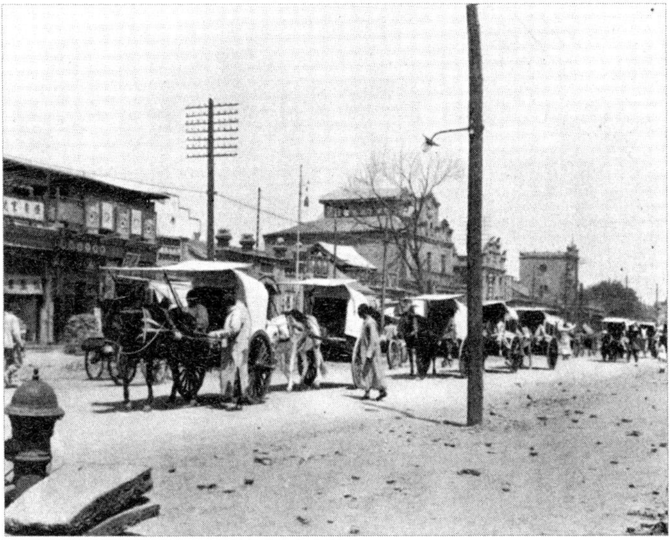

北京的马车。

回来，日落时再收一次。等蚕宝宝把自己包进茧里，妇女们就开始纺丝，在织布机上织成丝绸，最后用家里种的靛蓝来给布染色。不过，在那些日子里，她们自己穿不起丝绸的衣服。她们得把这些丝绸卖掉，用来支付抵押贷款，或者留着给自己的女儿做嫁妆。”

“接着，——啊，接着，”他用抒情的语调说道，“铁路就来了。我想让你们知道，这条铁路是用英国的钱在英国人的监管下修建的，坚固无比。这条铁路修得很好，英国的发动机质量也很好。我告诉你们这些，是想赢得你们更多的支持，不过我说的都是事实！”

“铁路修通之后，我们发现世界上其他地方的人可以用上我们吃不完的花生，把它们制成人造黄油或者人造橄榄油，他们也像我们一样喜欢吃烤花生。于是，我们就不再需要和大自然斗争了，地里想长多少花生就让它长多少。现在我们出口的花生数量要用车皮来计算，它们给世界上其他的人们提供了营养。曾经那么贫穷的乡亲们现在已经生活富足。乡亲们的生活与过去相比已然是不可同日而语。他们有钱开办乡村学校，有钱请老师。而在过去，老师的日子比医生的日子还要更难过。”

“在女儿的婚礼上，村妇们现在也可以穿上自己织的丝绸衣服了。我希望全中国的妇女都能过上这样的好日子！现在，你该知道我为什么对铁路充满激情了吧。”

“但愿你能得偿所愿。”我母亲说。

“阿门。”我附和。

后来，我了解到更多有关这些地豆的情况。当中国正被战争与罢工撕裂之时，中国花生再也不能出口到英国。一个大买家心情沉重地告诉我，其他品种的花生都不能完全合他的意。我又听说，一位在山东省的美国传教士感叹那里出产的花生个头儿太小，便派人去美国找回种子，从而大大提高了那里的花生品质。

不过，景春，我们这位铁路发烧友，他所关心的可不仅仅是钢铁和煤矿。他这富有诗意的名字可不是白得的。他到访杭州的时候，我也恰巧正在那儿，于是在那里我们成为了朋友。

“杭州！”在我们下榻的位于湖滨的酒店大堂，他冲着我说出这两个字，很是感慨。他身着中式长衫，坐在椅子上，跷起二郎腿，露出外国式样的针织羊毛袜，脚上穿着皮靴。不仅如此，他还在长衫底下穿了一条正装条纹西裤。如果他按中国的规矩正襟危坐，这些着装上的不同就不会被别人看到。然而，今天他跷着二郎腿——这是已被西方抛弃的礼仪。

我对着装这个话题很感兴趣。我这位铁路专家朋友对于穿着民族服装有自己坚定的原则。他并不希望在着装上惹人注意。这对他这么一个品味高雅的人来说不是什么要紧的事。不过，在那段时期，穿中式长衫被看作是爱国的最根本的表现。穿着西式洋装出现在公共场合会遭人鄙视。不过头上戴的帽子不适用这条规则，例如软毡帽。雨衣、手套和雨伞也是例外。所以无论爱国者怎么努力，似乎也不能完全摆脱外国的影响。现在甚至有些中国工厂专门按外国款式为中国人制作产品。毕竟，世界各国的人们，谁都可能偶尔地加入一次高贵者的行列。与此同时，妄图阻止国与国之间的交流，以及因此带来的思想、行为举止以及着装方面的演变，就如同妄图阻止大西洋和太平洋两岸的洋流在合恩角自然交汇一样，根本就是徒劳无益的。

我这位铁路爱好者朋友一定会第一个站出来拥护这样的

贸易观。他用一根日本火柴点燃了一支马尼拉方头雪茄，然后开始富有诗意地给我描述杭州。

“周边的山顶上点缀着风格各异的庙宇，与如画的风景浑然一体。台阶沿着山坡盘旋而上，道路从成荫的林地和竹林间蜿蜒而过。我们一定要去探访寺庙！它们保存完好，和尚们自尊自重，是出色的管理者。洞穴石窟里供奉着神龛，摩崖石刻浪漫无比。啊，还有，杭州的女人——你知道她们以美貌闻名！我会租一只小船，穿过拱桥，去一睹她们的芳容。”

那天稍晚时候，我又遇见了他，便问他有没有租船出游。

“当然了，”他答道，“我躺在船上，还给杭州美女作了一首绝句呢。”

“你见到了多少美女呢？”我追问道，因为我自己并未见到很多迷人的美女。对我来说，呜呼，这就像是一个传说消失了，又一个幻想破灭了。我告诉他，我在上海的南京路上五分钟之内所见到的中国美女比在杭州待一整天见到的还要多。

他很伤心。他承认，那天只见到寥寥几位在西湖边独自徘徊的美如云霞的杭州女子，其中包括在苏堤上见到的一位独自漫步的雅致女郎，但他仍然对接下来的几天充满期待。那条苏堤用一种非常聪明的办法将西湖的两岸连接了起来。

“给我读一读你写的四行诗吧，”我请求道。稍作犹豫，他便开始吟诵自己的诗句。很美，让我想起赫里克[1]或是华托[2]。他想象中的可爱女性优雅精致、羞涩内敛。他在赞美一种抽象的美，似一件小巧精致的瓷瓶。那位女郎在水边停留了片

1 赫里克，英国骑士派诗人。

2 华托（1684—1721），法国洛可可代表画家。

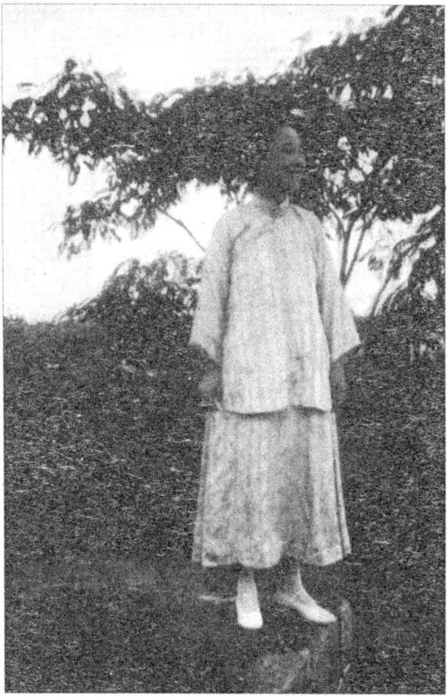

景春的夫人。

刻，身边是水中垂柳的倒影，天上一轮新月慢慢升起，一片浮云掠过新月，恰巧遮住女郎俊美的脸。在这样的景致面前，有哪一位怀有不朽灵魂的血肉之躯能够无动于衷呢？他的诗，每一行都向我们描绘了一幅美丽的图画。

难怪他的夫人有着那样快乐、极富感染力的笑声和年轻的心态。她得保持这样的状态才能让他喜欢。然而，让他倾注毕生心血的还是铁路，他坚信只有通过发展铁路才能使中国的农村繁荣起来。

我多么希望我的这本书能在世上留存五百年，如果谦虚一点并准确些估计，至少一两百年吧！到那时，一些年轻的中国人会被他们的老师要求必须读一读我的这本书，以便了解“二十世纪中国人的生活状态”。当然，像评论家们喜欢的那样，书上要加上恰当的注释及脚注。例如：“请牢记——本书作者记录的是很久以前的历史。”当读到“收成不好，惨无人道，无家可归”这样的内容时，年轻朋友们一定会困惑不已——我希望如此——“这是什么意思？我得查查我的古代词典来弄明白。那时候的生活状况真是难以置信！现在的世界和过去相比真的是天壤之别！真的，一切都变了。”

在将来的年轻人眼里，本书的相关描述，将显得如此虚幻。我祈盼将来会是这样。

有人说，从未有哪位女性写过乌托邦似的梦想。而男性在想象新世界时，会创造一些令人诧异、富有异国情调的国度。在他们虚构的世界里，人们吃的食物会把他们变成超级巨人，并赋予他们超常的力量。那里的婚嫁习俗与现实世界完全不同——如果让我直截了当地说，作者的那些想象在当今女性看来根本不值得称赞。在男性创作的这些梦想书里，人们的生活大致有着固定的模式，就如同住在蜂巢里的蜜蜂一样精准。在他们想象的世界里，充斥着没完没了的恐惧，因憎恨引发的战争也永无终结之日。

当一位女子想象她的理想国时，她就不会提出很多苛刻的要求。她会想：如果世界上每个孩子——无论什么肤色——都能得到足够的食物从而健康成长，长成腿脚健壮、声音洪亮、个子正常的人，如果每个家庭的书橱里都有一本诗集，门口都有鲜花盛开，食品柜里都有一罐蜂蜜，如果每个男人都有一份自己喜爱的工作，每个职业女性在整日繁忙工作之余都有属于自己的可以喘息的空间，那该是多么美好的一个世界！

喜欢将自己的想法付诸笔端的现代女性们从她们的前辈那里继承了多愁善感的传统。乡村少女玛丽在歌唱颂歌时，会否在她华丽的诗句里描写弓箭、长矛和战马？会否造访各种星球星宿、海怪拉哈伯[1]或者烈火战车？不会的，绝不会！当天堂的荣耀降临到她身上时，她会低头看看她棕色的小手，想到那些贫穷卑微的人们。当她想到饥饿的人们即将得到食物时，她的心灵都想放声歌唱！

看看我们的英国女作家吧，睿智的简·奥斯汀[2]，敏感的夏洛蒂·勃朗特[3]，还有那位极富女性气质的乔治·艾略特[4]。（世人眼中所谓的）懦弱女性忠实地描述着现实世界！如果写作时

1　拉哈伯是圣经《约伯记》里描写的一头巨型海怪。

2　简·奥斯汀（1775—1817），英国小说家，主要作品有《傲慢与偏见》《理智与情感》等。

3　夏洛蒂·勃朗特（1816—1855），著有《简·爱》。

4　乔治·艾略特是她的笔名，原名为玛丽·安·伊万斯（1819—1880），著有《弗洛斯河上的磨坊》《米德尔马契》等。

有机会让我们展开想象的翅膀，也会是关于未来世界的细枝末节，例如，到那时孤儿和家庭女教师们会像其他人一样被平等对待和受到尊重，女孩子们在与秃顶的坏男人私奔之前会先理性地做些思考，年轻男子也会小心提防美丽的女郎变成冷血的丑女。即使是那些满腔热血的年轻的现代女性，也已经将那些用来抗击社会不公与虚伪的长矛尽皆斩断。我们当中没人像格列佛般发出振聋发聩的呐喊，或是逃遁至人形兽雅虎国、火星、制造机器人的国度甚至彼得潘的树顶王国。总之，我们就是一群平凡乏味、没有想象力的人，我们会赞赏中国铁路总办的温和版的乌托邦，他的梦想是到那时，“每个中国女性都可以在女儿的婚礼上身穿丝绸衣服。”

一个谦卑的理想，是吗？哦，中国的年轻男子，恐怕，一百年后，更不用说五百年后，你们还会读我的这本书——但如果你们真的正在读的话，我想问一句：这个女性化的乌托邦理想实现了吗？还是正在实现的过程当中？

对于一位铁路总办来说，“景春”这个名字终究不能算是太不名副其实吧。

第 21 章

哲学之门

在一次花园晚会上，我们大家再次相聚在一起。我父亲的另一位同事也在场，他在中国的名气很大，是一位哲学家、逻辑学家和大学教授[1]。每次当他登上讲堂就关乎国家利益的话题做演说，数以千计的年轻中国学生就会赶到现场聆听，更有成千上万的人们会以其他方式洗耳恭听。讲座中他说的每一句话都会被全国各地的报纸迅速转载。他以一个革命者和理性主义哲学家而著称于世。在他眼里，流行数百年的任何一个观点或主张都是值得怀疑的。他的信条是不惜一切代价寻求真理。如果大多数人都极度不认同某个观点或理论，他会觉得这个观点或理论反倒更有可能就是真理。因此，当这么一个人以任何一个社会机构的名义偶尔发表他的见解时，学生们至少会很尊敬地先听听他怎么说。一些人可能会伤心地认为，他还没有彻底摆脱过去时代的束缚，但其他人则会略作迟疑地思考，难道人类的智慧在这代人中间才开始

1　这位教授就是胡适先生。本章译文参考了郝田虎老师的译文，在此向郝老师致谢。

显现？今天的人们是否也可能从已故思想家的一星半点的智慧中受益呢？

教授三十多岁的年纪，皮肤白皙，身形消瘦。也许是出于即将人到中年的担心，他竭力抓住一切机会四处宣扬他最激进的观点。

“我们中的有些人成名太早了。”他曾这么惆怅地说。

如果完全凭借一个人的勤奋来确定他的声望，他恐怕早已为自己赢得世人的敬仰。他在哲学和历史方面成就斐然。作为少数既曾经接受美式训练同时中文造诣又非常深厚的中国学生，他带领一批运用现代批判手法的学者对中国经典的老派评注学家和历史学家进行了严厉的批判，把他们批得体无完肤。至少，大家是这样理解的。那些倡导用科学的文学批评方法来考证《圣经》各卷来源的人们对中世纪神学嗤之以鼻，另外一些人甚至走得更远，声称拉丁文圣经的译者圣杰罗姆[1]对一些希伯来语单词的翻译是有错误的。和他们一样，从事考据学的现代中国人也从本国的历史学家及其经典作品中寻找大的漏洞，再用迥异于传统的丝线将它们重新织补。接下来，他们提出一个七世纪或十七世纪不那么知名的考据，因为这位历史学家没有接受这些传统的注释与解读，那么就证明中国人的思想中一直有叛逆的成分。正如一些人谈到的那样，这种叛逆从未停止生长。他们无疑是对的，这种观点也很有趣，很有启发性。这种观点也像任何新的知识点一样非常受人欢迎。1453 年君士坦丁堡的陷落以及希腊学者的离散所导致的文艺复兴，远不如

1　圣杰罗姆（约 340—420），完成了拉丁文圣经修订本《武加大译本》，这也是拉丁文通俗译本。作为《圣经》拉丁文本的译者，杰罗姆一直被西方笔译和口译工作者奉为守护神。

1911 年中国清王朝的覆灭所引起的文艺复兴那么伟大。

这些年轻的探索真理的人们不满足于只给人们灌输中国的诸多思想家，他们还引用让·雅克·卢梭、赫伯特·斯宾塞和黑格尔。显然，这些人确实天资聪颖，我若企图与他们就世上的任何议题进行辩论，都会显出我是何等的无礼与傲慢。我应该做的只是虚心聆听。

“众所周知，”他们中的一位曾冷冷地看着我说，“女人没有逻辑思维能力。”

“女人，”另一位则宣称，“永远也搞不懂国际政治。”当时，我对他说，我认为他在有关对外交往方面（这些思想家喜欢谈论这一话题）的一些假设并不完全符合事实。很奇怪，为了真理而不惜付出任何代价的信念只会停留在纯科学和哲学思辨领域，而并非必然进入现实政治或真实生活。这样，妥协成为大家遵循的信条，并且更具有合理性。

“请一定把我介绍给教授，”宋太太在花园晚会上请求道，“我很希望见见他。”

我们走下草坪并且找到了他。他很高兴见到宋太太。这真是人类大脑奇怪的把戏，这位中国现代哲学家曾经断言，应该为女性创造机会去了解聪明的男人们正在谈论的内容。再说，宋太太是个有魅力的女人，并且她的魅力很容易被人感受到，这一点恐怕也发挥了一定的作用。此外，教授也见过她父亲。

我是否让大家形成了教授是个心胸狭窄、傲慢自大的学究这样的印象？那就大错特错了。跟他见面是件开心的事。他的内心羞涩敏感。总之，见过他的人，即使在观点上与他有极大的分歧，都会不由自主地喜欢上他。他的举止优雅温和。每个女人只要看一眼他的脸就会不免心动，很明显他习惯性地劳累过度。

我们初次相识是在火车上。窗外一片田园风光，果园里鲜花盛开，果树经过精心修剪，但是不很科学。地里一根杂草也没有，每一行每一列都排得笔直笔直的。一只布谷鸟叫了起来。

“你听！”他说，“你知道它在说什么吗？‘播种了，播种了！’有个传说是这么说的：从前有个懒惰的农夫，任凭自己的田地彻底荒芜下去。他死后得到的报应是变成一只布谷鸟，每年春天回来，呼唤其他农夫不要重蹈他的覆辙！”

“这个故事太迷人了。”我说。

“是的，”他回答，“就像我们中国所有的传说一样，很实际，很唯物。你们的诗人称布谷鸟为‘游荡的声音’。而对我们来说，这种声音却是给出了具体的建议。这就是咱们之间的区别。我们中国人特别唯物。西方向东方寻求神秘主义和精神灵性，这可真是无稽之谈。至于印度人，他们在精神层面甚至还不如我们。”

“哦，不是吧！”我提出异议，认为他只是和其他中国人一样，通过言语上礼貌性的谦虚来掩盖自己真实的感受。“你们有祖先崇拜啊。一个如此坚信死亡并非人类生命终点的民族，一定已经远离唯物论了。”

可是他完全不接受我的观点。

“你很清楚，”他答道，“连我们的鬼都是最唯物的。他们要吃要喝，还要花钱。如果活着时是富人的话，他们还要有汽车和用人，当然这些都是纸做的，要烧了送给他们在那个世界去用。我们的祖先也同样粗俗，如果他们的墓地方向不对，或者下葬时间不对，或者葬礼仪式不够恰当，他们就会时常回到人间，出没于子孙后代居住的房子里来捣乱。在死人这件事情上，我们中国人没有精神灵性可言。”

我当时正在为一份英文报纸撰写有关中国人生活的文章，于是我问他能否引用他的观点？

“当然可以，”他说：“这些观点我在不同的书里讲了不下二十遍——显然你还没有读过。不过你最好能够好好地写一篇与我的访谈。”

那会是一次全新的体验，我肯定地对他说。我喜欢这个提议。

“很好，”他吩咐道，“问我问题吧。我接受过无数次中国和美国报纸的访谈。”后来，他在欧洲也接受过访谈。

“关于中国的唯物主义？”我问道，心里没什么把握，“我想你忘记了中国的基督徒。你知道，在1900年，上万名基督徒宁死也不放弃信仰。这很难说是唯物，你说是吧？”

“宗教，”他摆出他的观点，“是人民的鸦片。有人这么说过，我在此确信无疑地重复这一观点。吸食毒品的人什么莽撞的事情都做得出来。所有宗教都建立在虚构的神话之上。看看《创世纪》就知道了！”

“我看过，我还仔细读过！”我回敬他道。随即我开始讲起这个故事，为我要阐述的主题暖场。“我还听过贝多芬的《第五交响曲》，看过拉斐尔的《椅中圣母》[1]，也很喜欢其他有关神的不同阐释。感谢上帝，像其他西方人一样，我从小就被浸染在《创世纪》和《启示录》的故事里，它们的光芒从此再

1　拉斐尔（1483—1520），意大利著名画家，“文艺复兴三杰”之一，创作了大量的圣母像。《椅中圣母》是其作品之一。

不能从我的眼睛里抹去。当然，有些人手指现实世界的美景，郑重其事地告诉我们《创世纪》只是一个寓言。很快他们就会发现——那些诚挚的灵魂——圣徒和天使们并没有像波提切利所描绘的那样在伯利恒的茅草棚下互相拥抱。”

神圣的圣约翰把魔鬼绑上铁链，扔进无底的万丈深渊，想想这个画面，我敢说，很少有别的东西能让我更加感到满足。这真的是想象力的最高境界，完全可以用作国际联盟内庭的装饰壁画。更让人欢欣鼓舞的可能是这样的一个中楣装饰带：在昏暗而幽默的创世纪，一丝微弱的光出现了，光逐渐变亮并穿过倔强的以色列——跟他或者我一样地倔强——直到照耀在世间每一个人身上。这道光最后会洒落在新耶路撒冷堡垒中那座镶有珠宝永远屹立不倒的高塔上。这时，我问他，既然是由我们来确保把耶和华的殿堂修建得无比庄严华丽，除了以他自己认为公平的方式把自己的柱子加入这个殿堂之外，他还希望邀请哪些哲学家、诗人、音乐家或艺术家加入这个行列呢？我提醒他，这座不朽之城共有十二扇门，他已经通过提问者圣托马斯之门进入了这座城，这也是一扇很好的门——常常需要其弟子做出牺牲！当时我的中国朋友中有半数人认为，唯一的进城之门是民族主义者西蒙之门——他虽是最差的使徒之一，但经过这扇牺牲之门的人也有珍珠般珍贵的品格。

他看着我，听着我说，并催我继续说下去。这是这位异常专注的哲学家最糟糕的一点。正当你期望他掏出形而上学的短剑把你屠杀，然后在你的尸体上擦净带血的刀刃时，他的眼睛里却发出一道温和亲切的光，说出一些比任何推理都更能让人消除敌意的话。

“神秘主义者，”他用一种超然的语气跟我说，让人觉得在他惊人的容易把人激怒的执拗之下竟然还深深地藏着一丝温和与谦卑，“神秘主义者有时会让我觉得也许可能存在着某种上帝。”

如今，在神学或在任何其他方面被人贴上标签都是非常考验人的。不过倒是一种挺好的回报，毕竟，通往美的道路看来并未对他关闭。

不过，他继续说道，上帝存在的概率太小了，在他看来，出于实际的考虑，根本不值得考量。

“我是无神论者，不是不可知论者，”他断言道，“我不会迎合虚幻的东西。我不会说我不知道上帝是否存在。我会说我确信上帝不存在。世上只有物质的生命，没有什么精神的世界。”

我父亲这时碰巧经过，并且听到了这些话。他把手放到教授肩上，俯视着坐在那里的他。通过持续不断的努力和对哲学与书本的研究学习，教授是那么真诚，那么苍白，几乎要发出光亮，他的身体已经变得无足轻重，变成了实现体内蕴藏的精神意愿的工具。看着他，人们不禁会分不清物质与精神各自的边界。

“亲爱的同事，”我父亲亲切地说，“凡见到你的人，都绝对不会相信你是唯物的。你本人就与你的理论相矛盾。”

教授大笑起来，并未感到不悦。这不符合逻辑。可是生命并不遵循逻辑学原理，而是遵循生物学原理。生命中总有不可预见的东西，生命可以成长。谁都不知道，在生命下一个拐角会遇见什么，国家的命运接下来会怎样。即使是用最科学的方式栽培的玫瑰，在它盛开之前，又有谁能够精准地画出它将会是什么模样？我这么跟他争论道。

“女人的推理！”他嘲笑道，“不过关于宗教，谢天谢地，我早就不再和教堂之类的迷信打交道了。我最后一次进教堂是在十年前，我希望永远都不会再踏入教堂。”

有人告诉我们，他对宗教的这种怨恨源于一个他曾经的西方基督徒朋友，后来证明这个人是个伪君子，这种怨恨就让他把自己装进一个硬壳里，不再去触碰宗教。这样的经历会让任何一个年轻人对朋友以及对朋友相信的造物主产生怀疑。但是，这位教授可以变得相当公正。他在英格兰时，报纸上正在辩论传教差会的价值。其中一方宣称，差会要为中国所有的问题承担责任。而我们这位教授竟拿起笔为差会进行了辩护！作为无神论者，他没法在教义方面为他们辩护，但作为爱国者，他宣布，差会为中国的进步所做出的贡献超过任何一个团体。

“不过，谢天谢地，”他激动地冲我喊道，“我敢说，我从未受过差会的教化，我不欠任何教会、任何宗教哪怕一分钱，也从未接受过任何教会、任何宗教哪怕一个小时的教育！”

他告诉我，他父亲在乡村做官，还算有些家底。

“我母亲，”他接着说，因为作为一个现实主义者，他必须说出全部的真相，尤其是那些让他不太愉快的东西，“是一个淳朴的乡下女孩。我母亲十八岁的时候嫁给了我的父亲，当时我父亲已经年纪很大了。我出生不久父亲就去世了。”他说这些是想告诉我，他的身体不太强壮与这段婚姻有直接的关系。但这段婚姻显然造就了极其杰出的头脑，并且教授也并非弱不禁风，否则他也不可能完成那么多的工作，取得那么大的成就。他年纪很小的时候就与一位从未见过面的乡下女孩订了婚。当他从美国学成归来荣归故里时，他维持了家中长辈以他的名义订下的婚约。他不想毁坏与国家体制及家族承诺维系在一起的荣誉。他心地纯洁，操行严谨。学问是他真正的伴侣。黛利拉[1]的伎俩对他毫无用处。与她一起待上五分钟就会把他烦死，尽管她来时“像一艘驶向爪哇或加德尔岛的航船，威武庄严，满载着她的勇气和滑轮配件”。

他最喜爱的外国文学，他说，是悲观主义者的“作品”。他特别提到托马斯·哈代和乔治·萧伯纳。“他们看到了生命中最糟糕的一面，”他说，“如果他们能找到任何乐观的理由，那就一定要有根据。我属于同一学派。然而，我却被媒体当作无可救药的乐观派。”

教授最喜爱的作家和思想家是赫胥黎[2]。他还真的给我引述了赫胥黎在维多利亚时期就科学与宗教问题的争议写给格莱斯顿[3]的话。

“可是，教授，”我争论道，“你不会认为，1870 或 1880 年前后一位生物学家和一位政治家仅仅通过互致几封信，就把某个确切说来属于形而上学或神学问题永久性地解决了吧？我恳求你读一些更近代一些的作者写的书。”

他马上承认了自己的不足，这再次证明他的内在品质。

“我想我在宗教理论方面是落后于时代的，”他说，“这些东西引不起我足够的兴趣。我心意已决。我没什么时间来读现代英语作者的书。不过没什么能动摇我对赫胥黎的信念。他和

1 黛利拉，在《圣经》旧约中，黛利拉是参孙的腓利士情妇。她将参孙出卖给了腓利士人，趁参孙睡觉时剪掉了他的头发，使参孙失去了能量。

2 赫胥黎（1825—1895），英国生物学家，提倡唯物主义科学精神，支持达尔文的进化论，创造了“不可知论”这个概念来形容他对宗教信仰的态度。

3 格莱斯顿（1809—1898），是十九世纪英国政坛上叱咤风云的大政治家，曾四度出任首相。一八八五年，赫胥黎与格莱斯顿因争论《创世纪》而打了一场笔仗。

达尔文的思想正是中国所需要的。”

接着他顿了一下，笑了笑。

“如果这是媒体访谈，”他插话道，“那会是很糟糕的一个！我对你这次访谈的想法不太看好。有谁会愿意了解我关于《创世纪》、唯物主义的看法呢？”

“我个人认为，你的看法对我很有启发。”我回答。

“你应该问问我写了多少书，书里都写了些什么。”他提醒我说。

这真是一份让人瞠目结舌的书单，关于逻辑学、形而上学的书，关于中国古典书籍考据方法及历史学家的批判性文章，关于政治学的论文。其中有的是中文，有的是英文。尽管他的英文作品谈论的是最深奥的主题，但其文字却极其流畅，一个字都不用改。当我按教授认可的采访风格最终写出了一篇关于他的著作及其本人的稿子，英语报纸的编辑把我的稿子往边上一推。“这根本不可能，”他说，“一个人不可能写出这么多作品。”这不禁让我怀疑，我的这个访谈方案也许真的不如教授的方案更加有效。他已经出版了一百万字的中文作品——一百万的象形文字啊。这是怎样惊人的勤奋啊！作为中国现代思想和流派的代表，他的一些最著名的作品被收入位于日内瓦的国际联盟图书馆。

他甚至还写诗。听到这个，我松了一口气。

“这么说，你热爱自然？”我开心地问。

“也不尽然，”他耸耸肩，给我泼了瓢冷水。

后来我发现，他的诗写的是人，关于女人的微笑、人力车夫的艰辛。

我在北京见到了他的夫人，一位身材矮小、面容和善的家庭妇女。她可能觉得自己这位杰出的丈夫是一个麻烦。例如，中国社会对英雄的要求很苛刻，教授会在同一天晚上收到六份晚宴邀请，而拒绝任何一个都会被视作无礼甚至侮辱之举！

“同理，我的一位名人朋友受邀担任十二所大学的校长，他也只好同意。但最近他发了通告，称再不接受此类邀请，无论是否会得罪人。仅仅在上海就有四十所所谓的大学，这中间肯定有不合格的，朋友发誓他不会参与支持它们。这是一个老传统，你一旦给某个大学者写过信，从此你就可以自称为他的弟子。”教授这样解释道。

“可你不能一个晚上吃六顿饭啊！你的胃怎么能受得了啊！”我好心地说道。

“当然不能，”他回答，“每家的晚宴我只夹上一筷子，然后就赶到下一场。邀请我的目的主要是和人交谈，我会待在那儿跟人聊一会儿。但即使这样，对人的胃也不是太好。我夫人说我一定长了个牛胃，我也真的这么觉得。”

“他的生活真是一团糟，”她这么对我说，我对此完全相信，“每天走马灯一样应酬完，回到家他已经是精疲力尽，因为每个邀请方都希望他发表讲话，而且是有意思的讲话。到家以后，他还会熬夜写文章，一直到凌晨三点。他说，这是唯一一段不会有电话打扰的时间。”

“到英格兰之后，”他圣明地说，“我要去大英博物馆待着，在那里没有人会来打扰。”

他告诉我，结婚的时候他就告诉自己的新娘，家里不奉行任何宗教的教义，不搞任何的宗教仪式，即使是新年祭祖也不行。他们有三个儿子，他认为孩子有权拥有自己独立的思想，不应受到任何宗教教条的片面影响。在孩子小的时候就向他们灌输某种宗教的偏见是绝对错误的。如果他们长大以后愿意做出那样的选择，那是他们自己的事。

“我必须替我的太太说句话，她一直遵守我制定的这条规矩，”他补充道，“我还想说，当她毫无怨言地同意我定的这条规矩时，我着实有些惊讶。”

“也许她知道，最重要的不在于仪式或形式。”我选择回避这个话题。

他希望他的孩子都能成为“先进的思想家”，不久就可以反过来教他。（父母们常常在孩子还小的时候对他们说这句话）他的担心是，如果做不到这一点，随着时间的推移，在思想上他就会变成一个追求物质享受和社会地位的资产阶级，对于男人来说，那将是一件最糟糕的事情。

“设想一下，如果‘红色革命’席卷中国？”我提出，“你可能会成为革命的牺牲品。”

“那就让它发生吧，”他心平气和地回应，“如果这能推动国家的进步，我心甘情愿。”他认为俄国的“红色恐怖”被极度夸大了。这是在中国南方一些省份出现“红色恐怖”之前的事。对于头脑冷静的西方人来说，这样的说法不经过事实的考验是无法判别真伪的。

即使如此，他确实有着骑士的风范。当极端分子执掌了中国的国家权力，在经过逻辑推理发现他们的许多想法可能会导致的结果后，我们这位弱不禁风、劳累过度的唯物主义哲学家与他们开展了面对面的抗争。他告诉他们，即使因此被害，他也不会加入他们的政治阵营。因此，当时他在该阵营的年轻人当中受欢迎程度有所下降。

他受欢迎是应该的，因为他把自己全部的时间、精力和名声，都投入到了对大众进行白话文教育的运动当中。中国人文盲率之高困扰着他。他很清楚，一个人经过多年的刻苦学习也就只能成为一个中等水平的中文学者。我的朋友励诚把他年幼的儿子们常年关在私塾里，跟着一位老先生学习中国经典。当然，他们也会跑出来玩球，这让祖父辈的人异常惊讶。但是，他们都把一年里最好的时光用在中文的写字、阅读和文学上，花在其他科目上的时间就很少了。他们五岁就开始私塾的学习。

“我对此感到后悔，”他们的父亲说，“可是我知道，这是他们成为好的中文学者的唯一方式。除了从小在经典中接受熏陶，别无他法。”

但是，农民、生意人、小摊贩怎么可能采用这样的教育方式呢？他们没有这个能力。那他们就应该绝望地当一辈子文盲吗？

有一次，教授非常大度地向那些他几乎认定是敌人的人承认，用“通俗语言”写成的《圣经》在中国的传播所取得的最大成就，就是教会了很多不识字的中国人认字，这与当初在英国的情况一样。正如《圣经》最早的译者们曾经遭到学者们的鄙视一样，教授也同样遭受了这种狭隘的偏见。教授绝不是卑鄙小人。他发起了白话文运动，而他自己本是一位文言文高手。他参与了白话文体系的创建，为崭新的可读性更强的新文学的开创以及贫困人口的教育奠定了基础。文言文学者们纷纷嘲笑他这样做是对纯学问的背叛。他们这么说有一定的道理，因为教授公然抨击旧时代的学问，称大多数内容毫无裨益。他要把作为中国古代教育基础的《四书》

归入大学的学习内容，像我们现在学习希腊语或拉丁文那样去学。就像柏拉图和亚里士多德那样，孔子与孟子的经典将成为学识渊博者的业余爱好及谈资，而不是普通老百姓的精神食粮。简而言之，在中国，要像西方大致发生的那样，用科学取代经典。科学，包括经济学、政治学以及自然科学，将用通俗的白话文来进行教授，而不再使用文言文。用文言文书写的难度之大如同我们写古希腊语，文言文的理解难度如同我们读十四世纪的英语长诗《农夫皮尔斯》[1]。

孔子、老子、孟子或墨子将被中国的新文化所取代，让出舞台退居二线，如果外国人对此表示遗憾，这些新文化的领袖们将会如此回应：“过去，你们嘲笑我们被死人所控制，这是你们的原话。现在，我们把紧紧抓住我们的恐怖魔爪从肩上卸去，你们这些外国人又一门心思地开始赞扬我们过去那些腐朽的道德。现在，我们建议把那些传奇人物只当作有趣的文学古董来学，你们却为他们悲叹感伤。你们觉得自己这么做符合逻辑吗？合乎情理吗？如果你们也被公元前五世纪的哲学束缚住手脚，尽管那是一段非常奇妙的历史时期，你们又会作何感想？”

“这样也许不合逻辑，可是符合人性，”你在心里默默地念叨，感觉就像在茫茫大海中遇见一艘航船，船上既无船长也无船舵，船员们对笔试所能起到的作用不再报以热情。

教授的名字翻译成英文意思是“你何去何从？”——汝欲何往？这很奇怪，但很有意义。

被介绍给教授认识之后，宋太太和我在草坪上散步，她

1 《农夫皮尔斯》，十四世纪的英语长诗，农夫皮尔斯主动带领一队朝圣者寻找神圣真理。书中用讽刺手法抨击了社会和教会的腐败。

询问我对教授以及我所遇见的其他知识界人士的真实看法。她无情地用一堆问题对我轮番轰炸。我给她讲述了在火车上对教授的采访。在讲到刻薄之处时，她听了捧腹大笑，还拍手称快。她告诉我她理解我对教授的喜爱，因为所有中国人都喜爱他。我最后评论道，这样的男人永远长不大。听到这儿，她抱住我的胳膊大叫："你说得对！他非常聪明，非常真诚——哦，还有，那么的幼稚！"

作为女人，我们突然感觉自己很老，用母性的眼光去看待整个现实主义流派、逻辑学家、形而上学论者、现代教育家和经济学家们。我们当然不会让他们当中任何一个人知道我们的这种想法，在他们看来这会是对他们最糟糕的侮辱。

"你弟弟小的时候，如果你让他走夜路，他会不会吹口哨给自己壮胆？你很清楚，他其实很害怕？"

"是的，当然啦，"她点头说道，"那就是我们这些现代思想家的样子，勇敢地在黑暗中前行的孩子们，边走边吹口哨给自己壮胆——上天保佑他们这种纯真！在他们夜行的路上，前面不远处一直有一盏温暖的灯光在照耀！"

关于教授的故事本来到这里就该结束了。但是，接下来的两年里，他目睹了中国的分崩离析。一开始，他抱着热切的希冀迎接剧变的萌芽！他密切关注每个变化，每个预示一切正朝好的方向发展的迹象都会让他欣喜若狂。然而，作为一个勇敢的思想家和问诘者，当他不得不与他曾经的好友、他的仰慕者和同事分道扬镳的时候，他的内心该是多么痛苦！

最近，因为他所深爱的国家，他陷入了一种谦卑到绝望的境地。需要指出的是，当一个中国人舍弃尊严、自尊或"面子"，脱掉用来抵御外部批评以保护自己的盔甲时，他是用极其谦卑的态度去丢弃这一切的。例如，当他意识到，对外国人而言，哪怕是无关紧要的日常言语也应遵循实话实说的原则，而自己没有做到这一点时，他会怀着极端痛恨自己的心情宣告，“我撒了谎！”哪怕他犯的只是一个小小的过失。

最近，教授放下一切骄傲，用英文在一本书里发表了一些观点。这些话一定让他心里淌血，也一定会让他无数的同胞惊愕万分。这倒并不是因为他们不赞同他的说法，而是他们不想承认自己的国家已经破败到如此地步。他这样写道：

“我认为，现在需要的是宗教忏悔般的深刻体认，即我们中国百事不如人，世界上每一个现代国家都比我们好上许多。我们必须承认，我们贫穷得可怕，我们的百姓苦难深重，任何文明的民族应当为此感到惊诧。”

当他继续写道：“我们的家庭大多是罪恶的渊薮，充斥着压迫和不公，私刑和自杀。”连外国人都觉得他的描述过于阴暗悲观了。然而——然而，现实是怎样的呢？我想起了一个我都不忍心告诉宋太太的故事。她十九岁，已为人妻。她一直在听一位外国女性的课，然后突然就不再来了。这位外国女性知道她很快就要当妈妈了，也注意到她身体不太好，脸色缺乏光泽，就有些替她担心，便向另一位女性打听她的下落和近况。

“哦，她现在挺好的。她很快就会回来上课了。”她们含糊其辞地对她说。

虽然对这样的回答并不满意，但她也没再说什么。不久她从那些女性闲聊时的只言片语中听出了那位女性的下落，心里感到既惊讶又难过。显然她在生孩子的过程中似乎要挺不过去了。她突发惊厥，然后一切问题就都来了。家里人开始商

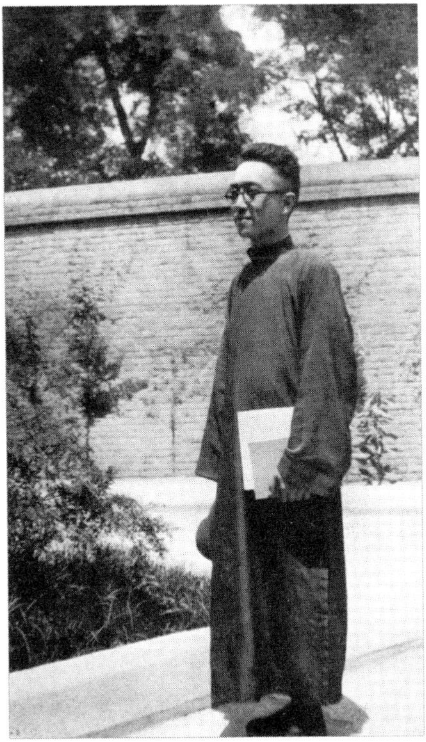

逻辑学教授。

议，一想到可能要给她准备棺材，他们就感到惊慌。他们非常穷，买不起棺材，而中国也没有《济贫法》[1]。其次，如果她死了，还要花钱再买一个妻子。所以他们叫来一个老妇人，在没有实施任何麻醉的情况下用一根长长的针刺女孩，女孩幸运地捡回了一条命。婴儿生下来就死了，这家人省下了一笔价值不菲的棺材钱。

这就是不幸、贫穷和苦难的例子，但这并不是罪恶。另一个事实是，有许多儿媳吞食鸦片暴死在婆婆家。另一方面，我也认识一些女孩和她们的婆婆相处融洽。

教授继续指控他的人民："这一切只有责备我们自己。我们女人裹脚裹了一千年，抽鸦片抽了几百年，结果民族虚弱，道德败坏……我们只是吞下我们的祖先和我们自己罪过的果实。"

"让我们，"最后他说，"不要再用一些自欺欺人的空话来欺骗自己，说什么帝国主义阻碍了中国的进步……我们该看看日本的近代史，用羞愧和悔恨把我们的自满和自欺永远埋葬。"

"然后，当我们真心地、彻底地忏悔后，让我们带着宗教般的虔敬下定决心，一定要去学习。"

写出这些文字的教授确实勇气可嘉。充满清教徒精神的这位思想家像崇拜上帝一般对真理顶礼膜拜，这样的他不会误入歧途很远，他得到的启示会帮助他们这一代人，而他们也最好听取他的建议。如果确实有一个神灵需要牺牲和服务的话，那一定是真理之神。从长远来看，真理之神也会给予

1　1601 年英国颁布《济贫法》规定政府救济贫民的责任，是世界上最早的社会保障法。

公正的回报。

宋太太和我再也不会笑话——即使是带着母性地笑话——一个走夜路时瞪大双眼、吹着口哨给自己壮胆的小孩子了。这是施洗约翰的召唤，尽管他没有身披兽皮、身居荒野。他的召唤是以赫胥黎的名义进行的忏悔，他的福音则是达尔文的进化法则。

在随后那段充满动荡和喧嚣的日子里，这位伟大的灵魂经过权衡与思考，认定赫胥黎和达尔文比马克思和列宁更伟大，是更加永恒的力量——这真是这个灵魂所做的一个了不起的决定。

第 22 章

两个女人的道路

回到北京，我们第一个想法就是去找我们的那些老朋友，尤其是骆小姐和魏小姐。按照威妥玛爵士[1]的拼法，魏小姐被写作“Miss Way”。威妥玛爵士是英国最早派到北京的官员之一，后来担任剑桥的首任汉学教授。他的中文造诣简直登峰造极，所以我不会像年轻一代那样去对他的拼写提出异议。当然每个人都会看出我的这位朋友的名字是个双关语，会半开玩笑地问:“看，这就是‘道’吗？”[2]（Lo，is this the Way？）”为方便起见，我也就默认这种写法了。

骆小姐是我父亲过去的一位满族官员朋友的女儿，名叫“骆香华”，在学术圈里被称为“骆小姐”，我通常叫她“香华”。在辛亥革命期间，我母亲和我曾为那些处境艰难的满族

1 威妥玛爵士（1818—1895），英国外交官，曾于 1871—1883 年担任过英国驻华公使；剑桥大学第一任汉学教授，他创编了“威妥玛式拼音”。中国清末至 1958 年汉语拼音方案公布前，中国和国际上流行的中文拼音方案，虽然保持了接近英文拼法的一些特点，但是并不完全迁就英文的拼写习惯，1888 年起在剑桥大学任汉语教授的 Thomas Wade 创编的这个方案被普遍用来拼写中国的人名、地名等。

2 Lo，is this the Way？ 这句话的意思其实是:“看，这是那个‘魏’小姐吗?”

人提供过一些小小的帮助。香华上过学，她不仅熟谙中国的经典，而且能说会写一些英文。现在，她的才能就被一所女校用上了。这所女校隐藏在北京城东北角一条曲里拐弯、满是尘土的胡同里。在骆大人和骆太太去世之前，香华的两个姐妹就已经出嫁了，可惜她们的婚姻都不幸福。其中一位是香莉，她曾经是一个那么光彩照人、机智漂亮的女孩，当香华告诉我她已去世的消息，我感到无比震惊。香华一直在逃避婚约，因此她的弟弟也只能单着，因为不能先于姐姐结婚。她也没有索要为她准备的嫁妆，只和贴身阿姆住在家里的一个小厢房里，整个家庭由她嫂子掌管。

“你姐姐死了！”我惊呼，“她才三十五岁啊，而且那么聪明！怎么会死了呢？”

“她死在她丈夫手里，”香华冷冷地回答。

接着她给我详述了发生在她姐姐身上的事情。下面就是她说的：“虽然我是个中国人，但我还是要说，她丈夫心太狠了。他们最后一次争吵是为了一只狗。他认为那只狗不听话，就拿来钉子，用锤子把钉子揳进它的脑袋，尽管我可怜的香莉姐姐哭着给他下跪，求他不要作这样的孽。她永远也忘不了那只狗的惨叫。她身体原本就不好，自那之后，她哀伤过度，肚子越胀越大，然后就死了。她很高兴自己得到了解脱，也没有留下一儿半女。”

离开北京七年后，听到一个朋友的死讯竟然让人感到“高兴”，只有造物主才知道她死亡的真正生理学上的原因。正说着话，香华的另一个姐姐香梅在接到电话后也来了。香梅曾经是一位胖乎乎的健康活泼、通情达理、直率坦诚，有时还略带一点调皮的开心女孩。聊了一会，我说希望她身体健康、幸福快乐，她冲我耸了耸肩。她是在她父亲去世前不久结的婚。上次见面时她刚刚新婚不久，并且失去了她的第一个孩子，也不知道将来还能不能生育。我深知对于中国妇女来说这是多大的痛苦，就变着法儿地安慰她。她流了一会儿泪，随后严肃地说："听着！我其实并不那么在乎能不能再生孩子。生活并不如意，我不想把这不如意再传给我的孩子。"听到这话，我当时不禁吃了一惊，心里有些不安。

一个中国妇女说出这种话时，说明她一定碰到了大问题。那个时候，香梅身体瘦弱、忧心忡忡，当时我还以为是孩子夭折的缘故。当我数年后再次见到她时，她精神萎靡，沉默寡言。要是她的母亲看到她这个样子，一定会伤心欲绝。很显然，生活对她来说只是一天天的忍耐和煎熬，看不到任何生机与希望。我知道她嫁了一个鳏夫，是他的第二任妻子。

"第二任妻子！"她嘲笑道，"意思是还有第四任、第五任、第六任！"

香华跟我解释说，尽管她姐姐按排名是明媒正娶的夫人，但是她的丈夫借口她的第一个孩子夭折就又纳了两房妾室，说是为了确保有后。可实际上在他第二段婚姻开始之前，也就是在第一任妻子还在世的时候，他就已经纳了两房妾了。万幸的是，姐丈的预言并未成真，姐姐生了一个儿子。现在她不仅可以得到丈夫的尊重，还可以要求家里其他女性都要尊重她，这个家是由她掌管的。家里的女人们有的对她没什么恶意，也很友善，有的就一心想上位当"女主人"，当然她们都没受过什么教育。对她来说，她们跟她丈夫怎么着都行，但要确保不太过分，以免危害到她儿子的未来。她最大的愿望就是让儿子接受一些现代的观念，以便他"不会像他父亲那样……如果他能长大成人。可是他身体实在太柔弱了。他又怎么可能是身强力壮的呢？”她伤心地说。

“我姐姐对家里的其他女人很好，我甚至跟她说，她对她们太好了，”香华说。

“她们愚笨、小心眼，但这不是她们的错，”她的姐姐说，“她们哪里有机会变成其他样子呢？我们有那样的父母，多幸运呀！我母亲善待所有人。”

她骄傲地昂起头，尽管她描述的现实非常残酷。不仅如此，她甚至对自己的痛苦处境报以鄙夷的微笑。这时，她转过身用胳膊抱住了香华的肩膀。

“香华一直拒绝订婚，家里人就此事进行过秘密商议。哥哥嫂子坚持认为她应该结婚，但我们姐妹俩一直支持她不嫁人，现在你该知道其中的原因了吧？”她说，“我们自己的生活已经毁了，但我们非常希望香华能继续教书而不是把自己嫁出去。女孩们唯一能做的是，在订婚的时候让她们的父母提出要求，要求他们将来的丈夫不可纳妾。香华就是在替我们做我们想做的事。”

接下来，就该讲讲魏小姐和骆小姐的故事了。继小姐[1]，一位满族女性，也是我的朋友包哲洁小姐[2]的朋友，是魏小姐和骆小姐所任职的学校[3]的创办人和首任校长。在1911年辛亥革命期间，继小姐十分确信中国会由于忽视孔子而招致毁灭，她甚至因此想通过在公共场合自杀的方式来唤起国家对孔圣人的

1 继小姐，原型为继识一，她是箴宜女学的首任校长。

2 即鲍登·史密斯小姐，中文名为包哲洁，与谢福芸一起创办了北京培华女校。

3 该学校即为北京的箴宜女学，原校址位于现在的育芳胡同。

重视。在很大程度上，得益于包哲洁小姐的努力才阻止了这场灾难的发生，继小姐因此活了下来，并通过自己的努力给女校的学生们在中国经典方面打下了扎实的基础。学校规模有所扩大，目前在册学生数量达两百人，但出勤情况并不是很稳定。上学时间安排是中国式的，不仅是周一到周五，还包括周六、周日，从早晨一直上到黄昏。不过最近周六下午不用上学了，这是仿照外国公学的做法，骆小姐和魏小姐发现这样安排对所有人都是一件好事。

学校的目标是提供教育，而不是赢利，因此学费很低，每个女孩每月一美元。可学费低的一个结果就是，作为现任校长的魏小姐时不时地要用自己微薄的个人财产来补贴学校开支，那是他父亲留给她的嫁妆。她父亲是宫里的一位高级官员，负责管理从华南、华中地区通过神奇的运河用驳船运到北京来的贡米。魏小姐是纯正的汉族，骆小姐是满族——就好像一个是英格兰人，一个是苏格兰人。或者一个是美国人，另一个是加拿大人。

在教职员工当中，骆小姐称得上是魏小姐的左膀右臂。像魏小姐一样，她义务地为学校服务了整整十年，而其他员工是按照当时的标准工资领取薪水的。不仅学生们只需缴纳很低的学费，该女校还开设了一所专收穷人孩子的附属学校，孩子们的学费全免。女校里大一些的女孩们挤出时间教他们，女校的教职员工为他们免费提供服务，来自富裕家庭的孩子们给他们提供衣物，其他人也捐赠实物。

相邻的院子里衣衫褴褛的孩子们一边叫喊着一边四处乱跑，“我们的孩子们正在享受游戏时间，”她们用很宽容的语气说，魏小姐自己的“小淑女们”是绝对不会这个样子的。

我跟宋太太说到过我的这两个朋友。“帮我问问她们，我能不能哪天跟你一起去看看她们的工作，”她要求道，“我想去见见你评价如此之高的中国女性。”

她对这所学校着了迷，非常崇拜我的这两位朋友。把她激情点燃的主要是学校的两个特点，对女孩行为举止的传统规范，以及孩子们接受的中文训练。她自己接受的教育主要来自美国或是上海的美国学校，那里配备着令人羡慕的捐赠来的仪器设备。她告诉我，她在教育方面最大的遗憾就是缺乏中国文学方面的真才实学。在这方面，她其实并非像很多人那样一无所知，她父亲给儿女们请了中国的家庭教师。而魏小姐的学校，完全不受外国的影响——魏小姐为此有些后悔，保持了五十年前对中文的高标准，是由继小姐和她的祖辈们制定的。在拜访完这所女校将要离开时，宋太太怀里抱了一大捆女孩子们的中文练习册，准备带回去给她父亲和丈夫看。

“如果云云和聂聂在中国经典方面能学到这些女孩的一半，我就很满足了，”她说，“现在他们也差不多该开始学习这些知识了。”

骆小姐父亲的朋友、曾任四川总督的赵尔巽[1]是一位伟大的政治家，也是这所学校的资助人和贵宾。他是个和蔼可亲、举止优雅的老绅士。然而，在学校的年度背诵仪式上，他用相当严格的标准来检查女孩子们的经典背诵。近几年来由于瘫痪，他不再能给学校提供具体的帮助。但他的名声就足以让老百姓敬畏，会客厅的显著位置悬挂着他的照片，护佑着这所学

1　原文中误记为 Chao Erh Feng，应指赵尔丰的亲兄弟赵尔巽，两人都曾出任川省总督，但赵尔丰在辛亥期间就被杀了。赵尔巽是该女校首任董事长。

校，他严格的治学传统也给学生们设定了很高的标准。再后来，他就去世了。对了，他还担任过“满洲”总督，在张作霖为自己过去的罪行寻求赦免的时候，他曾为张作霖做过保人。张作霖这位“满洲”的大独裁者（后来在离开北京的时候遭到炸弹袭击，也被炸死了）没有忘记这位老恩人。在纷飞的战火中，他还亲自去老人的灵柩前鞠躬，给这位老政治家举办了一个与其地位相称的隆重葬礼。

这所学校的中文标准很高，那其他课程又如何呢？在学校刚成立的时候，根本没有什么其他课程。中国经典是学校全部的课程，因为就教育而言，这些经典就足够了，就像中世纪欧洲的学校那样。不过这两位女士还怀有其他理想。她们的女学生们也大多来自与她们相同的社会阶层，相处融洽的汉族和满族家庭的女儿们，属于吃穿不愁的中等家庭。这样的家庭目前的日子还过得去，在新建立起来的秩序混乱的中华民国，很难说这些家庭会面临怎样的将来。他们没有能力在女儿的教育上花费太多，尽管他们很想那样做。不过魏小姐和骆小姐希望她们的学生至少能为现代中国更加光明的前景贡献一份力量。对女孩子来说，这是远大的抱负。她们希望通过课程的扩展帮助学生们将自己从铁锻炼成钢，获得更好的判断力，更泰然自若，身心得到更好的发展。面临艰难困苦的考验时，她们有坚不可摧、乐观光明的精神，在孤独无助时，她们会不屈不挠、自力更生。她们向我表达了这样的意思。当时我脑海里浮现出《圣经》的箴言篇，但我的中文水平不够，不能当场用中文引用给她们听。

“她不因下雪为家里的人担心；

因为全家都穿着朱红衣服。”[1]

这就是这两位坚定的女性要送给她们所负责的中国女儿们的东西——穿上用美丽和才能织成的衣服，以抵挡她们迟早会面对的凛冽的寒风暴雪。既然手边没有其他的提尔紫[2]，那么她们就为她们穿上用孔子的智慧编织的衣服。

她们想尽办法扩展课程。香华，这个最怕跟说英语的人说话的人，很准确地在教英语语法。“在一个终生难忘的年头里，”她告诉我，“一个英国女孩跑到北京的基督教青年会工作。她每周两次来我们学校教英语——免费教！因为爱而工作，而不是工资——就像我们一样。”回忆起这些，她有些激动，脸上发出红光。“可是，后来她结了婚，就离开了。基督教青年会的女孩子们不断地有人结婚，于是就不断地有新来的帮手，现在我们一个也不认识。”

她们还给我们展示了美丽的绘画作品，宋太太也收下了其中几幅，这让魏小姐觉得很高兴。“上海难道没人画画吗？”她问。“上海没有你们这样的学校，”宋太太答道，“我真高兴你们是一所旧式学校。”

“可是我们也不是所有的东西都是旧式的，”魏小姐昂头提出异议。说着，她拿出更多有关花的画作，这些画里的花都是分解图，正确标注了花萼、花瓣、雄蕊，还有蝴蝶和蜜蜂在采蜜。她又展示了一组化学实验图，曲颈瓶，煤气灯，里面正在生成气体的烧杯，还有化学实验的图例和说明。惊喜之余，我问魏小姐教植物与化学的老师是谁，实验室在哪里。

1 “她不因下雪为家里人担心；因为全家都穿着朱红衣服。”出自《箴言》31：21。

2 提尔紫是古时染料，在基督教代表哀伤、勇气和成熟。

“我们没有老师，”她叹息道，“纵使我们请得起——我们上哪儿去找教这些学科的老师呢？女孩子们只不过是照着商务印书馆出版的启蒙读物里的相关图片画下来的。”

商务印书馆是一个庞大的机构，是亚洲最大的出版社。它在上海的中国编辑们主要工作就是把外文教材翻译成中文，提供给那些中国学校，以这种方式参与中国的教育事业。这让我想起在维多利亚时期，认真求学的人们通过邮局的帮助来学习化学和光学。可怜吧？然而法布尔就是通过这种斯巴达式的方法学习的代数和三角函数。在读屠格涅夫的《父与子》时，你会发现小说里的知识分子正在互相传看《化学实验》这本书。对于魏小姐的女学生来说，知道大自然的方方面面可以汇总成植物学和化学这样的学科，在北京从一个院子走到另一个院子的时候能意识到地球远比她眼睛看到的世界大得多，哪怕这些只是从书本上得来的知识，对她们也是有益处的。

在礼貌方面，这两位女教师对学生要求非常严格，学生们对此似乎也真心赞同。根据现代教育观念，她们课间都跑到大院子里来活动。但一旦遇见老师或访客，她们马上变得恭敬有加。随着了解的进一步深入，宋太太对学校的赞美越来越强烈。我自己倒是不反对年轻人对长者的尊敬，该顺从时当顺从。然而，当我们坐在香华的英语课上听她讲课的时候，宋太太和我都吓了一跳。她突然恶狠狠地用戒尺敲击桌面，像巴斯比博士看着一张错误的分析表一样愁云密布。官员惊堂木一敲，罪犯跪在衙门受审的感觉在那间教室弥漫开来。讲台下的骆香华在平日里是个苍白脆弱、优柔寡断、年轻漂亮的女子，像一朵脆弱的花。但在做英语练习的时候，她变成了布狄卡[1]。

魏小姐三十八岁，高个子，身材匀称、丰满，脸上带有一丝顽皮的微笑和健康的红晕，让人看着很舒服。她同样也与其兄嫂及他们的孩子同住，家里按着父系家庭的规则秩序井然，她母亲仍在世，是一家之主。

“我母亲和哥哥已经放弃了，不再劝我必须结婚。”她解释道。

骆小姐的处境则不同。她的弟媳变得有些不好相处。根据传统习俗的要求，这位弟媳大部分时间都只能待在自家庭院里，这对任何脾气性格的人来说都是一种考验。她不喜欢香华，总是说她“犟”，非要去学校当老师。

“你早该像其他明白事理的女人一样把自己嫁出去。”她好心地责骂道。

香华有权以嫁妆的形式和他弟弟一起分享他父亲的家产。有了这些家产，她甚至可以实现去国外上女子大学的梦想。然而，他弟弟作为她那部分财产的托管人，听从了一些堂表兄弟的建议，和他们一起把家庭基金投到了天津附近一个新成立的典当行。过去典当行一直是中国上流社会最敬重也是最安全的投资方式，就好像外国的政府股票。中国的典当业虽然历经了许多朝代，但是由于近些年的动乱，情况已经今非昔比了。每个城市的典当行都成为盗匪们实施抢劫的第一站。它们都建得很结实牢固，像小型的堡垒，四周围着牢不可破的高墙。呜呼！西方已经给东方送来了枪支弹药，参与抢劫的士兵或土匪只需用

1　布狄卡（公元 33—61），亦称波阿狄西亚，是英格兰古代爱西尼部落的王后和女王，领导了不列颠诸部落反抗罗马帝国占领军统治的起义，一直是英国重要的文化标志。

弹药把大门的锁炸开即可。香华的弟弟把家里所有的钱都投进了典当行——而且未经她的同意，这是不符合规矩的，因为他是弟弟。为了家里的安宁，香华在涉及钱财的问题上一向保持沉默，尽量避免与此相关的讨论。这种尴尬的局面在非汉族的家庭里似乎也同样存在。此外，同缺钱相比，香华觉得更加让人难受的是要和一位心烦意乱的弟媳住在同一个屋檐下。

魏小姐明白香华的处境。她们俩全身心地爱着对方。我母亲由于身体的原因不能去看她们时，她们就时不时地过来看我们，一起喝喝茶。有一天，她们对我的一条新裙子夸奖了几句，我也表示自己很喜欢香华身上穿的那件迷人的淡紫色丝绸薄上衣。

“是魏小姐送我的，”香华马上说道，抬眼望向魏小姐，就像妹妹看姐姐那样。

“她穿上漂亮衣服真的很好看，是不是？”魏小姐说着，带着母性的微笑看着香华。

这是真正的友情，一个开心给予，一个欣然接受。就像达蒙和皮西厄斯[1]那样的莫逆之交！我真的太喜欢看到她俩在一起的样子了，我领着她们穿过我们和其他西方朋友同住的中国房子，院子里铺着砖。我拉起挂在门上的蒲杆帘，在东方通过这种方法可以在保持房间通风的同时也把热气挡在外面。我们走进我的那间稍显昏暗的卧室——这是一间中式房屋，粗大的柱子撑起屋顶，墙上用中国的方式糊着白纸。卧室里挂着卡尔德隆[2]的画，路得和拿俄米[3]站在犹太路的路口，一位仆人眼

1 达蒙和皮西厄斯，罗马传说两人是生死之交，莫逆之交。

2 卡尔德隆（1833—1898），英国画家。

3 路得和拿俄米是《圣经》人物，讲的是忠贞之爱和信心的故事。

睛望向她们。年纪轻一些的路得在说，“不要催我回去，不跟随你。[1]”

两位女士静静地听我讲完这个故事，试着把这句可爱的话翻译成中文。接着魏小姐抱住香华，说：“我们俩也永远不分开。”

“把你的胳膊给我们的英国姐妹看看，”香华说。

魏小姐又对她笑了笑，卷起她这件漂亮的衣服的袖子。在她上臂的顶部，在西方女性通常种疫苗的地方，赫然有一大片细小的伤疤。

我惊呆了。无疑，然而……魏小姐怎么也会？哦，不可能，她绝对不可能是吸食吗啡的瘾君子，虽然这在中国女士当中是很有可能发生的事。我的另一位老熟人也曾经让我惊愕，她的胳膊细如麻秆，皮肤松弛，可她的眼睛可以从头一天的死气沉沉到第二天突然变得神采奕奕。我跟宋太太谈起过她，她这样奇怪的样子让我担心她是否患了重病。宋太太也认识她。听我讲完，宋太太样子怪怪地看了我一眼，没有任何同情的表示，当时我还觉得她有些冷酷。那时我真的不知道是怎么回事。但是有一天，当我看到胳膊上那些可怕的针眼，我突然明白了，鸦片！没有任何其他东西会让皮肤变得那么死气沉沉，并且让人的情绪在灰心丧气和活力四射之间不断变换。不过宋太太怀着对中国的忠诚，在我开口之前绝不主动提起它。

“我以为你永远都猜不出来呢！”当我突然向她表示我的怀疑后，她这样说。

---

1 “不要催我回去，不跟随你。”出自《圣经·路得记》1:16。整个片段是“不要催我回去，不跟随你。你往那里去，我也往那里去；你在那里住宿，我也在那里住宿；你的国就是我的国，你的神就是我的神。”

此时此刻，魏小姐的胳膊上针眼密布。北京要向世人讲述怎样的关于人类心理的新故事呢？绝不可能是鸦片或者吗啡。那个女人看着我，目光毫不躲闪，气质高贵。在一个牙疼、痢疾和疟疾肆虐而没有科学的医疗条件的国家，最先让一个人，无论男女，去尝试毒品的原因通常是由于生病、痛苦或悲伤。还有一个原因是无聊，这是一种隐形的病，而鸦片枪可以将它治愈——当然也是暂时的。被关在自家庭院里，充满智慧和活力的中国女性几乎找不到什么地方去发泄体内的能量。偶尔端起的鸦片枪由此变成了食人的魔鬼，一天天把她们拖向充斥着幽灵和绝望的世界。

骆香华开始说话。她看着朋友胳膊上布满针眼的皮肤，眼神里满是怜爱。

“那些针眼都是为我扎的，”她的声音有些颤抖，像星星一样浑身散发出爱的光芒。

她让魏小姐来讲这个故事，魏小姐是她俩之中更有活力的发言人。原来，就在两三年前，香华突然变得“非常消沉”。她和她的弟媳相处得很不愉快。“如果是我，我绝不会容忍别人因为我选择的职业而责骂我，”魏小姐说，“可香华完全没有能力捍卫自己。她像花一样枯萎了，病倒了。”

从病理上，我无法知道香华的病因。通过中国人对过去病症的描述来下诊断是件很困难的事。她的肚子没有发胀，但是身体越来越弱，脸色越来越苍白，精神越来越萎靡。有一天，她没有去学校。魏小姐便上门去找她。当她悄悄走进香华的院子，打开糊了纸的格扇门，发现香华躺在床上昏迷不醒，旁边一个人也没有。魏小姐愤怒至极，开始大声叫喊，也收到了良好的效果。香华的弟弟真心爱着姐姐，只是完全不了解家里发生的事情。他马上派人请来了魏小姐要求的那位中医大夫。

“中医看某些病效果很好，”香华这时看着我，羞怯地插话道，知道我更倾向于请外国医院的大夫。和家里其他人一样，那位大夫也得出同样的结论，香华快要死了。

“难道没有办法救救她吗？”悲痛欲绝的魏小姐问。弟媳也非常震惊，自从香华病倒，她对香华确实好了不少。

“倒是有一种办法，”大夫说，如果有人能给她提供纯人血，让她每隔几小时喝上一次，也许她能恢复健康。

因此，便有了魏小姐圆润胳膊上的那些针眼。一共抽了三十三次血，每次有中式酒杯一杯的量——差不多相当于西式烈酒杯大小，抽出血后让她的朋友喝下。一开始，很难让这个昏迷不醒的女孩吞服下去。但最后她苏醒过来了——当然是多亏了魏小姐的血。直到她身体好些了，她才知道当初服的是什么药。知道了这些，你就完全可以想象得到，她对这位慷慨地爱着她的女士会怀有什么样的感情了。

“在我的血管里真真切切地流着她的血，”香华似乎是唱着说这句话的。

“她是我的一部分。”魏小姐应和着。

她们挽起了胳膊，接着香华把自己的胳膊放到魏小姐的肩上。

“就像那幅画那样，”她说，“她们叫什么来着？”

“路得和拿俄米。”我说。

第 23 章

一位格格的观点

我很少在北京见到宋太太。有一次，我们在一个麻将聚会上碰到了。她告诉我她在北戴河租了个房子，我们以后可以在北戴河再见。这次麻将聚会是一位魅力非凡的美国女士组织的，她品位很高，也很有鉴赏力。她租下了一座空置的寺庙，沿着格子状通道安装了中央供热系统，在以往供放佛像的宽大壁龛上挂上了绣帷，安放了铺了织锦的长沙发椅。她把寺庙改造成了一个温馨可爱的家，这是我第一次这么近距离地感受到丝绸之国的辉煌，而人们以往常常只是停留在文字层面的想象之中。露天庭院里阳光灿烂，一株高大的榆树下，坐着几位满族格格和地位尊贵的汉族女士。衣着华丽的她们围坐在几张漂亮的桌子边，纤细灵活的手指正在码放象牙和竹子制成的麻将牌，每个人前面俨然筑成了一道微缩版的长城。

打一次麻将要花去一下午的闲暇时间。下午茶之前我要去别的地方办事，所以就没有坐下来打，而是在几张桌子之间串来串去。在宋太太那里稍作停留，祝她好运，因为她说平时不怎么打麻将，现在落入了麻将老手的巢穴，需要我给她带点好彩头。

一位上了年纪的格格也把我叫过去，让我站到她的旁边给她带去些好彩头。她把长长的烟嘴放到桌子边沿，告诉我说，没能手把手教我打麻将真是太遗憾了，不然我们可以联手把其他人杀个片甲不留。

麻将开始之前的午餐桌上，我和她挨着坐。虽然她比我上次来北京时又显老了一些，但依然活力四射。在我们的女主人当天所邀请的外国客人中，没有其他人能讲中文。在离开我心爱的中国数年后，我脑子里残存的中文也已经非常有限。另外，那位格格在接到午餐邀请时询问了客人名单，发现我也位列其中，就表示很高兴能再见到我。很久以前，我们手拉手坐在一起，请相信我，不是像恋人那样，只是为了方便她在强调某些观点时用一个手指轻轻地敲一下我的手——那时她正跟我谈论自己对女性教育的看法。这次看到我时，她短促地发出一声“哈！”然后说：“我一听说你又来到了我们这个不值得来的国家，我就猜到你很快就会到我们这儿来报到了。”

一上桌，她自然而然地坐到了女主人的右手位置，那是贵宾的位置。

“好了，”她问，“有什么吃的？”她从桌上拉过菜单，递给我。我开始看菜单，心想我最好把几个法语菜名给大家解释一下。正想着，她又把菜单从我手里一把拿走，放回到桌上。

“不用看了，不用看了，”她说，“我一直都很喜欢这里的午餐”——确实，我们的女主人以她的美食闻名，并且确实是名不虚传。

“嗯，我想——”我刚开了个头，就被她打断了。

她转向我，十指交叉放在腹下，让自己舒服地坐着，随即启动了她舌头上的开关。她非常坦率地跟我讲了一次内乱事件，又补充道，既然对此毫无办法，她索性尽可能不去关注它，最后她说：

“我想，她们安排你坐到我旁边，可能是因为她们以为你能讲中文！”说完，她大笑起来。我也出于礼貌笑了笑，心里却有点伤心。“不过，我看这里其他人都不会说中文，我也只好将就了。不管怎样，见到你很高兴！不过，首先我要说的是我负责讲话，你只管听就可以了，明白吗？”

“好！好！”我说。

“嘘！”她发出嘘声，“我说了，我负责讲话！”

你可能猜得到，我被她迷住了。这种情形很像我年轻时所处的中国，那时只要有年长的人在场，没有哪个年轻女性胆敢发表自己的看法，因为长者会告诉你该怎么想。格格如愿以偿地开始侃侃而谈。她说的许多话我听不太明白，这让她觉得很有趣。我必须全神贯注地听她讲，她语速很快，用词也很口语化，再加上常常会思路突变，这些无疑都增加了听懂她说话的难度。我不会放弃，也不说我听不懂。她会突然问我一个问题，有时根本就不知道她问的是什么。我会在刹那间犹豫要不要请她重复一下她的问题。可这么试了一两次之后，我发现显然她不喜欢这样。她告诉我，由于我离开中国那么长时间，没有了她的指导，我已经变傻了。好几次，我试图避免正面答复，点着头，假装很带劲儿地说，“不错，不错——你说得对，你说得对！”这是一句礼貌用语，如果用得巧，可以很好地帮你掩饰自己没听懂的事实。它既可以表达任何意思，也可以什么意思都不表达，只表示你在听。很快，我的注意力被别的东西所吸引，只用了半只耳朵在听，她马上抓住机会用极快的语速说些什么，然后就等着我的回复。那双敏锐老辣的眼睛，弯钩似的鼻子——就中国人的鼻子而言，她的算是弯钩鼻了——紧紧地盯着我。我感觉自己像只羊羔——或是一只傻傻地咩咩叫的绵羊——面对着一只老鹰。她等待着，带着一丝微笑。“不，我不这么看，”我掉进了陷阱，就像那只羊一样开始胡说，正好给她提供了攻击我的弹药。

“不，我不这么看！”她模仿着我的话说，“这算哪门子回答，我说了那么多的话，这就是你的回应？你这个骗子！”她的手指伸到我鼻子下面摇了摇。“我刚才说的话，你一个字都没听懂，是不是？”

我笑了。

“你们这些洋人！”她惊叹道，“我的天哪！你们真是太天真了。还以为能骗过我们！”

这次倒是我悄悄地乐了，我还奇怪怎么早没有被她发现呢。

“不过，我猜你能骗过我们当今的那些政府官员，”她继续说，“他们自以为挺聪明！聪明！”她蔑视他们，“一群自命不凡的跳梁小丑！”

不过马上她就安静下来。“哦，天哪，我说了些什么呀！可了不得了！这里还有一两位他们的夫人呢。我最好别说了。”

接着她在我耳边快速地说了一长通话。她可不会因为有这个顾虑就把想说的话咽到肚子里去呢。

“其实这些夫人也不会介意我的评论，”她最后又低声从下嘴唇吐出几句，“她们有良好的教养，尽管她们的父亲不是过去那种总督之类的身份。他们自称为改革派，那是因为他们没有接受过很好的传统经典教育！不过，他们和今天的革命者又很不一样。这些女士出过国，学过外文，知道怎样的行为举止才符合她们的身份。她们更喜欢和我们这些老派的人打交道。”

她努力试图对着我挤一下眼睛，用胳膊肘推了推我。

“至于她们的丈夫，每位夫人都很清楚自己最好在哪些方面需要尽力保持克制。别喋喋不休地去讲别人不愿听的事，哪壶不开提哪壶。我想她们的日子也不好过。现如今我可不想要一个从政的丈夫。不管怎样，北洋军阀手上沾了一些人的血，这样的日子绝对不会沉闷无趣。为什么！有人告诉我，一位部长曾经不得不男扮女装逃亡到天津。”

“现代的夫人们有些还是很幸福的，”我插话道，这时坐在桌子另一头的宋太太目光恰好与我相遇。她调皮地冲着格格扬了扬眉毛，然后心领神会地冲我笑了笑。格格素来以说话坦率著称。

“我之前怎么跟你说的？”格格仍然精力旺盛，“你不许说话。我来说。”

“你说吧，求你了，”我顺从地轻声说。

“你还记得大革命后我们在天津的会面吗？”她继续说道。我确实记得。“那天早晨，我给我的三女儿订了婚。你登门来访，是知名学者宫大人的夫人带你来的。那可真是个了不起的女人——她对这门婚事几乎跟我一样开心。她的举手投足那叫一个礼貌得体！现在的年轻人压根儿就不知道什么是礼貌。”她说着，笑弯了腰，然后又悠然自得地坐回到椅子上。“她叫我姨妈，我告诉她，她一定是我的姑奶奶。现在你可以说话了，告诉我，她现在人在哪里，近况如何？”

宫太太和格格的丈夫都已过世，不过，据我所知，宫太太一直会痛惜她丈夫的离世，而格格则比较超脱。当我对她表达同情时，她舌头开关一开，平静地答道，“好啦！好啦！这

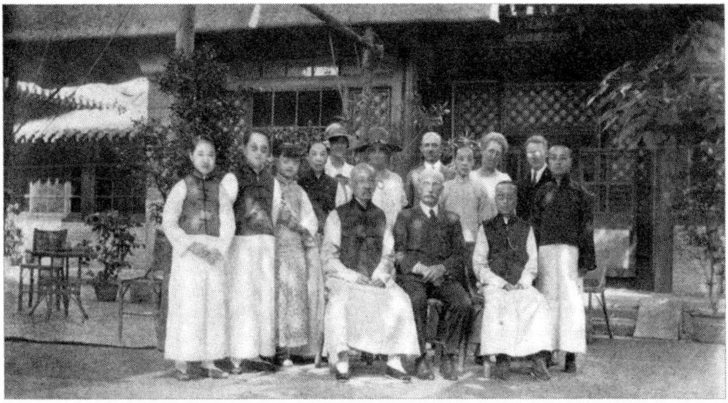

在现代北京受邀参加一位美国女士举办的
午餐会的阿哥和格格们。

样的事总是会发生的！”

“格格的三女儿可好啊，她幸福吗？”我问。

“这桩婚姻很成功，”她说，“她生了两个孩子，这在现如今是足够了。我生了六个——不过我是个傻瓜。”说完，她自己也咯咯笑起来。“大多数女人都是傻瓜——男人也是，”她补充道，“不过，通常情况下，我不傻。确实，有时候看看身边的熟人，我觉得在我认识的人里面，唯一一个不傻的人就是我。”

太震撼了。大多数人在他们生命中的某个阶段会有这样的看法，可是几乎没人会把这种看法说出来。

可惜午餐很快就结束了，开始进入正题——麻将。我站着看时，格格和了第一把，挺好。我想溜走，格格却把我叫回去，跟我说我母亲和我一定得去她家。她活动繁忙，我们也是，最后定下来，第二天上午九点半，我自己一个人去，我母亲不去。不过，我还是善意地提醒她，她是否真的要在这个时间接待我。

“那个时候我的头发应该已经梳好了，”她让我放心。可以在她梳洗打扮的时间去拜访她，让我感到受宠若惊。同时，我也感到有点难过。在她眼里，我俨然属于年轻一代，被当作年轻人来对待。

我上次见到她的时候，她正住在天津的一所小房子里，藏在一片排列得错综复杂的寓所后面。这位可爱的老妇人——她确实是个老妇人——在北京使馆区给自己找到了一个可以藏身的小别墅。清朝灭亡之后，她就热衷于在小别墅里隐居起来。这里曾经是一排排的兵营。军官们住的那片房子现在住着血统远不如她高贵的人们。

“买办！银行买办！”她跟我说的时候，不禁咯咯地笑出声来，“他们要比我多付一倍的钱。哈哈！”

我告诉她在伦敦的新穷人当中，一个聪明的做法是住在马厩改建成的住房里。我话一出口就后悔了，她也马上陷入了思考。如果我下次回北京，肯定会发现她已住在马车房里。她确实很穷吗？还是其实挺富有？我不知道。有人这么说，有人那么说。要想知道实情只有直接问她，可纵使我鲁莽地去问，她凭什么就跟我说实话呢？她为什么要告诉我实情呢？让我觉得捉摸不透她才开心呢！

第二天早晨，格格亲自到门外接我，这是很高的礼遇。她头发已梳好，按满族妇女的传统，发髻盘在头顶上——而不像法国女性那样盘在脑后，发髻上戴了一朵红花。

“没时间在脸上搽胭脂了，”她说。

然后，她告诉我她今年七十三岁了。“真想不到！”我惊呼，“你的头发还是漆黑的！灰白头发还不如我多。我母亲的头发已经全白了。”

她轻蔑地哼了一声。“哼！如果我不在头发上加点东西来伪装，我的也该全白了。你在想什么呢？你不会觉得我这把年纪头发还是黑黑的吧？当然不是！”

不过她不再继续往下说了。她耸了耸肩，嘲笑了几声。伪装的效果很不错，每根头发都像年轻时那么乌黑锃亮，连发根都是。我问她有什么秘方，她假装没听懂，一边笑着，一边向屋内走去。

她现在的住所原来一定是护院的房间。房间很长，不同的部分用日式屏风隔开，有一些屏风廉价粗糙，有些则非常精美。从一个屏风后面传来在搪瓷脸盆里洗漱的声音。

“那是我女儿，”她告诉我，“她一直在帮我梳头。我想她自己的头现在可能也梳好了。”她又低声说道：“这是我大女儿。太悲惨了。她丈夫一点用都没有，绝对是个坏蛋。她没法过下去了。我告诉女儿，最好跟他做个了断，回来跟我一起过，我还养得起她。再说她也没儿子。最初看到她丈夫的时候，我就对这桩婚事产生了一些疑虑，可当时也没有其他合适的人选，对于有五个女儿的人家，我们也不能太挑剔。”她用手肘碰了碰我。“这些情况你都是了解的，对吧？我记得你认识骆家的女孩。她们的母亲心太软，我总说她傻。哦，她是你的朋友，所以你不会听到任何说她不好的话！看看那几个女孩的生活，现在多狼狈。听说最小的那个还不肯结婚。现在这世界怎么了？他们说她在忙着做好事，给穷人的孩子上课。那还算不错。再说说我的这个女婿。他长得像个虾米一样，眼睛往外凸，”说着，她鼓起眼睛给我看，把我逗乐了。“不过，当时我丈夫说，你不能以貌取人。他说他妹夫也长得有点像虾，胡子还往外翘呢，不过，他却有治理一个省的才能，还平定了一次叛乱。”

“所以你女儿就搬回来跟你住了？”我问。

“是的，这回我就彻底踏实了。跟女儿住比跟儿媳强多了，儿媳总是会怕你，还总在不该笑的时候笑。我已经打发儿媳和她丈夫搬到老房子里去住了，真是一种解脱。至于我女儿，我跟她说，即使我嫁给了一只虾米，我也一定会设法治住它。”

“把他做成咖喱虾，”我建议道，不过发现没法把我的这个小玩笑翻成中文。

“这些现代女孩，”她说，“性子太软。这就是她们的问题。我绝不会忍受她所忍受的一半。我会让他知道我对他是什么看法，会把他吓得不敢做坏事。你马上就会见到我女儿了，还有她的女儿——我的外孙女。”

话音刚落，格格的外孙女就来了——手上拿着格格的香烟。她把烟装进长长的烟嘴里，放到她外婆的嘴上，然后点着了火柴。她长得太漂亮了，我目不转睛地盯着她看，眼睛都不舍得眨一下。她的眼睛里有一种幽默的欢乐。听着老外婆有些过分的戏谑，这个大约十五岁的女孩偶尔也笑出声来，开心地侧眼看看我。她的任务是帮着抖掉外婆香烟上的烟灰，等外婆抽完一根，取出烟屁股，再重新装上新的。同时，听着尊长们说话，从她们对生活的看法中获益。她走出门去看给客人煮的茶好了没有。格格俯身凑近我，伸出嘴唇，犀利的鹰眼看向我，低声说：“我注意到你一直盯着她看。你觉得她的长相还过得去吗？”

“她很可爱，像仙女似的，很迷人。”我充满热情地回答。这个女孩鹅蛋脸，下巴圆润，面容洁净，粉面桃花，眼里充满欢乐，嘴角带笑，真是一幅绝美的图画。她举止文雅，像杨柳那般纤细，行动如银色的鲦鱼那般自如。之所以想到鱼的这个比喻，是因为格格问：“没有虾爸的痕迹吧？”

“一丁点儿都没有，”我开心地回答，“不过你很清楚人人都会觉得她很可爱。你的女儿们也很有名啊。”这是真的，其中两三个是出名的美女。“她们孩子的长相自然也会出类拔萃啊！”

“啊！你只是出于礼貌在‘说好听的’！”她这不是真心话，我们彼此心照不宣。她冲我皱了皱鼻子，我的赞扬让她很受用，“她们也许长得都还不赖——我的女儿和她们的女儿们。我不知道她们的长相是从我这里还是从她们父亲那里继承的。”我这时应该赶紧说是从她那里继承过去的，但是老实说无论她还是她丈夫都没有她们一半好看——当然也许她使她们更聪明了，这肯定跟她丈夫没什么关系，不过他确实是个非常好的人。

我问这个女孩会不会说些外语。呜呼，她不会。她稀稀拉拉地学过一点儿中文，这就是她所有的从课本上获得的教育。我试着说服格格让她多接受些教育。

“有什么用呢？”她问，“四五年后她就得结婚，嫁给一个满族人，你知道我们满族的男人有多傻、多无知吧。她最好跟我学学怎么跟人打交道，而不是读书，不论中文还是英文。”

女孩回来了，她妈妈也来了，她已梳妆打扮完毕。我们坐在一起聊过去的时光。格格说现在她几乎都不去英国公使馆了，不像过去朱迩典爵士和夫人在时那样。“当然我还是会被邀请参加大型活动的，”她说，“你知道我过去常常和朱迩典爵士坐在一起，告诉他我对国家大事的一些看法，他也会跟我争论，因为他知道我的观点也值得争论。我也会告诉他如果慈禧皇太后还在的话，她会如何处理这些事情。如果她一直活到现在，中国也不会落到现在这般田地。他很高兴能从我这里了解到许多情况。这就是外交官的成功之道，我说，如果有人能告诉你一些信息，必须认真去听。谁都承认女人对别人的了解要胜过男人。”

她把椅子朝我拉近些，身体前倾，用长烟嘴敲了敲我的膝盖，随手把一些焦油抖入地板上的一个花瓶里。

“告诉我，”她凝视着我的脸，“你们这个庚款委员会要怎么用这笔义和团的赔款？”我吃了一惊。全中国没有一位女性问过这个问题，或是对此表现出过一丁点儿兴趣，除了南京的吴小姐——这位妇女教育的战士，一个也没有！而这位敏锐的老格格却问出了这样的问题。像我母亲一样，世界上任何有生命的事物都能引起她们的兴趣。和古罗马的诗人一样，对于一位北京的格格来说，这一句格言对她们同样适用：我是人，人性所在，我无例外[1]。此外，这位女性过去常常与清朝掌管国家大事的男性们交谈，她怀念那些可以从中受益的智慧交锋。

“还没决定呢，”我坦诚地说，“不管怎样，这个委员会跟我没有关系——一点关系都没有。”

她不断点头，点了足有六七下：她把她那善言的嘴唇往下一拉。“你不会告诉我的，”她嗤之以鼻，“你太过谨慎了！”

“我说的是实话，我发誓。”我激动地表示。

“你可以跟别人这么说，但不要跟我这样，”她揶揄道，“你父亲不是委员会成员吗？你不是他女儿吗？难道女儿不知道父亲的想法？不管他对外面怎么讲——即使他不曾告诉过你，你当然也会知道。来吧，告诉我。我知道了又有什么关系呢？”

看来我必须从我所了解的信息中谨慎地挑出一些讲给她听——就当是做慈善了。

“你知道的，”我缓缓说道，“像其他地方一样，中国需要建设铁路和学校，农民需要得到科技方面的指导。难就难在判断哪方面最需要帮助。我父亲和其他委员正在向各方寻求相关的建议和意见。如果是你，打算怎样花这笔钱？”

她的情绪缓和下来。

“我！你真的在征询我的意见？”她指了指自己的鼻子，中国人在谈到自己的时候会指自己的鼻子，而不像我们这样用

1　这是罗马剧作家泰伦斯作品中一个人物的一句台词。据说在西欧中世纪晚期，这是很多人文主义者的口头禅。马克思也引用过这句话，《马克思恩格斯全集》里的译文为“人具有的我都具有”。

手指胸脯。我向她保证，她对自己国家需要什么的想法对我会很有用，而且我会把她的想法转告给相关人员。

“让我想想！”她说着，用胳膊肘撑在桌面上，用手驱散眼前的烟雾。

“这可得好好想想，”她陷入了沉思，“不过，你找到了所剩不多的理智的长者之一。我刚才有没有告诉你，几乎所有有脑子的人现在都已经离世了？老太后要是还在，一定会想出一个好方案的。我也能——不过，我想我年纪大了。我不知道还有没有其他的中国女人能胜任此事。”

她把自己认识的人琢磨了一遍，最后也没想出一个人来。她摇摇头表示无奈。

“我来告诉你我会怎么花这笔钱，”她很快就宣布道，“我会开建大型工厂，并且给现有的工厂提供帮助。我会竭尽全力帮助穷人就业。想想如果我连饭都吃不饱，我会做些什么？我当然就会加入离我最近的部队！如果我拿不到军饷，我就会去抢劫——就像他们那样。如果这样还不能让我吃饱，我就会去当土匪。除了这样，还能怎样呢？”

“那教育呢？”我试着问。

“教育！”她惊呼，“一分钱也不花在这上面！毫无用处。”

“二十年前，你可不是这样对我说的呢，”我指责道，“并且，我也不同意你所说的让你的外孙女长大成为一个无知的人。”

“说明我的脑子变软了，我也变老了，呃？”她还击道，“如果那些学校是好学校，情况当然会不一样。大革命发生数年前我就告诉摄政王，突然开设几十所学校是错误的。肯定不是所有的学校都能产生效果。用新的流行方式培训出来的老师数量太少。‘建十所坏学校不如建两所好学校，’我提醒他。”

不过随着我们谈话的深入，她渐渐开始接受一些观点，认为可以用这笔钱来设立医生和护士的培训机构，随后又允许建立一些铁路、采矿和工业工程人才的培训机构，最后是培训桥梁和运河建设者的机构。她认为最迫切的需要是要找一些女性来管理这么一大笔钱。

“我猜您说的是中国女性吧？”我问，耳边想起了民族主义的口号——尽管不是从她嘴里说出来的。

“当然不是！”她厉声说道，“当然是外国女性，她们接受过如何使用其智力的训练。确实中国女性一直以来都在负责家庭的财政，总体而言我们管得还不错。可现在皇太后死了，我也老了，我不知道哪位中国女性有能力来管理这么多人、这么多钱。她们能打理小钱，可数额巨大的钱会让她们害怕。和男人相比，任何女人都能把一块钱掰成两半花，所以这笔钱不能都让男人来管。我们知道他们会如何挥霍！女人每天都在实践少花钱多办事，会把钱用在最该用的地方，不是吗？”

当我告诉这位非常实际、像山顶洞人那样古老的东方女权主义的典型代表，委员会里有一位女士——阿德莱德·安德森夫人[1]时，她先拍了一下自己的大腿，又拍了一下我的，感到很满意。她坚持让我给她简要介绍一下这位阿德莱德爵士，她怎样花了一辈子的心血来帮助英国女工和年轻工人改善其工作环境。例如，过去女洗衣工的手有时会被机器绞断，她想出了一个办法可以避免这种事故。以及最后，我们的国王是如何授予她荣誉头衔，以此表明全国人民对她所做出的杰出贡献的

1　阿德莱德·安德森夫人（1863—1936），安德森夫人是庚款赴华委员。她是英国劳工活动家。非常关注中国童工及工厂的状况，曾任上海童工委员会成员，曾帮助订立及修订工厂法。

敬意。

“好！太好了！”格格脱口而出，激动地大口喝完了自己的茶水。

在中国，喝完最后一道茶，就意味着拜访快结束了，该端茶送客了。于是，我们道别，互相说因为有对方陪伴，度过了一段愉快的时光。我希望她也像我一样真心地这么认为。她说不管怎样我倾听了她的想法，并且几乎和她女儿一样敏锐地在该笑的时候笑！

我们再一次相遇。她说的对，在社交场合再也看不到过去那样的情景了——她过去的社交圈和北京现在的外国人不再高度重合。现在很容易就能找到会说英语的有意思的中国人，很少有西方人会专门去找只会说他们自己语言的人。

在我们即将离开北京的一天晚上，格格出人意料地来到我家。她带了些礼物想托我们带给她的老朋友：朱迩典夫人——朱太太。她在麻将聚会上被耽搁了点儿时间，她后悔没有能够早点出来，因为那天她输了三十七美元，手气糟透了。

碰巧另外几个人也在那天下午拜访我们，所以客厅里坐满了人。格格放下她要带的东西，然后突然起身，用手势召唤我和母亲，同时挥手让其他人安坐原地。她领着我们出门，走下砖砌护墙的三级台阶——我们住的平房就盖在护墙之上，走向种植着精心培育的旱金莲的院子。她把我们拉到身边，从绸缎长袍的前襟里掏出两个小盒子。

“这个送给你，”她悄悄地跟我母亲说，“这个不值钱的小物件是给我侄女的，”——侄女指的是我。然后她就想溜回去。我们一把抓住了她的袍子，谢过她后打开了包装。她送给我母亲的是一件玛瑙饰品，晶莹剔透，精美无比，雕制成一个吉利造型，由于年代久远而显得温润光滑。给我的是一块绿色的碧玺，用小粒珍珠做成了可以佩戴的挂件，也许不很值钱，但我很喜欢。我们在推辞的时候，她说:“这件玛瑙以前是我母亲的，另外那件是我小时候得的！”她最后大笑了一声，“所以它们在我们家已经待得太久了，该换个新主人了！”

我们当然回赠了她一个礼物，我们能找到的最高雅的西式手包，是用一种长毛绒的材料做成的，上面有一个氧化银的卡环，我们希望这个包适合世上任何年长的格格。

“为了你的麻将聚会。”我们在手包的卡片上这样写道。我们打心底里祝福她好运。并不是所有的贵族都能像她那样，在面对新的形势时展现出勇气和智慧。

第 24 章

古老中国的新景象

一天，香华一家邀请我们一块儿去参观冬宫[1]，昔日的紫禁城现已对大众开放，只需在入口处用一枚小钱买票即可进入。

我们一群人在湖边意外地碰到了宋太太。以前，这里是皇帝的后妃们乘着花船避暑和呼吸新鲜空气的地方，伺候后妃的宫女们也陪同左右。宋太太和我离开了各自所在的人群，朝对方走去。她是跟着她在北京借住的那户人家丈夫那边的亲戚一起来的。女主人是一位聪慧老练的现代外交官的妻子。她很富有，总是佩戴着精美绝伦的翡翠手镯、坠饰或耳环，如祖母绿那样透明，但价格更加昂贵。她给自己特别设计了一套女装，中西合璧，巧妙地融合了东西方的时尚元素。她和丈夫一直生活在纽约、巴黎、伦敦、布鲁塞尔等大都市。她的丈夫那天下午穿的是西式正装加条纹西裤，脚上戴了白色的护踝脚套[2]，头上戴了顶堪称完美的大礼帽，因为他们晚些时候要去参加一个花园派对。对于这对夫妇来说，相较于那些漫步在紫禁

1 外国人将北海御园称为“冬宫”。

2 护踝脚套，户外运动时包住脚踝和脚面的护套，可套在鞋子外面。

城享受欢乐的下午时光的中国普通老百姓，他们与旅居北京的欧美人士的关系其实要更加密切一些。他们回到古老的祖国，按他们的构想为维护祖国的利益尽自己的义务，这是值得赞扬的。

尽管他的服饰很西化，但是他的思想却仍是东方的，认为外交的主要目的就是蒙蔽其他国家。对于西方更年长的专业外交官来说，这种东方式的做法是对他们耐心的一场考验，他们觉得这种外交方式简直就像孩子的游戏，根本入不了成年人和成熟国家的法眼。现代的代理领事在打字机前长叹一声，心里琢磨如何才能把正直所蕴含的益处说清楚，而且避免伤害本已十分脆弱的感情或者引发更多疑虑。但是后来他发现自己往往会喜欢上这个行业里的这些小学生。

“他们内心其实都是好意，”他会这么评价道，“确实他们身临险境，责任重大——但别人也一样。但他们的责任是突然降临到自己头上的。他们觉得自己必须密切关注其他人以及自己的每个举动。”

宋太太那些外交官朋友坐在湖边的椅子上冲我挥了挥手。香华转身看到我的朋友，就快活地跟她打招呼。

“今天全北京都很荣幸哦！”香华微笑着说。

“瞧！”我说，“那才是真正的荣幸呢。”我把眼前的一个景象指给她看。

粉红色的荷花开满了半个湖面，大片的荷叶随风摇摆，结实的秆上荷花亭亭玉立，婀娜多姿。难怪佛经里说，万人敬仰的佛陀坐在莲花宝座上，荷花花瓣像雨似的从空中飘落下来。让我们更加开心的是，在这昔日的皇家禁地，几艘小船在湖面来回穿梭，船上坐着现代的中国青年男女。香华朝一艘船挥了挥手，那艘船上有一个女孩正在划船。

“她曾经在我们学校学习过一段时间，”她解释道，“和她在一起的是她的兄弟。她现在是医学院的学生。哦，看到他们这样在外面玩真是太好了。”

那个女孩船划得不太熟练，手刚一离开船桨和香华打了个招呼，船就失去了控制，驶进了给荷花预留的半边湖面。船头和舵索与荷花长长的茎秆缠在了一起。两兄妹一齐笑了起来，用钩头篙推开叶子。另外两个年轻学生这时也划着船过来帮忙。

不到一百年以前，在东印度公司时期的广东，当时中国上流社会对英国的年轻人就有一种抱怨，说他们通过赛艇来一决高下。那样的行为在中国这样的文明国度里是不尊贵、粗俗甚至是不可容忍的。强健的体魄不是穿长衫的绅士或是上等阶层的属性。在公共场合划船出汗是种令人讨厌的行为。后来随着网球在上层社会的年轻人当中流行开来，这样的批评才渐渐消失了。而上等人在网球场挥拍奔跑汗流浃背的狼狈场面，通常是不可能被街上的苦力们看到的。

在眼前这片湖面上，中国学生不仅在大庭广众之下像普通劳动者那样划着船，还许可他们的姐妹加入进来并且帮助她们。就在几年前，兄妹根本不可能一同外出，因为那是件丢人的事。姐妹只能把自己锁在闺房之中，至多可以在相互毗连的院子里面活动活动。一旦外出，她们必须由一位步履蹒跚的老保姆陪着，绝对不能由男性家人陪伴。

年轻男子们脱下了外套，卷起了袖子，很快他们的划船技术就可以媲美世界上任何一个年轻人。中国人的肢体可以做很多优雅的动作，他们的心脏耐受力也很强。如果日本女孩可以独自一人乘坐火车横穿西伯利亚、赢得世界女子跳远冠军，中国女性也会很快追赶上来。看到这些在湖面上泛舟的女孩子们，穿着干净朴素的上衣，自由自在，面色红润——不管她们自己怎么想，至少对我们这代年长一些的人来说，这就是一个值得感恩的景象。她们的笑声在湖面上回荡。宋太太和我相视一笑，内心充满了喜悦。

“她们要感谢像你这样的女性，骆小姐，”她对香华说，并冲湖上的小船扬了一下头。

“小云云哪天就会和强壮的聂聂一起这样出来划船了，”我也补充道。

“我也希望这样啊！”她说，深深地舒了一口气。

说完，我们互相道别，重新回到各自的朋友们当中。有趣的是，宋太太会快速跟上新中国每一次崭新的步伐，而我则会继续迈着缓慢的步子跟在传统中国的旁边。

我们往紫禁城中央一座陡峭的小山上攀爬。中国的宫殿和寺庙的台阶通常异常陡峭——就像老城堡里的台阶。半道上，我们停下脚步，坐在一张红木方桌旁喝茶嗑瓜子，四周是一片松林。最后，香华的弟媳和我率先爬到了北京的最高处。那里建有一座神殿，四周围着雕花栏杆，人们可以从那里俯瞰脚下那片四四方方、雄伟壮观的北京。

一些士兵也在这里闲逛。其中一个还带着自己年幼的儿子，头上戴着一顶半西式的草帽，草帽上有几个橘色的小绒球。我走进神殿，他紧跟在我后面。端坐其中的泥塑雕像形象凶恶，咧嘴狞笑，黑色的脸上几笔红色表现出了他的愤怒，白色的眼球往外突出，从他身体两侧伸出许多只胳膊，胳膊一只比一只吓人，有的在打雷，有的在闪电，有的拿着三叉戟，有的拿着锤子。整个神像似乎在大声警告大家:“小心!邪恶的力量会冲进来,轻而易举地把你毁灭!”

这座神殿维护得很好,香火不断。每个爬到这里的游客都会给神像进香,帮助这座城市及其市民驱妖降魔。那个士兵从外面小贩那里买了一根香,把儿子两只小手合在一起夹住香,扶着儿子小小的头叩拜了三次,然后把散发着甜味的香插入大香炉中。带着西式草帽的小宝贝一边按照父亲的要求认真地磕着头,一边看向父亲寻求一个赞许的微笑,并且果然如愿以偿。“过来看看景,”年轻的骆太太在外面叫我。我很高兴地把这个沉溺于对邪灵的拥有及恐惧的宗教抛在身后,走进明媚纯洁的阳光里。

年轻的骆太太和我肩并着肩一起俯瞰北京城。她是位身高五尺的瘦小女士,脸颊上扑了粉,身穿一件长及脚背的绸缎长袍,袍子上绣着蓝绿色的花。由于她脚上穿着满族特色的花盆底鞋,个子被抬高了几寸,高高的鞋底被漂得雪白,一尘不染。我们从高高的小山上俯瞰皇城建筑群。我们不断向更远处眺望——摇摇欲坠年久失修的宫殿上对称的黄色屋顶,整洁但其貌不扬的使馆区临街的灰色房子,环绕四周的灰色城墙以及刷了红蓝两色的堡垒和塔楼,还有南城中国老百姓住的普通民房。在远处的地平线上屹立着祈年殿。它的彩色穹顶伫立在一片柏树林之中,高于它的同伴——大理石堆砌的由三个同心圆组成的天坛圜丘。祈年殿和圜丘被认为是人类创造的奇迹之一,这确实名副其实,人类的眼睛和手捕捉到人类所散发的精神之后,通过所使用的材料将其完美演绎并传递出来。米白色的高台仰天而卧,像大地胸脯上的一颗珍珠熠熠生辉,透过其纯洁的身躯静静地呼吸。为有形与无形的事物之间搭建了一个沟通对话的平台，以这样的形式所展现出来的理念让人肃然起敬。

有如此宏伟梦想的国家又怎能不伟大。

谈及天坛的祈年殿和圜丘时，西方人通常会充满敬畏或热情，相比之下，极少见到中国人有哪怕一点点类似的情感。在我们看来，祈年殿穹顶的那种蓝像极了夜空的蓝，这种深邃的蓝能降服一个人的灵魂。穹顶中央像火炬般的金顶充满神秘色彩，变幻莫测，飘忽不定，象征着自然的基本元素，似乎要把土的元素升起，把它抬升到天堂的纯净之火中，把它包含在天堂坚定不变的法则之中。

看过神殿里那尊代表仇恨的凶神塑像之后，远处熠熠生辉的纯洁的天坛就像是银色的号角："借助美的力量召唤人们归于上帝身旁。"

此刻我站在北京最高的楼台上，与满族官宦家庭最后一拨女儿们中的一个一起俯瞰紫禁城，让人别有一番滋味在心头。她一边叹息，一边把紫禁城的各个处所指给我看，皇帝住在哪里，皇后的房间是哪个，哪里是图书馆，哪里是种植着各种奇花异草的花园。

"我其实和紫禁城没什么关系，"她解释道，"你知道，辛亥革命发生时，我才十九岁。只有极少数得宠的家庭才有特权进出紫禁城。其他那些像我们这样的满族人基本上也就是在自己的家庭范围里打交道。在紫禁城对公众开放之前，我也从未有机会踏进半步。对我们满族人来说，来这里是令人伤心的，因为我们的名字从此就要从编年史中消失了。过去，我父亲和兄弟有时会来朝拜皇帝。而现在，我父亲已经去世了，皇帝也没有了。"

“你去过那儿吗？”我指向天坛，问她。像其他曾经一度神圣不可侵犯的天子的宫殿一样，只需买张很便宜的门票，人人都可以进入天坛参观。

“没——有，”她很不情愿地承认了，然后笑着问我，“不过，你参观过北京的供水系统吗？”

我摇摇头。她指了指东边。

“你该去看看，”她提醒我说，“很值得去看一看。这个系统已经运行了十年了，还在继续建设当中。大家可以去参观那里的机械设备。棒极了。”

接着，她开始给我详细描述整个供水机制，水泵如何把水抽上来，再灌入别处。她让我有些吃惊。有那么一刹那，我的面前闪现出一个画面，中国女性在不远的将来会迎来一个全新的世界，在那里，女性们都在从事各自感兴趣的事。这块大陆不过是被人为地分成了亚洲和欧洲，如果一名中国青年男子可以像他西半球的兄弟们那样在结构复杂的摩托车身上找到自己的救赎之道，那么中国女子又为何不能通过同样的方式让自己摆脱空虚，充实地生活呢？

站在她旁边听她讲机械设备方面的事，我心里想，如果骆太太自己有一台缝纫机或是自行车，是否就更能理解香华做出宁可教书也不愿结婚这个选择了呢？她自己开车的时机尚未成熟，也许还得再等几年。在当下的北京，连绅士亲自开车也还不能被人接受，被认为不够庄重。绅士们宁可看着专职司机们把线路及其他奇妙的装置像迷宫似的连接到仪表板的小配件上，也要忍住亲自试一试的好奇心。开车一定会给年轻的骆先生带来好处，否则在这样的动荡年代，除了琢磨典当行的缺陷之外，再没什么别的东西可以让他开动脑筋

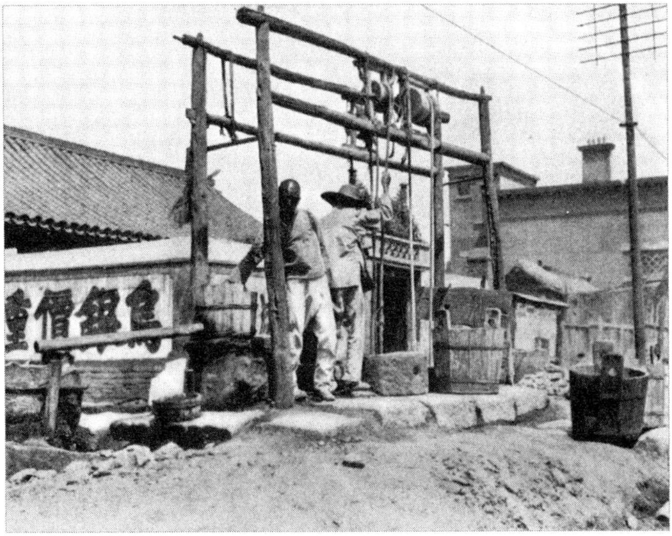

挑水工——他们的生计正逐渐被供水系统所替代。

了。一些西方女性具有机械方面的才能，那中国女性为什么就没有呢？“上帝用许多不同的方式成就自己。”对一些人来说，启蒙之路就在活塞的敲击和轰鸣声中。与基督教赞美诗或是佛经短诗相比，他们在车轮齿轮的精确转动中更能清晰地体会到耶和华的律法。钢铁和汽油的组合确实是人类富有创造力的头脑的奇妙发现。

可惜我除了畅想未来，并不能把这些奇妙的东西亲自带给骆太太。每一代人不得不在忍受一些不足和缺陷时，憧憬他们的下一代将获得更多、更好的机会和有利条件。

北京的运水工和骆太太的意见完全相左，他们不欢迎这个供水系统，甚至为此罢工了一个星期的时间，抗议供水公司抢走了他们的饭碗。他们的工会——一个很古老的行业协会——通过了一项决议，让其会员们承诺，一旦发现某条街道哪怕有一家讨厌的住户在和供水公司商讨如何安装铺设消防栓、水管、水龙头等没有人情味的设施，就拒绝给那一整条街道的住户运水。如果看过这些苦力们如何心甘情愿地卖力运水的情景，人们也许会对迟早要来的供水系统感到遗憾。苦力们用扁担挑水，扁担的两头各挑一桶水，晃晃悠悠地伴随着他们的汗水，辛苦地在街道上穿梭，肌肉在赤裸的古铜色的皮肤上如波纹般闪闪发亮。每一桶水他们可以挣两个铜板，那健康的面露喜色的脸庞看着就让人高兴。然而，年轻的骆太太对供水系统的热情是对的。与一路滴水的水桶或是肌肉发达的肩膀相比，许多中国城市将迎来更干净的街道以及城市的新面貌，这是更加动人的画面，更不用说洗得更干净的衣服，更健康的宝宝了。特别要指出的一点是，供水系统还会给大家的鼻子带来福音，以后就不用总闻那些让人不悦的气味了。

骆太太走下陡峭的台阶去给我的父母尽地主之谊，香华则过来和我做伴。她开始询问辛亥革命期间我曾暂时借宿过的宫家的一些情况，也问了问励诚和花儿以及其他人的情况。她父亲曾是山西巡抚，那时宫大人是首席法官，两家的女士们也都见过面。靠在雕花栏杆上，我谈起了他们。

我告诉她，文静住在北京南城一条曲里拐弯的胡同里，远在灰色的城墙之外。她是我二十年的朋友，是宫家仍在世的最年长的女儿。她生了不少孩子，很多都死了，八个孩子中只活下来两个，现在成了她的宝贝。外号叫“小猫咪”的是我特殊的玩伴，长到十六岁的时候，被肺结核夺走了性命。我很欣慰在她舅舅励诚来英国的时候，托他给“小猫咪”捎了个礼物。她给我做了个靠垫套作为回赠，上面用十字绣绣了句英文：“With love from Susan Huang”（爱你的黄苏珊敬赠）——因为我在她还是小宝宝的时候给她取名叫“黑眼睛的苏珊”。在仅剩的两个孩子中，小女儿因为得了佝偻病而骨瘦如柴，我担心她也活不了多久。文静的丈夫收入不高。她是个百里挑一的好妻子，从来都不为自己考虑。

哀伤已经把文静磨炼成了一个坚定的佛教徒，就像她父亲一样。

经过几个人力车夫的接力，在路况极其糟糕的胡同里走了数里路之后，我终于找到了文静那处简陋的家。她满意地告诉我：“附近就有一个佛寺，很方便我们去。我们寺里的师父都是好人，很认真的人，大部分人年纪都很大了，”她继续说，“我们全家所有的女人，还有隔壁两个院子里的女人，每周六上午都去那里拜佛。佛陀能听到我们的心声。我还说服了我婆婆和两个嫂子，她们就住在隔壁的院子里，现在她们也很高兴跟我一起去拜佛。”

热情的火焰点亮了她的脸庞。正说着，寺庙的锣声响了。她的兄弟励诚曾经暗示过，文静这么虔佛让他感到困扰。

“这就像一直往回看，一直纠结于过去，”他说，“整个家里就剩我一个人是在努力往前走。请尽力说服她。”

尽管我努力从理解她的角度去尝试说服她，竭尽全力去理解她的宗教热情，但也许文静还是感觉到我心底里有一点反对的意思。事实上，我们在灵性方面的经历还是有不少的共同点呢！

“你还记得吗？我父亲驾鹤西去的时候，你给我寄了一本《圣经》。”她说。那是一本《路加福音》，出版社按我的要求用蓝色花绸定制了封面。宫大人去世时，我远在英国。不知道如何来表达我的同情，我就给他的每一个女儿都寄了一本福音书，给文静选的是《路加福音》，因为路加最了解女人的心思。

“那本福音书帮了我们大忙，”她宣称。我有些困惑不解。

“真的，”她确认道，“张作霖的飞机来轰炸北京的时候，我们附近好几所房子都被炸了。太吓人了——厉害！但我们的房子毫发无损。那时我就知道多亏了你的那本外国圣书。它能抵御外国飞机带来的伤害！”

中国母亲总是不断带给我令人吃惊的东西。

“你读过那本书吗？”我声音有些发颤，对这个推理颇感困惑。

“嗯，没有！”她坦诚答道。“可是，”她又连忙补充道，“我们保存了所有你寄给孩子们的书，我儿子很喜欢。”

那是我新年寄给我众多中国外甥和侄女的儿童图画书。

她儿子十二三岁的样子，长得聪慧阳光，他一直目不转睛地看着我。他在学校里学习英语、数学以及其他一些现代科目。也许他注意到了我脸上的沮丧。

“我妈几乎没有时间读书，”他解释道，“她总是在缝缝补补和做饭。我舅舅励诚劝她不要太过操劳，甚至还责备过她。不过我想谁也阻止不了她继续这么忙。我会读圣书的，如果你希望我读的话，我该读吗？”

“读吧，”我说，“只要你母亲允许，然后你可以给她讲书里的故事。”也许励诚家里的女人们想象这些外国的圣书和外国的飞机炸弹有着同样的精神，难怪她们不想让励诚接触这样的暴力文化，也不会陪他去参加任何与外国有关的活动，我心里想着。

文静的家远在南城，所以我们不能常常见面。我们过去经常通电话，但也没有什么实质性的内容。我个人觉得进行这样的电话聊天挺难的。我父亲会在隔壁房间发笑。他说我通过逼真地模仿中国女人的彻头彻尾的哼哼哈哈来填充对话间的空档。自从最近发现电话这个神器，中国女士就开始找各种微不足道的借口来打电话，无休无止地打冗长的电话。这对她们而言是件乐事，也说明她们的精明。通过电话聊天，她们拜访了朋友，加强了熟人间的联系，巩固了友谊，并且省去了过去走亲访友必经的那些麻烦：换装，花钱雇人力车夫，或是购买额外的美味茶点。

香华对我讲的这些关于宫家和文静的故事很感兴趣。我问她去没去过天坛。她说，袁世凯还在的时候去过一次，那时士兵们还没开始制造麻烦。

“上次我去天坛的时候，”我告诉她，“吴佩孚的士兵也在那里。有两个士兵一直跟着我们，我就问他们，为什么总是有外国人来欣赏天坛的美，而很少有中国人来。其中一个人轻蔑地看了我一眼，说，‘你说中文。人们会以为你了解中国的情况，可是你却问了这么一个傻问题。你没看到这里驻扎了一个军营的士兵吗？’‘那又怎样呢？’我追问道。‘你看，’他嘲笑道，‘他们当然是怕我们了。我自己是绝对不会伤害任何人的，这方面我跟我们的将军一样。不过大部分士兵一定会骚扰甚至抢劫到这个偏僻公园里来游玩的手无寸铁的游客！’”

像其他人一样，中国的士兵也有自尊，也有职业自豪感，通常情况下不会误入歧途，除非遭受了极端的不尊重，遭遇任何当兵的人都无法忍受的情况。我们自己英国的军队也曾经有过管理不当的经历，但不管怎样，军官们总是能战胜人性之恶，保住底线。而中国士兵就很不幸了，他们的军官是他们最糟糕的敌人，克扣军饷，把士兵派往战场而自己却躲在安全的地方。士兵们只要不用挨饿受冻，有个遮风避雨的住处——哪怕条件不好——，哪怕领不到军饷，他们都还是容易管教的一群人。然而，一旦这些最基本的条件也满足不了，他就会丧失所有的“礼”或是良知，去攻击软弱无助、手无寸铁的人，最后沦落到无情地抢劫最贫穷的同胞。他会折磨他们，逼迫他们交出微薄的家底。他会折磨同胞，给他们用刑，在他们痛苦的呻吟和颤抖声中大笑，若无其事地吃饭。他会往女人的胸脯上倒煤油，威胁她们如果不满足他的欲望就会把她们烧死。他会拆毁老百姓家里小得可怜的房门、地板和椽子用来烧火。他会偷老百姓落单的骡子或耕牛。他会从老百姓珍贵的谷仓装够能带走的所有玉米，然后打开门让他偷来的骡子把里面的粮食都糟蹋进泥地里。他会把跪在地上哭着求他手下留情的妇女踢倒在地。

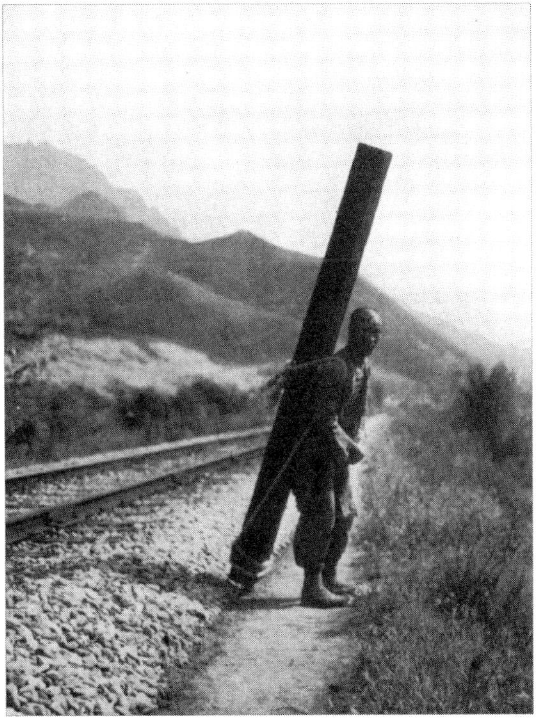

扛着沉重枕木的铁路劳工。

在堕落到所谓“白眼狼的状态”之前，他已经遭受了长年累月的无情的忽视。哪怕得到极少的关心，他都会像他的苦力兄弟们一样善良、心甘情愿地提供服务，否则他连苦力也要欺负。冯玉祥将军的士兵就获得了这样的关心，所以当他们把西安解围，看到那里的汉族人在挨饿，那些被混编入他的老部队的凶猛的回民新兵也不禁落泪，并且从自己可怜的口粮里拿出食物来救济他们。

要想给中国两百万武装人员中的任何一个拍个快照都没有人们想象中那么容易。现在还流行一种说法，被拍照的人会在下一场战役中最先被打死。所以，一看到相机，士兵们的自然反应就是快速离开。他们会把双肩高耸，弯腰驼背，让自己看上去不成样子。他们说，相机的快门会把他们的魂勾走。当模样奇怪的亚洲游客来到我们的土地上，抓住每一个机会给我们拍摄快照时，我们也不应该太过激动。不过被拍照也并没有什么坏处，可能还会有好处。他们拍摄的我们日常生活的照片，也许会和亚洲电影里所表现的有关我们的习俗存在很大的差异。

然而，张作霖部队里有一位军士，一个冷酷但讨人喜欢的小伙子，在华北某火车站的接待活动中冲我喊：“给我拍照！我，是勇敢的人！我为什么要在乎是否会死呢？我不介意自己是否会第一个战死。肯定得有人当第一个。”他吐了口唾沫。“胆小鬼，靠这些意志薄弱的人——我们怎么能打败冯玉祥呢！”他拿起枪摆了个姿势，命令我给他拍个肖像照，我按他的吩咐做了。然后他就带着枪走进他的车厢，他的同伴都敬佩地看着他——而他也深知这一点。

士兵们在公园里巡视的画面实在与天坛太不和谐了，我问跟着我的那个士兵，我能否请他倚在白龙柱上，给他拍个照。“当然不行！”他马上答道，“即使你给我一毛钱，我也不拍。”

“很遗憾我打扰了你，”我道歉道，“我是否有此荣幸给先生拍张肖像照呢？当我回到大英帝国，我看到照片就能回忆起中国勇敢的战士了。”

听到这儿，这位士兵马上倚靠到圜丘台阶的栏杆上，让他的同伴站在他旁边，说道：

“如果你答应给我寄一张照片，我就同意让你拍。”他坚持让我承诺了两次。他甚至希望我用已向天堂报到的皇帝们以及列祖列宗的名义发个誓。我递给他一个信封，让他在背面写上他的名字、部队的番号，以及紧邻天坛的地址。他用没受过训练的农民般的字迹潦草地写下了这些信息。当我兑现诺言给他寄照片的时候，我们的中国仆人费了半天劲才看懂他写的字。我给他当时一直没有作声的同伴也寄了照片。

“我倒想逃避我的承诺，”我最后跟香华说，“因为照片效果不太好。可是在这样神圣的祭坛上发的誓，怎么能违背呢？”

香华说，他的父亲曾在清朝末年参加过一次在天坛举办的夜晚的祭祀活动，当时他还是个年轻人。

“我父亲下葬的时候，”她告诉我，“已是他去世六年之后了。装有他遗体的华丽的厚木棺椁一直停在北门附近的一座寺庙里等待下葬。我们为他举办了一个隆重浩大的葬礼——他几乎是最后一位满族高官了。六十四个人抬着他的灵柩。一些外国人士事先派人来问能否在葬礼上拍照。他们这么做很有礼数，因此我们也很乐意给了他们许可，以后我给你看他们拍的照片。”

后来我看到了葬礼的照片，但让我印象最深刻的是照片上香华从马车上向外看时纯洁肃穆的脸，以及四周哀悼的人群。

我们从高台上往下走。该回家了。我们在紫禁城的十字转门外互相道别，互致感谢。年轻的骆先生一丝不苟地关照我们坐上车，在车开动时深深鞠躬行礼，然后才把自己的车子叫过来。我们听到他最后说了一句话。“您是我父亲的朋友，”他是在跟我父亲说，“谢谢您今天能光临，我们荣幸至极。”

中国出现了新的景象——感谢上帝。中国仍然保留了一些老传统，谢天谢地。

第 25 章

危难时刻

我们在北京的生活充满了新与旧的相互交织——一方面是各种舞会、宴请，四海云集，这是歌舞升平的一面；而在另一方面，悠久的历史正在被重新塑造。北京向人们展开了一幅全景的生活长卷，在这里什么都能找到，贫穷、坚忍、不公、心痛、死亡、激烈的思想辩论、老式的礼节以及偶尔新式（礼节）的突兀，但唯独没有了适合安静地慢慢培育友谊的闲暇时光。我能见到宋太太的次数越来越少了。

在这座秩序井然的酒店，屋顶花园正在举办一场晚宴，外交使团主要的领导们和中国的名媛们聚集在这里。北京宪兵队的两名面容整洁的宪兵在酒店的旋转玻璃门外负责警戒。他们身穿灰色棉制服，裤脚塞进俄罗斯长筒靴中，长枪上装着刺刀，弹药带上装满了子弹，以防随时都可能会有人策划一场疯狂的政变，或是兵变之后发展成为抢劫。在街上，中国将军乘坐的汽车会在宽阔的碎石路上急驰而过，车顶挂着的大就餐铃铛叮当叮当地宣告他的到来。站在踏脚板上的两个勤务兵在这风驰电掣中用手紧紧地抓住自己的帽子，对车速露出男孩般满意的微笑。将军端坐在闪着灯的车里，穿着镶着金边的全套卡其布的制服，佩戴着巨大的肩章，头戴三角帽，帽子上飘着白色的羽毛，肥头大脸让帽子显得很小。路上的中国学生看到这耀武扬威的一幕，满脸苦涩，街上的行人们像秋天的落叶一样纷纷快速躲闪到路边。

白天，长长的驼队在路边行进，扬起一团团黑色的尘土。它们从北方运来了煤。古老又笨重的北京马车，由骡子拉着，包着铁皮的车轮左右摇摆，隆隆作响。夜晚，无数的人力车像萤火虫一样在黑暗中闪烁。

在一条大街上矗立着一座非常原始的临时草棚，这是救世军[1]救助穷人的食堂。在不远处的另一条街上，在很多高大建筑中间，隐藏着一所小型医院，这是一位在英国接受过培训的中国医生穷其一生的成果，是这片区域唯一一所此类性质的医院。几乎全中国所有的医院都是由教会的不同部门创建的，就像欧洲的济贫院，大部分都是以圣徒的名字命名的。这位中国医生回到自己的祖国后，希望通过自己的努力来帮助贫穷的乡亲，于是开始独立行医，并通过艰苦卓绝的努力为他们开办了一所医院。由于日夜操劳，他的脸上已过早地出现了皱纹，头发也开始花白。和其他科学家与慈善家一样，他深受同胞们的尊敬，在资金短缺的情况下，他努力把医院管理好，不辜负大家对他的期待，竭尽全力做到最好。他的朋友和仰慕者们也纷纷慷慨解囊，因为他们深知这项工作的价值，但医院的开销实在太大了。

为了维持医院的运转，他向天主教修女们求援，请她们

1　救世军是新教中从事传教与社会服务的一国际性组织。由英国人威廉·布斯（即前文中提及的卜威廉大将）于 1865 年成立，以军队形式作为其架构和行政方针，以街头布道和慈善活动、社会服务著称。

来医院做护士的工作。说起这些，他对这些修女赞不绝口。

“她们完全是出于爱心，”他告诉我，“为了挽救一个病人的生命或者抚慰一个垂死的病人，她们会没日没夜地连续工作。她们真的是一些了不起的女性。”

绝大部分修女都是法国人。当其中一位修女向我抱怨将军车上的就餐铃时，我也向她说起了现代巴黎街头此起彼伏的汽车喇叭声。这些修女最具魅力的特质是，她们对其他也在救助可怜人的同道们的态度，例如前文提到的在草棚里给穷人施粥的人。救世军里的英国人最了解北京的穷人，尤其是满族的旗人，以前他们都是靠皇帝赏饭吃，可以吃香的喝辣的，而现在他们连一个帮手都没有。我永远也忘不了在一条小街上见到的那位拉人力车的七旬老人，他拉着车走在崎岖不平布满车辙的路面上，显得疲惫不堪。他的牙都掉光了，眼睛也快看不见了，其中一只已完全睁不开。他用绝望的声调不断地恳求我坐上他那辆破旧肮脏的车，每求一次就降一次本已很低的报价。我给了他几个铜板，但没坐他的车，我不想让他累死在路上。实际上，他压根也跑不动了，只能蹒跚而行。后来我看见一个可怜的女人被说服坐上了他的人力车，还带着她十岁左右身材肥胖的孩子。

尽管资金有限，救世军一直在照料一部分不幸的人。有时，全家的衣服只够一个人穿着出门到庇护所来领取食物，所以他们就只好一个一个地轮流出来，其他人继续在家挨饿。然而，这些饥肠辘辘的人很勇敢，一般也很有礼貌，非常无私。庇护所的规则是，他们提供的稀粥——这也是唯一能供得起的食物——必须当场喝掉，不能带走。一位五十岁左右的男子想尽办法希望带走那碗稀粥，但当他明白不可以带走时，他就把粥放下了。他离开了一小会儿，然后救世军的女士们就见到了奇怪的一幕。他返回时背上驮着一位老妇人，老妇人身上什么衣服也没穿，只套了一只麻袋。她的双脚用破布包裹，从麻袋底部伸出来。那位老妇人是他的母亲，已经七十三岁了。他轻轻地把她从背上放下来，扶她坐到长凳上。然后端了一碗稀粥过来，像鸟妈妈喂小鸟那样，用筷子一点一点地喂母亲喝，等母亲喝完他才开始喝自己的那碗。在场的人无不潸然泪下。

救世军把病人以及在战场上负伤却无人照料的士兵送到城西的医院。那里的中国医生或是给他们做手术或是开药。然后法国的天主教修女护士会尽心尽力地给他们提供护理直至康复。我并不是说，这些救世军或是修女掌握了很多科学的知识，所以能处理这些社会和医学的问题。当然，若能给护士们提供科学的培训那是最理想的了。不过，我至今还记得一位头戴大号船帆头巾的法国修女跟我说的这句话：

“救世军们——他们都是好人。最终他们一定会上天堂，他们在炼狱的日子会很短！”

而一位戴着眼镜，脸色苍白，面露倦色，营养不良的救世军男子则郑重地表示：“那些天主教修女们真是可爱的基督徒。”

上帝祂在普世恩典中的怜悯让这些护士和救世军们似乎在神学根基上一同与圣徒相连，并且以此为乐。

修女们和救世军们都不会讲对方的母语，所以他们就用中文交流。“不过我们能交谈的时间很少，”他们欢快地补充道。

那些中国病人常常因为缺乏及时的医治和照料而使病痛更重，他们躺在床上，虚弱无力，目光随着这些着装奇怪的走来走去的朋友们的身影在病房里来回移动。

一天晚上，我和父亲应大学一些董事的邀请在中央公园吃饭，那天我母亲去了别的地方参加活动。精美的晚宴在一座亭子里举行，长长的餐桌上铺着白色的西式桌布，参加宴会的中外客人各占一半。这座亭子坐落在四方形的社稷坛面前的大路尽头。社稷坛是历代帝王祭祀的地方，祈求风调雨顺、五谷丰登。当时这个公园也是皇宫的一部分。在圜丘附近建了一个保龄球馆，木球哗啦啦的撞击声在这片曾经封闭的圣地围墙内回响。

当晚的主人中有几位曾游历英美，热情好客又举止优雅。他们向我父亲询问英国人对中国的看法，我父亲就坦率地谈到西方希望看到一个幸福安乐的中国。他们交谈许久，双方都很心平气和，彼此理解。当父亲谈到自己对他们国家的喜爱以及为她未来的进步所勾画的蓝图时，他们热切而认真地倾听着。晚宴结束后，我和父亲朝停在门口的人力车走去。在黑暗的林荫路上，父亲挽住我的手臂对我说："我越来越认识到，东方人希望从西方人那里得到的，是我们对他们的喜爱。他们只是等着我们向他们表达好感。他们希望我们向他们示好。"

我知道他是对的。遗憾的是，尽管很多人愿意向他们示好，只是没有多少人有这个闲暇。不久，苏联就乘机投其所好了。

第二天，我和母亲登门拜访一位英国女士。她头发花白，举止优雅，装束颇有些爱德华时代的风格，让人眼前一亮。我们到达时，她刚刚开始给另一位访客讲述去年夏天在长江的某个港口发生在她身上的故事。所以我们示意她不要停下，继续她的讲述。下面就是她的故事。

这位中年女性刚好赶上排外浪潮的最高峰。在那个港口，十来个白人住在一个小小的租界里。虽然该港口很早就已对外国商人开放，外国商人可以在那里居住，但大宗贸易基本都和它擦肩而过，只有一小股财富之流转变方向而抵达这里。城市所在的地区风景优美，其中一座山还是度假胜地。每年夏天，港口就变得异常炎热，如果在这种湿热的地方待得太久，西方的女人和孩子都会像百合一样开始脱皮。然而，当夏天来临时，花白头发的女士还是选择留在了租界，因为她与尚未结婚的儿子同住，不想丢下儿子让他独自一人忍受这里的炎热。印度平原上的英国妻子们会理解她的做法。他们的房子临河而建，有一条宽阔的游廊，每一阵微风都可以从落地窗吹进屋内，所以如果儿子可以忍受这里炎热的夏天，她也同样可以。她是这么想的。再说，她在中国出生，在中国结婚，知道如何在中国的夏天打理家里的一切。

他们其实听说了有关在长江上游发生排外骚乱的传闻，但她还是选择留了下来。随着排外骚乱的迫近，儿子的工作也越来越脱不开身。一天，他们正坐在桌旁吃着午饭，一阵巨大的坠落声响把他们吓了一跳。许多种着菊花的花盆被从窗户扔进屋里，而这些花盆原先整齐地摆放在游廊里，正含苞待放地等着到秋天争奇斗艳呢。玻璃的破碎声告诉他们其他房间也正在遭此劫难。女主人很爱花，还雇了一位不知疲倦的花工，足足养了两百盆菊花。此时这两百盆花都从一楼的窗户飞进来，到处都是花盆的碎片、土以及被折断的花苞。这时，一位英国商业公司经理和他的夫人从后门跑进来，脸色苍白但沉着镇静。他们的房子也遭到了袭击，他们逃了出来，任由暴乱者糟蹋自己的房子。两位男士立即决定逃到日本领事馆寻求武力保护，因为按照事先的约定，如果这个区域发生暴乱，由他们为大家提供保护。于是，房屋里就只剩下这两位女士。

“不知哪里来的勇气，我让大家齐心协力插好绿色的百叶门上的插销，”故事的讲述人说，“我还是觉得，我们不可能被攻击。我一直都在中国生活，我的父母也是。我爱中国人，他们也爱我，我儿子也跟我一样。在日常生活中，我们已经完全忘掉了自己是外国人。不过，因为我在中国生活的年头足够长，所以我也知道中国的暴民会做出非常可怕的事——我不想事后再感到懊悔。”

我母亲也经历过类似的暴乱，所以深有同感。

“我走进厨房，仆人们都惊恐万状。我要求他们离开这所房子，离开我们，这样做是不想让他们因为我们而受到任何伤害。他们可以在附近随便哪个地方待着，但最好离开我们的房子。二号男仆向我们致谢，深深地朝我们鞠了一躬，我想他可能觉得再也不能活着见到我们了，这让我很吃惊。随即他走了。他是我们新雇的仆人，有自己的家庭，他走是对的。苦力也是新雇来的，但他说要再考虑一下。我们催他马上走，因为没有时间耽搁了。但是我们的厨师和首席男仆则感到非常难过。他们都是北方人，是我们从北京带过来的。他们说不久前在广东，本地的莽夫和原籍云南的邻居们起了冲突，把街上所有不会说粤语的中国人都杀光了。‘你说的话出卖了你，’这就是他们对所有祈求怜悯的人的回答，‘你说的不是粤语。’祈求他们根本没有用，那些原籍云南的人都被杀光了。厨师说，最近他出去买菜时，港口的小混混们跟在他后面，嘲笑他的北方人身份。‘我们一离开这所房子，他们就会把我们杀死。我们必须和你待在一起，’他说。”

心情沉重的英国女士以最快的速度把房子各处都上了锁，

每个房间，每扇窗户。要尽量防止抢劫者闯进来，把他们挡在外面时间越长越好。一位女士要在瞬间做出如何防止自己的住所被攻陷的计划实在是太难了。她快速扫视四周，除了她自己，还要顾及另一位英国女士以及两位中国人的性命。她迅速决定把空余的一个房间作为最后的要塞，因为那个房间的门最结实。刚把一切安顿好，她几乎不敢相信的事情终于发生了，暴民们破门而入。四个人赶紧逃进那处避难所，插上门闩，把家具拖到门后顶住门，然后在屋里保持安静。

“最恐怖的是暴民的笑声，疯狂的笑声。这些头脑简单的人似乎已被恶魔附体。那笑声十分刺耳，完全超出我的想象。听到这笑声，我感到伤心欲绝。接着便是一片嘈杂混乱，暴民们开始四处砸东西，很快就传来东西被烧的味道。事后我们发现他们把衣橱里的衣服堆到床上，倒上煤油，然后点着了火——几个奸猾之徒还顺走了我们最好的衣物，例如我的皮草和一些首饰。我们的两个仆人吓得浑身颤抖，泪流满面。难怪他们这样，可怜的人哪，他们根本就不是外国人，就因为他们在我们家干活就得这样死去，实在太痛苦了。

很快这些暴民发现了这个锁着的房间。他们猛力撞门，试图把门拧开。他们一边大声嘲笑讥讽着，一边砸门板。还好他们没有破城槌，但门已经开始晃动。男仆和厨师相互紧紧地握着手哭泣。那位英国女士说，“我不信上帝会让我们这样死去。”“如果我们不得不死，祂会赐给我们力量来面对这一切，”年长一些的另一位女士说。她们俩谁也不敢设想自己可能面临怎样的死亡。她们只希望死亡的过程不要太长。“不过我们担心的不是这个，”她说，“在那个时刻我想我们已经不再关心自己是死是活了。从我儿子和她丈夫去求助到现在，时间似乎已经过去了很久，太久了。我们确信，我们爱的人已经落入外面的暴民之手，已经被杀害了。我们不可能有其他的想法。那种痛苦是最让我们感到心痛的。”

房间里有一个挂衣服用的衣橱。这两位女士非常同情选择留下来的两个中国人，吩咐他们躲进衣橱，然后关上了门。他们照着吩咐做了。

“暴民闯进来的时候，他们只会看见我们，也许这样他们就可以逃过一劫，”两位英国女士这么想。

所以两位中国仆人藏进了那个不是很大的衣橱。外面的愤怒加剧了，叫喊声和笑声也越来越大。在一次次的重击下，门开始弯曲。她们马上就要顶不住了。已藏进衣橱的两个中国人——年长英国女士多年的仆人——伸出手，流着泪说道：“夫人！求你们也到衣橱里躲一躲吧！”

他们也不能接受靠牺牲别人——两个女人，两个外国人来让自己活命。他们一直坚持让两位女士躲进衣橱，正当她们往衣橱里挤的时候，从外面传来一声大喊，还有急匆匆的脚步声，接下来是一片寂静，然后传来他儿子的声音，“妈妈！”

几乎在半昏迷的状态下，他们从衣橱里摇摇晃晃地走出来，穿过房间，把顶在门上的快散架的家具拉开，瞧，一开门，门把手就从他们手里掉下去了。暴民们要是再轻轻推一下，这扇门就会被推倒了。好险哪！

猜猜那位灰发英国女士见到儿子时说的第一句话是什么？

“哦！”她喊道，“哦，我衷心希望没有中国人因为我们而被杀死！”

他回复道：“一个也没有。不论中国人还是外国人，都没有流一滴血。”

她回应道，“感谢上帝。”

儿子和他的朋友按原先的计划十万火急地跑到日本领事馆去求援。然而日本人不愿意动用武力，觉得英国人夸大了事态的严重性。两位男士没有时间与他们争执，就跑着离开了。在路的拐角处，他们犹豫了一秒钟，回头看了一眼。就在这一会儿的工夫，日本领事馆就好像被一股旋风袭击了似的。他们事后听说日本领事是从厨房的门逃走的。附近的日本银行也开始着火了。他们知道这时候日本人该了解援助的紧迫性了，他们就又往码头赶去。让他们大感宽慰的是，他们碰到了一小队由外国人组成的志愿者，人数不多但很有效率，他们自发成立了一个自卫队，正赶往自家被围攻的房子。

你猜，是谁促成了这样的一个结局呢？是那个才来家里工作仅仅几个月的苦力，他很感激这段时间以来受到的公正和体贴的对待，所以当女主人吩咐他为自身安全离开房子时，他很犹豫。他是在长江边长大的当地人，他留了下来。

“我只不过是一个愚蠢的苦力，一个无足轻重的人！”他低声说。

暴民闯进来的时候，他正在熨餐巾，他没有因此停下手里的工作。他们冲他喊，让他说出外国人藏身的地方，告诉他们“金子”藏在哪儿——这是中国暴民一贯的要求，在银行出现之前，人们都会把值钱的东西藏在家中某个地方。

“我假装自己是一个十足的傻子，”他后来解释道——很享受自己讲故事的本事。“我装作根本听不懂他们的要求。他们叫我傻子，笨蛋，用女主人的熨斗重重地打我！”——一边说着一边老老实实地给我们看他受的伤。“可是当我发现他们的邪恶想法时，我就趁他们背对着我的时候溜出了房子，然后跑去找到了正在训练的外国人。”

他想办法让这些志愿者明白他所尊敬的女士的生命正受到威胁。

“快来！”他恳求道，“快快来！很坏的人要伤害我的女主人。”

“你能想象得到吗？”她最后说，“从菊花花盆被砸进窗户到我们从那间可怕的房间里被救出，整个过程仅仅持续了十分钟。只有十分钟！一开始我还不敢相信。我发誓我觉得我们被关在里面至少得有两个小时，心里想着那两位男士肯定已经遇害。”

想到这些，她的嘴唇微微发颤。而我们坐在那里，怔怔地听她讲述惊心动魄的历险，心里充满恐惧，之后又为这位和我们同血统的老年女性感到无比的骄傲。在她讲述的过程中，我们甚至还能微笑着听，唯一让她伤心的是，暴民们扯下了英国的国旗，用脚践踏，并把它烧毁。而她接下来的感慨进一步改变了一般人对这段经历的看法。她和儿子失去了所有的东西，衣服、照片、书籍、床上用品——尽管不是贵重物品，可都是生活必需品。我们觉得他们应该得到赔偿。

“我也是这么跟我儿子说的，”她说，“我真的觉得我们应该因为我们遭受的损失而得到补偿。但是他说，他不会去提出这样的申请！他的理由是，我们怎么能让无辜的中国人——那么贫穷，那么受压迫的中国人——为他们中的几个恶棍的不轨行为埋单呢？不过，你知道一切从头开始重新添置这些东西真的很费钱。但是不管怎样，我想他会按照他的想法去做的。”

很快，一切归于平静，街上的人们又重新对他们微笑。一个平时还挺友善的另一国的居民来到码头，暴乱时他正好不在当地。他一直言辞激烈地到处说，对暴民们的处理太轻了。志愿自卫队快到的时候，他们就开始逃离，并且没有受到任何阻止。

“他们应该被枪毙，”他大吼道，“我真希望看到你的游廊周围都是这些杀人犯的尸体，应该得有两百具尸体躺在那里！”

她再也受不了这样的胡言乱语了。她看着他。

“我想，”她缓缓地说道，“就这个问题，我也有资格发表自己的看法。我们得救时我所说的第一句话就是希望没有任何一个中国人因为我们而被杀。当我儿子说‘一滴血都没流！’的时候，我从心底里说出‘感谢上帝’。我现在想用尽我全部的力气再说一遍。”

去拜访她的同一天晚上，一位著名的中国牧师过来跟我们共进晚餐。他和夫人都是在美国接受的教育，获得了很好的学位，工作也做得很出色。用过晚餐，我们坐在铺过地面的院子里，四周是北京的四合院。天上，月亮发出黄色的光，像是一盏灯笼——那种在南城的灯市大街可以买到的形似西瓜的灯笼，在不同的季节他们也会制作应景的其他品种，都十分可爱，例如金鱼灯笼，当蜡烛把里面的空气加热到一定程度，金鱼灯笼里的鱼鳍和尾巴就会动起来，眼睛也会跟着转动。我和牧师夫人两人的座位与其他人稍稍有些距离。那天她在城外看到一个人力车夫被抓壮丁，她很伤心。

“不幸的人，”她说，“他在流泪。可是那些人根本不管。他们用绳子捆住他的胳膊和双手，就把他拖走了。他要么会成为一名士兵，要么被迫帮士兵扛背包。”

“那他的人力车呢？”我问。

“被留在了路边，好可怜，”她说，“我一直都在想，他妻

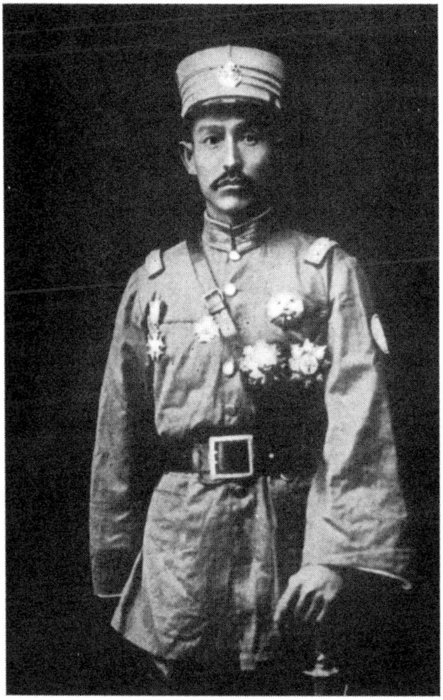

张之江将军，曾是冯玉祥将军多年的第二把手，他坚定地支持禁烟运动，是个基督徒。

子和孩子还在等着他回家呢。他年纪也不轻了，真可怕。”

她的双眼噙满泪水，满腔的怒火。那时满洲的张作霖元帅和洛阳的吴佩孚元帅经过多年的争斗之后同意联手合作，第二天要来北京歃血结盟。这次抓壮丁一定是他们手下人干的。不过当时全中国的军队都这么干。在月光下，这位接受过良好教育的中国女性身体前倾，用带美国口音的英语低声说：“我真希望我是个男人！”

“为什么？”我很自然地问道，惊讶于她说这话时透露出的愤怒。

“那样的话我就会成为勇士。如果我是个男人，是个勇士，我就会用炸弹炸死那两个正在毁灭我们国家的军阀，”牧师的妻子说道。

“哦！”我脱口而出，“这可不像是基督徒的做法！”

“为什么不呢？”她问，“《圣经》不是说，如果一个人的死可以拯救一个国家，那就该去做？这两个军阀像老虎一样，吸食无产阶级的血。他们该死。可是，他们防卫森严——这两个恶人！谁也近不了他们的身。”

接着，她向我介绍了中国近代史上一些仍有争议的东西。她称赞冯玉祥将军。“据传他背叛了徐树铮将军，把他杀害了？”我试探着问。

“当然！”她马上反击道。“不过徐将军也试图置冯将军于死地！”

“所以冯将军先下手为强了，是吗？”我问，她表示同意。

这把我一下子拉回到几百年前的历史，回到西西拉和雅亿[1]，以及朱迪斯与赫罗弗尼斯[2]的时代。

我们正说着话，一个身影来到我们身旁。一位身穿护士服的年轻中国女子过来告诉我们，在隔壁院子的产科医院里，我们一位共同的朋友刚刚生了个女孩，问我们想不想去看看？她真是忠于职守。我们于是去看了这个刚出生的婴儿，皱巴巴的粉红色的小脸，双目紧闭，小嘴瘪瘪的，躺在床上的襁褓中。

她会去扔炸弹吗？我不知道。希望不会——即使是为了正义的事业。我想起了那位年长的英国女士，因为没有中国人为他们被杀而感谢上帝的女绅士。

1　西西拉和雅亿是希伯来圣经士师记中的人物，雅亿杀死了迦南王耶宾的军长西西拉。以色列女士师底波拉召来巴拉率领一万人迎战西西拉，西西拉战败，逃到雅亿的帐篷，向雅亿讨水喝。雅亿为示热情，降低他的警觉，用自己的奶来款待他。当他睡着了，雅亿悄悄地到他旁边，用锤子将帐篷的橛子钉进他的鬓角，将他杀死。

2　朱迪斯利用美人计割下了亚述人主帅赫罗弗尼斯的头颅。详见圣经次经《友弟德传》。

第 26 章

在颐和园

一天，我们恳请香华和魏小姐休个假。我们想再去一次离北京几英里的颐和园，并为此雇了一辆汽车。我们说，如果她们不去，车上就会空两个座位，太可惜了，希望这样能打动历来节俭的这两位女士。她们自己肯定不敢独自去离城区那么远的地方，因为害怕碰上兵痞。自从袁世凯死后——基钦纳勋爵[1]碰巧也在那天离世——北京的女性就再不敢去远处游玩了。

"香华必须去！这对她的健康有好处，"魏小姐做了决定，香华后来也勉强同意了。魏小姐不断地在为她计划一些出游、庆祝之类对她有益的一些活动，香华悄悄地告诉我，朝她欢快的高个子女伴投去爱的一瞥。

"再说，我们的绘画老师因为回家参加葬礼已请了十天假，香华除了上自己的课以外还一直在帮她代课。我没有香华的天分，想帮也帮不了！她画得几乎和绘画老师一样好，明天老师就该回来了。如果她不能按时回来上课，而我又陪你们外出，学校的女孩子们就得因此多学一两篇诗词歌赋了。"

1　基钦纳勋爵是当时的陆军元帅，曾访问中国。

我开始吟诵，纯粹是自夸，因为我只会这一首，《诗经》里的第一首！

关关雎鸠，在河之洲。
窈窕淑女，君子好逑。
参差荇菜，左右流之。
窈窕淑女，寤寐求之。

在我忘词的时候，魏小姐就给我提示。她说，“你要是能来我们学校学习就好了，我很快就能教你多背诵几首，吟诵时背对老师，绝对没法作弊偷看前面的词。我们学校保留了传统的背诵方法。”

最终香华连哄带骗地说服魏小姐也给她自己放了一天假，这是很长时间以来的第一次。那位请假的老师也正好准时回来上课了。为方便起见，我们都自备午餐。她俩的午餐篮真是整洁讲究的模范，除了食物，还准备了包装好的清洁用品，梳子镜子擦脸香粉，还有装在几个信封里让大家在路上嗑着吃的香瓜子。

“这是为了防病，”魏小姐说，睿智地点了点头。我们去的是一个陌生的地方，会碰到不讲卫生的乡下人，最好还要采取一些预防措施。我父母嗑了一会儿瓜子，很快就累得不想再嗑了，而我则像牛一样不断反刍着，直到把嘴嗑得发麻。

在清朝时期，通往颐和园的道路是北京所有道路中路况最好的。那时，朝廷需要频繁使用它，当然希望路面越平坦越好，因此还铺了碎石路面。后来由于战乱频发，各式各样的军队使用各式各样的交通工具在上面行驶，而且再没有人去做修整，路面的状况已经惨不忍睹了。我们的汽车在坑坑洼洼的路面上颠簸，我都担心车会散架。我也担心母亲和香华两人可能由于头痛而无法坚持到达目的地。好不容易，我们终于抵达了当初为取悦太后而建的洋槐大道。一些树被士兵们偷偷砍倒去当了柴火，残存的树桩上那些深深的砍痕似乎是对那些蓄意破坏者的无声谴责。不过，当我们终于结束一路的颠簸时，这些不快都被抛到了脑后。眼前是无边无际的美景，宽阔的空间，缤纷的色彩。

颐和园的规划一定是由一位在构图和布局方面非常有天分的建筑师设计的。他是谁呢？不知道。中国历史从来不留意什么建筑师。没有哪一个西方景观艺术家能够设计出如此出色的装饰作品。这不是一座古老的宫殿，而是在1860年英法联军烧毁后在离原址不远的地方重新修建的新宫殿。当时英法联军觉得只有这样才能让中国的朝廷真正体会到触犯国际秩序的后果，当然，中国的皇帝和朝廷都已经逃走了。另外，北京城内更加古老和美丽的紫禁城却没有被联军付之一炬，这是因为这可能危及中国的老百姓。那时的颐和园也就刚刚建成一百年左右。它始建于十八世纪，由当时受朝廷宠幸的耶稣会神父们督造。直到现在人们依然能在它的建筑、雕刻、栏杆以及拱形大厅上找到卢浮宫的影子。法国海外传教团里思念家乡的神父们把他们对法国的热爱镶嵌进了这座中国皇宫的石头和柱子里。难怪当颐和园在大火中熊熊燃烧时，法国占领军的首领葛罗男爵[1]拒绝旁观。随着时间的流逝，老颐和园遗址所剩的遗

1　葛罗男爵(1793—1870)，通常被称作Baron Gros，法国外交官，是英法联军入侵北京时的指挥。

迹数量逐年减少，周围的农民把一块块砖，一片片瓦，一点一点地搬走去搭家里的牛棚或窑炉了。今天，对中国的建筑风格影响最大的是美国。

哦，近五百年来的年轻中国人，欧美对你们的建筑产生了什么影响呢？在线条和轮廓方面，我们是不是一直在向你们学习呢？昨天我和一位中国朋友一起喝茶，她告诉我，在牛津灰色天空的映衬下，马格德莲塔上的灰色花边装饰真是好看，可以和中国的红墙，雕花栏杆以及带鳞片的黄龙浮雕相媲美。

颐和园——万寿山——是纯粹的中式风格。万寿山建在一座小山之上，俯瞰树木环绕的宽阔湖面。在中国人眼里，这里是上风上水：在面对着山、湖和树的地方，不会有邪恶的势力来侵犯。远处的一座大理石拱桥和它在水中的倒影刚好形成了一个完整的圆。我们一行五人，三位英国人加上魏小姐和骆小姐一起在园中穿行。当我们穿过华丽高耸的牌楼，宽阔平整的庭院，登上又高又陡的汉白玉台阶，经过各种寺庙亭台后，我们顿觉自已的渺小。最后，我们使劲儿抬头仰望山峰上最后一座牌楼——“入天之门”，牌楼后面则是镶有巨大朱红铜钉的紧闭的大门，赭石屋顶上的翘檐斜飞向蔚蓝色的天空。

园子的布局简洁、开阔、宏伟。色彩搭配得当，朱红、天青、古铜、金色和汉白玉炫目的白色，宁静的湖水，岸边垂柳依依。所有这一切构成了一幅美轮美奂，令人魂牵梦绕的画面。整个园子的建设几年就完成了，并不像其他伟大的建筑那样，通过许多年甚至几百年的慢慢发展和积累。这位天才的设计师，似乎早在动工之前就已胸有成竹。然而，却没有人知道他的名字！

头顶是华北灿烂的天空。在清澈透明的天空里飘浮着几朵宛如珍珠一般的白云。正值初夏时分，两位中国女士被这样的美景所陶醉。夏日天空中的浮云，历来为中国艺术家所珍爱，同时也是每位女性刺绣作品中刻意表现的内容，象征着风调雨顺、春天和柔美。

我们从穿过松林的一条小道向山顶攀登。父亲走在前面，不断地挥手让我们跟上。魏小姐和香华也很想爬到山顶，但是天气比较暖和，周围的树又挡住了风，母亲实在受不了，便坐在路边的一个凉亭里，不想再往前走了。这时父亲快步从山上下来，挽起她的胳膊，搀着她一起攀爬。他一直陪着她，让她走一会儿歇一会儿。魏小姐、香华和我在山顶等他们。

"快看！"我指着下面的颐和园大喊，"真是宛如仙境。"

可是她俩并不想看风景，而是望向正慢慢向山顶攀登的我的父母。我吃惊地发现魏小姐的嘴唇在发抖。我碰了碰她的胳膊，问她怎么了。"我正在欣赏一幅比这宫殿更美丽的画面，"她缓缓地说道。"看看你父亲搀着你母亲爬山的样子，给她打遮阳伞，耐心地等着她。哦！什么时候中国的夫妻也会变成这样呢？对你来说这可能不算什么，以为父母之间就应该是这样的。"

"中国马上会发生这样的变化，"我不同意她的观点。

"到那时，香华和我肯定已经不在了，"她摇摇头，"北京人有一种说法，一个男人买一头驴要花十五美元，买一个老婆只需要五美元。"

"这是真的，真是这样的。"香华响应道，眼睛里充满愤怒。

我沉默着，什么也没说，这样的说法我以前从一位善良的美国女性那里也听到过，她丈夫要访华几个月，所以从一个美国传教团那里租了一处房子。出于善心，他雇佣了一个很穷

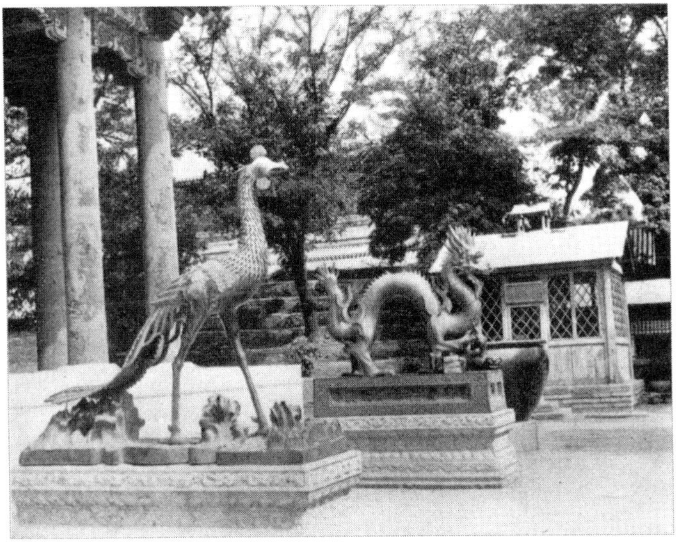

北京颐和园。铜制的龙凤是皇帝和皇后的象征。

的阿姆给家里做缝补的工作。这位阿姆像其他中国阿姆一样，缝补的活儿做得很精美，只是很慢。她安静地坐在我朋友的起居室里干活，非常安静，以至于他们有时都忘了她的存在。不论在中国还是在别的地方，现在通常很少会有男士在别人面前亲吻自己的妻子，传教士们尤其会小心翼翼地在中国人面前避免任何爱抚的动作，因为这会吓坏传统的中国人。然而，我朋友的丈夫来中国时间不长。一天早晨，在出门上班之前，他顺便去起居室看看妻子。因为阿姆是那么的不起眼，他压根儿就忘了她的存在，很自然地弯下腰和妻子吻别。

他走后，我的朋友听到了一点动静，一看，是阿姆在哭泣。“阿姆，亲爱的阿姆！”她惊呼，穿过房间走到她身边。“你怎么了？请告诉我怎么能帮上你。”

那个阿姆过了一会就可以说话了。“这三个月以来，阿姆亲眼见到你丈夫平日里如何对待你，总是爱你，总是喜欢跟你说话。阿姆从不知道这世间竟然有这样的幸福。我们北京女人说，‘男人花五美元就可以娶个老婆，买头驴却要花十五美元。’”

站在颐和园那座阳光明媚的小山上，沐浴在半透明的日光里，魏小姐给中国男人做出这样的集体恶评也许会让一些中国男士吃惊。她嘴下丝毫没有留情。

“年轻一代肯定会做得好一些，”我最后插话道。

“年轻些的男子比年长的更加不如，”她断言道，“老一代通常会纳两三房妾，而年轻的一代会不断地纳妾，不管已经有了几个。他们根本就不尊重女性，心里不存在对婚姻的神圣感。如果明明知道中国男人如何为人处世——自我放纵，对女性的毫不尊重，一位体面的女性怎么能嫁给这样的人呢？”

“自私有时会毁灭婚姻，可是这种现象不是中国独有的，”

我提出反对意见。“另外，我认识一些非常优秀的中国男士。”我说起了励诚，说起他父亲，还有其他我了解的现代男士，例如那位铁路总办和教授。我告诉她，由于北京不同寻常的社会状况，因此她所了解的中国社会里到处都是这样让她厌恶的男性。“我认识不少出色的中国男性，”我最后说。

“那全中国的好男人就那么几个，你都已经认识了，”她厉声说道。

几个月以后，我跟教授聊起了这段对话。

“优秀的中国女性真的是这么说我们的？”他惊讶地问我。

“有一些人确实会这么说，”我解释道，“当然这么说你们是不公平的，不过她们的看法是基于自己的个人体验。”

在颐和园的山顶上，我们聊着这个话题。对魏小姐来说，山下的美景只是表面的美丽，她的灵魂深处企盼的是一种有自尊以及尊重他人的生活，这种内在的美丽是更重要的。旁边的小山上屹立着一座佛塔，就在我们前方，直插云霄，黄色的琉璃瓦金碧辉煌。魏小姐这时从香华和我身边走开，一个人静静地站着，远眺下面的宫殿，还有前方的佛香阁——古老中国的象征。而她的心里却因为对新中国的疑惑而不安，这颗心的主人为中国的新女性贡献了自己的力量，而且是她的自主选择。香华挽起了我的胳膊，我们就在后面待着。我感到有些不安。

“有时她也会动摇，会灰心，”香华试着安慰我，“不过不用担心，这样的情况从不会持续太久。一旦发生这样的情况，她就会离开大家一会儿，静静等待。她说，你只需静静等待，勇气就会渐渐恢复。”

魏小姐注视着佛塔，佛教的象征，但她并没有向佛陀寻求帮助，也没有求助于“道”。她也不向基督教求助，因为她和香华都不太了解（基督教）“教义”。中国在基督教熏陶中成长的知识分子过分忙于政治及国际性的讨论，而没有时间带领正在蹒跚前行的男女同胞们走向心灵的安宁。他们更着迷于与外国势力签订协议或是撕毁协议，而不愿鼓励像魏小姐这样具有非凡勇气的人去了解从高处的黎明所能带给他们的温柔和怜悯。她和她的同伴，无论男女，根本就接触不到任何种类的宗教宣传。有一次在遇到那位知名的中国神学家时，我心痛地同他谈起这个话题。我问他，为什么在离开中国七年之后，当我再次见到我的那些受儒教清心寡欲思想熏陶的朋友们时，发现他们并没有在求“道”的道路上走出多远。

“只有穷人，渔民和木匠们，”我最后说道，“还在谈论你们所有人都该承担的责任。他们是值得信任的，他们在高尚地履行自己的义务。可是你们那些这么有才华的学生呢？他们又做了些什么？”我说完就后悔了，因为完全是浪费口舌。他觉得我在吹毛求疵，完全不理解中国追求自由的强烈愿望。

魏小姐相信公义，这确是极其重要的，确是必需的。当她感到灰心时，她渴求某种东西，能够帮她恢复灵魂。公义的灵魂，难道不是掌握在上帝手中吗？这就是一位饱受困扰却仍然内心坚定的中国儒家女性的见证。

我还能为她乞求什么呢？刚毅，忘我，勇敢，这些品质难道不正是上帝的光辉吗？啊，还缺了祂的微笑。我们西方人，尽管非常的卑微，经常能品尝到上帝赐予的新鲜蜂蜜的甜味。书上没有记载锡耶纳的圣凯瑟琳[1]是如何在疾病缠身的情况下

1　圣凯瑟琳于 1347 年出生于意大利锡耶纳城的一个染工家庭，很小就成为了虔诚的天主教徒。17 岁时正式成为修女，在为病人和穷人服务时，她仍然时时处在快乐情绪中。33 岁时不幸染病去世。1461 年，圣凯瑟琳被封为圣人。

“充满了来自上帝的欢笑”。如果有哪一位女性理应得到精神升华的荣耀，让南风吹过她的花园，让鸟儿在苹果树上欢唱，那位女性就该是这位中国女性，我的朋友，北京的魏小姐。

她那口深井再也不会干枯，她将获得永久的喜悦。有一天她会在她家门口发现一位非常公平的人，向她说道：“来吧，我的劳动者，我的女儿，我的轭是容易的，我的担子是轻省的[1]。圣灵的果子是喜乐。”

1 “我的轭是容易的，我的担子是轻省的。”出自《马太福音》11:30。“我的灵的果子就是喜乐。”出自《加拉太书》5:22。

第 27 章

贵族女校

我们一起往山下走。魏小姐的忧郁情绪逐渐消散，怀着赞赏的心情给我们展示铜亭（即宝云阁）和著名的有可升降布景的大戏楼即德和园。之后我们来到了世界上最精美的长廊。整条长廊建在一个平台上，上有屋顶，两边敞开，蜿蜒地穿过白皮松林。支撑屋顶的无数红色枋梁上有数不清的彩画，内容包括花鸟蝴蝶，山水风景。长廊一直往前延伸，一眼望不到头，虽算不上宏伟，却很迷人，真是巧夺天工的建筑杰作，就像有人出了一个主意："咱们修建一个美丽的东西，非常美丽的东西，人们漫步其中，就像走在景泰蓝的花瓶里。"

我们坐在一个大理石栏杆进餐，中间是一个上了锁的亭子。通过门窗，我们能看到阴凉的亭子里空空如也，陪伴它的只有高高的木头的倒影。我们脚下有一个四四方方的荷花池，一座大理石桥横跨其上，桥上雕刻的石狗鬃毛卷曲，喜笑颜开，欢腾雀跃。除了我们自己带的食物，我还加倍享用了中国朋友带来的许多美味的食物。餐后，魏小姐拿出脂粉和梳子，我们于是一只手拿着镜子，一只手给自己补妆。所有的一切都显露出强烈的女性气质。魏小姐当天穿着纯白色的绢丝上衣，上面装饰有一束束手绣的黄玫瑰图案，至于魏小姐如何能做到经过一天的游玩到家时还能保持衣服一点儿也不起皱，身上一个污点也没有，我不知道，也许靠的是中国女性在活动时十分小心克制的能力。

我父亲自己散步去了。我们用毯子把我母亲裹好，在她后背放上靠垫，把当天的报纸放在她膝头，就把她留在那里了。随后两位中国女士坐在栏杆上，一边给藏在荷叶下面的鱼儿扔面包屑，一边跟我聊天。

香华谈起了魏小姐和她们的学校。学校的创办者继小姐是一位博学的满族女性。大革命伊始，她就开始琢磨，就当前的社会现状而言，自己的办学方式是否存在不足。于是她开始寻找一位年轻的合作者，一位既热爱中国的经典又有能力吸收现代观念的合作者。很快她听说在临近天津的一所中西结合的学校里，有一个国学造诣很深的女学生。继小姐坐火车专程去拜访她，毫不犹豫地邀请她做学校的二把手。对魏小姐做了一年的考察后，她打电话邀请魏小姐担任学校的校长，而她自己则退居第二位，只负责教授中文。继小姐已经五十多岁了，魏小姐年方二十。学校是由继小姐一手创办的。世上还有谁比这些中国女性心胸更开阔，气魄更宏大呢？

学校的校舍原先也是继小姐自家的宅院，由几进四合院组成，全都是飞檐斗拱的平房，每一进院子相对独立，中国四合院的格局很像牛津或剑桥大学里的不同学院。继小姐是家中独女，亲戚也不多。她父亲是个满族将军，当继小姐意识到她父亲不会再有儿子之后，她这个女儿就开始女扮男装，坐在父亲身边给他当秘书，甚至在军事行动中骑马紧跟在她的父亲身后——谁都没能识破她的伪装。父亲死后，她以儿子的名分为他送葬，举办葬礼。等三年服丧期结束，继小姐就脱下男装，换回女装，退居深闺。因此继小姐绝非等闲之辈。她在自己的宅子里办起学校，最后以馈赠的形式把宅子送给了学校。

可惜继小姐可支配的办校资金一年比一年少。中国人在支付第一笔费用时往往非常慷慨，但有时却低估了随后的运行及维护的成本。这样的失误在中国的公共财政领域比比皆是，这已经成为妨碍公民进步与国家发展的绊脚石。继小姐把她全部的资产都用在了学校运营上。大革命后，中国社会秩序混乱。学生们即使交不起学费，她也不会让她们退学。接着她就病倒了，我猜测她是瘫痪了。魏小姐那段时间就陪她住在学校里。每天晚上，她要爬起来好多次给继小姐按摩她麻木的四肢。白天魏小姐还要接着工作，确保学校的运转，因此她每天都会因为极度缺乏睡眠而精力不济。继小姐从未跟她年轻的校长提过钱的问题，她是个高傲的女人，觉得钱的问题应该由她自己负责。

“现在我知道她肯定是焦虑过度才生病的，”魏小姐说，“想起这个我就觉得难过。”

病了六个月之后，继小姐就去世了，这时原来体力充沛的魏小姐也快撑不住了。这真让人伤心。

“继小姐去世后，所有的事情就落到了我的肩上。难道我不是她唯一的女儿吗？难道她不是躺在我怀里去世的吗？没人比我更爱她。我找呀找。哦，我的姐姐，你信不信，我尊敬的老师居然一点钱都没留下！在她包里只有十二个铜子。”

说着，她激动地站起来，踱着步。

“这点钱连埋她都不够！我派人去找她有钱的堂表兄妹，觉得他们肯定希望按照满族将军女儿的身份来给继小姐办丧事，因为她不仅出身高贵，也算是为北京的女性教育做出过杰出贡献的知名女性。可你猜他们怎么说！他们说他们从来都不同意她狂热地办什么女校，说如果她不把那些钱用来帮助陌生人的女儿们接受教育，而是给自己留着，那她就会有足够的钱给自己办丧事，甚至还能给她的侄子侄女们留下一些呢，这才是她该做的。‘我们当然会支付葬礼的费用，’他们最后说。可他们给的那点钱还不够给乞丐买一副棺材！”

说到这里，她泪眼婆娑。他们提议草草埋葬继小姐，这样的羞辱直到现在仍然让她感到满腔怒火。中国的葬礼不仅彰显着亡人的品格，而且也可从中看出筹办葬礼的人的品格。

“我绝不允许发生这样的事！可是我又能做什么呢？我不能向我家里要钱。那时他们希望把我嫁出去，正在给我准备嫁妆。我唯一拥有的只有我已去世的慈父给我的金手镯和金耳环。我不愿失去父亲留给我的东西，可是我知道父亲会敬重继小姐的，因为正是父亲把我送到了一所好学校去接受教育。我就把我的手镯耳环卖了，从那以后开始佩戴银首饰。我给老师置办了一个与她身份相称的葬礼。我们的学生和许多家长都参加了葬礼。尊敬的赵尔巽阁下为继小姐写了祭文。整个葬礼算不上隆重奢侈，但至少与学者和淑女的风格相匹配。我们还一起募集了足够的钱在操场上给继小姐立了一块石碑，上面刻有继小姐的美德故事，由尊敬的赵尔巽阁下亲笔手书。”我见过这块石碑。

不仅如此，继小姐还一直严格履行一项家庭义务，帮他去世的父亲赡养他的一个妾室。我猜这个小妾已经变成了一个牢骚满腹、脾气暴躁的老妇，不过为了老将军的体面，她还有权拥有与之相称的住所和服饰。但是十二个铜板可没法满足她这样的生活，于是魏小姐就把她去世老师的责任揽到了自己身上。

“每个月继小姐都会把她小店里挣的钱，或是学校里付完所有开支之后剩下的钱送过去给老妇人做生活费。作为继小姐的养女，我难道不该把她的馈赠以及债务一并继承下来吗？”她自豪地问道，“所以我也每月照常给她送生活费。谁也不能说我们学校剥夺了别人的权利。”

我们一起出游颐和园后，魏小姐和香华来和我们喝了两次茶。第一次，香华给我母亲和我带了两个手袋，使用的材料是中国官员过去穿的锦缎官服上表示官衔的那块正方形绣片。一块绣片被缝在官服胸前正中位置，另一块被缝在两肩之间。这两块绣片的意义对中国官员来说就好像乌陵和土明[1]之于大祭司，或是金银橡树叶子[2]之于英国领事。我们反对她给我们带礼物，因为知道她没有钱。

“哦，这不用花钱，”她说。

“可是我们知道这些东西很值钱，”我们回应道，觉得她只是在含糊其辞，像其他的中国人那样，意思是她并没有花人们想象中的那么大笔钱。

“这些是新的绣片，不过也有些年头了，”她紧张地解释道。“我说实话吧。这个包上用的绣片，我的福芸，”她转过身来对我说道，“是从我父亲为他不同的官服准备的十来块绣

1 乌陵和土明，古代犹太教大祭司装在胸牌内用作占卜的宗教物品。

2 橡树是英国皇室保护者的象征。

片中找出来的，从来没有用过。给您的那块，阿姨，”——她对着我母亲说——“是从我母亲的官服绣片中找出来的，我觉得送给您正合适，因为您不也是她的姐妹吗？看，上面绣了一圈淡紫色。只有拥有皇族血统且级别最高的满族官员的夫人才有资格使用这种图案的徽章。我在街上见过一些外国女士拿着用官服徽章制作的手包，但没有一个用的是这种图案。它们很漂亮。作为我们的朋友，你们用这样特别的手包是再合适不过的了。我爱你们，请你们一定要用这两个手包。”

香华用非常精美的中国刺绣手法把这些绣片缝制到雕花手柄上，手袋的衬里用的是黑色花绸的零头布，是她当时身上穿的百褶裙剩下的布料。她把她自己的珍爱之物——她父母的官服徽章，送给了我们这两个异族女子。

看到我们很喜欢这些礼物，香华就又在下一次聚会时带来更多的礼物，我们不得不责怪她。

“这不算什么，又不是什么值钱的东西！”她反复地肯定道，“看！这是一个迷你花盆，并不是最上等的瓷器，这是瓷都景德镇的作品。清朝时的河南总督负责督造官窑，通常作坊主们会给他定制几件特别的作品。这就是我父亲担任河南总督去视察景德镇作坊时他们送给我父亲的。”

魏小姐对礼物有自己的一套想法。看到我父母在北京逗留期间身体不是很好，她一直有些担忧。现在已经六月，天热了起来。她就带来了一个圆环——“一个神奇的戒指”——褐色的汉代玉石，上面有血沁，光泽温润。

“中国绅士们把它放在胸前的口袋里防病辟邪，”她面带慈母般的微笑告诉我父亲，就势把戒指放进了我父亲马甲的口袋里。她还用一种有香味的植物种子给我母亲穿了一串项链，与她自己佩戴的香囊相似，也是用来防病的。她又给我们展示了其他用不同的种子做的物件。她美丽的嘴巴一直在不停地咀嚼，以免在到城市中陌生地点的短途旅行中吸进不好的空气。她还给我母亲和我各送了一串用雕刻过的植物种子制成的项链，带有一种浓烈的清爽气味。项链平时放在漆盒里，我们身体不舒服的时候可以取出来放在身边。每当我在家里的古玩柜里看到这个盒子的时候，温柔的回忆就会像潮水一般向我涌来。中国女性是天底下最善良的人。

有一次我在天津崴了脚，励诚太太怪我“像所有的外国女人那样穿高跟鞋”——这样的攻击太不公正了。（她自己才刚刚从被裹的小脚中解放出来！）她小心翼翼地脱下我的袜子说：“我柜子里刚好有治崴脚的药水。每次我那几个儿子有了擦伤、瘀肿什么的我都用它。不过我想你可能看不上，因为这是中药！”

“哦，请帮我抹吧，”我恳求道。

“我给你在瓶子里装一点带回家，”给我擦完药，她开口说道，我乖乖地表示同意。到家后，我跟母亲说了说事情的经过，她用鼻子闻了闻这个“药水”，我们都开怀大笑。

“是桉树油！”她宣布。确实是。

魏小姐对我们最后一个担心是她突然想起我们要去海边——“在北戴河的石头上爬来爬去”，这是她对我们马上要参加的活动所做出的想象。

“你们外国人平时只穿皮鞋，”她想着，“你们一定会在石头上滑倒的——你知道，那里的石头上面都是海藻！穿着皮鞋在湿滑的石头上走最危险了。”

她越来越肯定，到时候我们最起码也可能会摔断腿，同时还会把我们价格不菲的皮鞋鞋底和鞋头磨坏。一双皮鞋在中国卖十六七美元——相当于女教师一个月的工资呢。

她量了我们脚的尺寸，不顾我们的反对，告诉我们她的阿姆会马上开工为我们赶制两双普通的中国鞋子。鞋面是黑色绵缎，衬里是稀罕的蓝色印花棉布，鞋底由许多层棉布缝制而成。事后想起来，鞋子几乎是在我们快要出发的时候才做好的。两位女士带着鞋子以及给我们吃的糕点，来到我和母亲出发的车站。我父亲因为舍不得离开北京，还要多待两周。

这两位衣着迷人的朋友站在那里，魏小姐比香华高许多，俩人都带着遗憾的眼神看着我们。我和魏小姐一起走向站台。

"有你在身边照顾，香华一定会没事的。"我有些不安地说，香华那天脸色不太好。

"如果情况继续恶化，她弟媳骂她骂得太厉害，我会让她过来和我们一起住，"她安慰我说，"我母亲现在对她就像对自己的亲生女儿一样。我真想不明白怎么会有人不喜欢香华！"

火车驶离车站后，我问坐在对面的一位三十来岁的中国绅士，是否可以把他身后的窗帘拉下来，因为太阳正好照到我母亲的眼睛。他穿着一件极其优雅的长袍。我从未见过这么精良的白色丝绸。我注意到，他小心端坐防止衣服起皱，此前我也曾仔细观察过魏小姐身穿上好衣物时的举止。火车又走了一段时间后，他的仆人过来帮他脱下长袍——这让我松了一口气，仆人叠好长衫，交给他一件旅行途中穿用的日常灰色丝袍。先前在窗帘问题上他显得很客气，让我觉得应该跟他聊一聊。于是我就夸了几句放在他旁边地板上的一篮子扁桃，桃子的样子很特别。眨眼之间，他就把那篮子桃送到了我的脚边，大概有二三十只桃子，让我不知所措。

在此，我要警告所有和中国人打交道的人，无论是老派的还是新派的，去夸奖中国人拥有的任何一样东西都是件极其危险的事，因为他们马上会想把被夸的那件东西送给你！这是他们发自内心的慷慨，是他们对日常礼貌的理解。我之所以警告你们，是因为我自己常常自投罗网。这次，像往常一样，我又陷入了美丽的困境。励诚一定会笑话我的笨拙，而他太太淑英则会哀叹我的愚蠢。我希望宋太太会发发慈悲，教我一些礼节来摆脱这种尴尬。

我恳求甚至命令那位青年男子拿回他的桃子。每次我把桃篮放回到他脚边，他又瞬间把它送回到我这边。在炙热的太阳下，车厢内很快就热得让人受不了，而我因为不断地在车厢内这样跑来跑去感觉更热。在这样的比赛中，什么人都比不过中国人。最后，我瘫倒在座位上，那篮桃子还在我的脚边，而那位中国绅士则躬身对我微笑，很高兴打败了我。不过我真的不是他的对手。

篮子就在我脚边待着，我一边闻着桃子散发出来的宜人香味，一边还不时在谋划如何再次把篮子送回去。最后，在火车快到站时，我从篮子里拿出几只桃子，把篮子塞到前来替主人收拾行李的仆人手中，并向那位优雅的绅士鞠躬行礼，跟他说一篮子桃子对我来说太多了。这样，他才顺理成章地接受，带走了篮子。看来我这么做还是挺恰当的！

在我们互相推让桃子的间歇，他提起了魏小姐和香华。他礼貌地躬身行礼，然后问道：“为您送行的两位女士是您的朋友吗？”

“非常亲密的朋友，”我回答，“你认识她们？”

“不认识，”他答道，“不过我知道她们是谁。她们是我们这片地区最受人尊敬的女士。我以前不知道连外国人也了解她们的美德。但是说真的，这些女士所做出的贡献，包括她们的朋友，值得我们所有人敬佩。”他再次躬身行礼，我也躬身回礼。我说我们实在不值得他这样夸奖。

“也许你了解她们的学校？”我试探着问。

“算不上了解，可惜我没有这么小的女儿，否则我肯定会送她去那儿上学，因为那里的女孩子首先要学最重要的东西，品德和礼仪。”

这是真正中国人的真实感受，而不是一个不开心的或者心胸狭隘的人的感受。

接着他谈到了更加令人困扰的问题。“我听说她们的学生没有参加学生示威游行。这也许是唯一一所设法避免让自己卷入政治的学校了。游行示威肯定会损害女孩子的美德。”

魏小姐跟我们说起过这些由学生们发起的出于各种不同事由的游行示威。最初游行示威的由头是对各种政治问题的抗议和愤怒，随后就演变成了教育机构的梦魇。现在的情况是，每参加一次游行，小男孩们就可以从那些宣传者手里领到一毛钱，而年纪大一些的男生则可以领到两毛钱。那些更加真诚的示威者不是为了钱才走上街头，他们遭受的可能是射向自己的子弹。

魏小姐打心眼儿里讨厌这种逼迫政府的方式。作为一名出身官宦家庭的女儿，她发现这些行为与自己格格不入。

“学生领袖们一来，就得浪费我们许多时间。他们往往一谈起来就滔滔不绝，我们却得给他们泡茶，陪着他们，而心里想的却是赶紧回课堂上课。我们迫不得已加入了学联组织，但直到现在我们从未参加过上街游行。学生家长们都知道我在这方面比较传统，都感谢我们把他们的女儿们留在学校学习而不是扛着旗子去喊口号。为什么，因为如果我们是那样的学校，他们就不会把自己的女儿送到我们学校上学了！”

很凑巧，最近一次游行的抗议对象是英国。学生领袖们这次变得非常急迫，要求学校这次必须参加，否则就会被贴上不爱国的标签。他们会禁止家长们送他们的女儿来上学，通往学校的路会被纠察队包围，学生们会被劝返。

“我想我可能不得不以放假的名义暂时把学校关了，”魏小姐说，“可是我不想这么做，首先，我不喜欢被命令去做我不认同的事，其次，学校马上就要考试了，学生们需要多上课，而不是少上课。”

在消极对抗方面，中国人很在行，中国女人比男人更在行。“因此你们就采取了道家著名的无为——无所作为的策略，”我对她说。她笑了。

“到了指定的那一天，我们的老门房就把学校的牌子摘了下来。当学生领袖们来学校要带领学生去游行时，他指着空荡荡的门口，说，‘今天不上学！’香华和我还有其他的女教师就在里面，在我们的会客室里，我们的心怦怦直跳。很幸运没有人坚持一定要进来看一看。否则他们会发现一百个女孩子正在‘默默地学习’。过了几天，我们重新挂上学校的牌子，一切又回到正轨。”

我不知道这个故事的启示是什么。和我们相比，“名字”对中国人来说包含更多的意义，它其实就代表事物本身，所以摘牌子这件事对他们来说不像对西方人一样被看作一种“直接的撒谎”。还好这不用我来评判，而应该由熟悉中国人的心理、负责记录善恶的天使来做评判。

游行队伍旗子上的口号是“拯救中国”，不过我倒是赞同骆小姐和魏小姐的做法，认为她们才是走在“拯救中国”的正道上，而不是那些整天游行示威的人。

第 28 章

吾友励诚

在北上赴京的路上，我去天津见了我的一位挚友。南下返回时，又有更多的时间互相探望。1911 年辛亥革命期间，我在励诚父亲家里客居过一段时间，几乎变成了他家的一分子。打那以后，励诚和我一直保持着密切的通信往来。每隔几周我准保会收到他的来信。他的看法和评论也引导了我对中国时局的看法。在中国排外情绪最强烈的 1927 年，他的信给了我许多宽慰。在他的信里，我能感受到冷静的头脑、清晰的愿景和不可动摇的友谊。无论他的某些同胞多么愤怒，但是他们这种汹涌澎湃的情绪发泄显然冒犯了中华民国其他一些成员，他们希望中国社会更加和谐安定，建议采取更稳妥平衡的方法来处理问题。有一次励诚在信里说，外国人有时太傲慢了，而那些谦虚的外国人则要一起承受其中不良分子胡言乱语和胡作非为导致的后果。我本想在回信中说中国人也是个骄傲的民族，但当一个朋友点出自己身上的一些弱点或过失时，只能说明自己还不够完美，应该感激他温和的批评意见。

在我们去北京的路上，宫家与我父母的会面让我们倍感温暖。励诚的父亲在我父母到中国后就已经去世了，在中国人眼里他的母亲现在是宫家的一家之主。励诚所在的公司要派他到渤海湾的一个小港口去工作。

“我应该去，”他解释道，“可这是一个艰难的决定。”

“为什么？”我问，“这对孩子们来说是件好事啊。”

“是啊，我妻子也愿意去。可是，你看，我的母亲还在呀。她已经习惯了在天津众多朋友的陪伴，参加各种让人开心的社会活动。”——这里活动很多。“当然，这栋房子和其中所有的家当也都是她的。另外，我妻子应该一直照顾她，这是儿媳的义务。对婆婆的义务排在对我或对任何其他人之上。所以，除非我母亲同意，否则我就应该自己一个人去那里工作，然后时不时回来看看家里人。”

这样的安排持续了一段时间。然后我的宫伯母，这世上最善良的人，看出这样的安排对她儿子有多艰难，于是就把全家搬到东边的那个港口去了。她在那里的生活同样也不枯燥，因为她成了当地中国人中有声望的老太君。最近她还为自己办了一次七十大寿庆典。庆祝活动格调高雅，安排了戏剧演出，整个俱乐部为她装饰一新，挂满了向她致敬的卷轴和刺绣作品，都是由她的家人和朋友们精心策划和布置的。事实上，几乎整个家族成员都赶去参加了她的寿庆。励诚在信里向我详细地描述了聚会的情形。

我们第一次到天津时，励诚安排我们到他家吃午饭，他的两个姐妹也在。我一直期盼着见一见和我情同姐妹的花儿，在我俩都尚未出嫁之前，我们彼此信任、赤诚相见。他的妹妹小六也结婚了，住在天津，有个两岁的儿子。我们刚好八个人，四的整倍数，坐在中式高方桌旁，一边坐两个人。桌子不太大，每人面前放一只饭碗，一双筷子，有时加上一个小瓷汤勺，跟西方午餐的餐具相比，节省很多空间。中国人平时吃饭很少喝酒，有时会喝点加热过的黄酒，用喝白酒用的小酒盅喝。饭后，他们会喝几杯茶，这样一顿饭就算吃完了。

我们刚在桌旁坐下，电话就响了。呜呼，花儿来不了了。她就住在附近，励诚和我都很失望，也有些懊丧。

“不过你会原谅她的，”他说。花儿打电话来说现在外面在下雨，她婆婆认为中国淑女不宜在这样的天气里外出。在过去的中国，女士们在下雨天会把自己关在屋里，她们讨厌潮湿的天气。花儿三十八岁，生了十个孩子，四个夭折了。她自己并不怕下雨，另外，她丈夫家有钱，有自己的豪华轿车。可是如果她抗拒婆婆的命令，那就显得她太无情或者太任性了。

第二天我去看她，很开心的一次见面。花儿年轻时没有姐姐文静般的美貌，或是妹妹小六那般的活泼顽皮，而现在的她却已出落成为一位成熟女性，脸上的线条甜美精致。二十岁时她身形微胖，现在却亭亭玉立、优雅高贵。总之，她算是发育较晚的，成熟的她让其他人相形见绌。她仍像过去一样直率、善良、诚实。

但正如人们所能想象的那样，生育十个孩子绝对给她带来了巨大的变化。花儿永远都忘不了前两个孩子的夭折给她带来的那种痛苦。从某种意义上说，她不像文静那样是一位天生的母亲。命运弄人，花儿的孩子活下来六个，可文静生了八个却只活下来两个。同样具有讽刺意味的是，六个孩子的出生对于花儿来说本来纯属意外，但现在他们个个活蹦乱跳健健康康，而文静却要一直担心自己活下来的两个孩子的健康状况。花儿的孩子们都全心全意地忙着学习，或是女红，或是游戏，相处非常融洽。他们总在我的背后相互打闹，开些小孩子的玩笑，时常忍不住地咯咯笑。他们会稍微陪我一会儿，这个不知从哪儿冒出来的外国阿姨，但当他们被允许离开房间的时候，也能看出他们如释重负，感觉像是终于被解放了——祝福他们。我其实非常渴望能跟我朋友的孩子们待在一起，只是他们肯定理解不了我的这种心思，又有哪个孩子喜欢和大人待在一起呢？后来我就走到阳光明媚的宽大阳台上去看他们玩，其中多数是女孩。她们穿着颜色鲜艳的印花棉布紧身长裤和白色短外套。光滑的马尾辫用红色毛线扎在脖子后面。大点儿的孩子照顾着小的——就像他们的妈妈花儿小时候那样。我猜男孩子们也有自己的欢笑和把戏，就像花儿的兄弟们小时候那样！

花儿的宅邸规模巨大，里面住了五十口人，是个典型的中国父权传统家庭。花儿是家中长子的夫人，所以要负责打理整个宅子，这可是个艰巨的任务。她的地位要高于住在同一个宅子里的妯娌们。每个孩子在十或十一岁之前都有自己的阿姆或是婢女，但超过十岁或十一岁之后就交由家庭教师接管了。大部分卧室都配有卫生间。用沙砾或碎石铺平的院子里种着开花的灌木。巨大的客厅里摆放着雕刻精美的红木屏风。花儿的丈夫——因为害羞一直都没见过我——派人从伦敦、布鲁塞尔、纽约搜集有关家居和花园的插图杂志，总喜欢给自己家做些建筑设计方面的改造。从孩子到家务管理，从婆婆到妯娌，花儿整天忙得不可开交，很少有自己的闲暇时间。她看上去很疲惫。她说她唯一能安静下来的时间是去参加麻将聚会的时候，中国女士们的麻将聚会通常会持续到第二天凌晨。

家里真正的一家之主还不是花儿的婆婆，而是花儿婆婆的婆婆！一位八十高龄举止优雅的小老太太。根据传统，全家都要首先遵从她的旨意，实际上大家也是这么做的。花儿的公公和公公的父亲都早已过世。两位老太太关系很好，大部分时间都待在一起。她们俩都喜欢花儿，花儿也喜欢她们，尽管有时她觉得她们把她看护得太小心了，比如前面提到的下雨天不让外出的事。如果花儿偶尔违背她们的意志，现在的舆论不会责备她。毕竟现在中国的年轻人，不管是男性还是女性，有时都会在出版物上公开谴责父母给他们订的娃娃婚。现在的新娘可以在婚礼上露出自己的脸，或是只用薄薄的白色外国面纱遮住脸，而不再需要像以前那样盖上厚厚的红盖头了。现在的新娘和新郎不是都坚持在结婚前要先见面吗？现在的新娘不是可以身穿粉红色拖地长裙，而不再是传统的红上衣绿褶裙了吗？而新郎不是还要在他的西服上衣上插一朵花吗？一切都在变化，婆婆的权力也同样在变化。

当新娘嫁到这样的传统家庭，每天和婆婆而不是和自己的丈夫一起吃饭，发现自己的青春爱情梦想逐渐破灭，我们对此就应该很容易理解了。又有谁能够真的梦想成真呢？和其他人一样，她会发现现实永远要比罗曼蒂克重要得多。我相信励诚的妻子、花儿以及宋太太，她们都已经得出了这个幸福的结论，也许是因为她们的丈夫也和她们有着同样对真爱的小小向往，虽然依然羞于表达。因此，我愈发敬重花儿的选择，她常常把自己合理合法的愿望放在一边，而去顺从两位老太太以便维持她们对自己的信任。

有一天，应两位老人家的邀请，我战战兢兢地去见了她们。花儿提前教我礼仪，我应该对她们极其恭敬。我遵循老规矩，摘了眼镜，坐在最低的椅子上，站着用双手接茶杯，称自己是她们的小妹妹，低眉顺眼，以示对她们的尊重。由于自己一直在和现代中国人打交道，所以我已经忘记传统的礼仪，非常担心自己会失礼。后来我问励诚能否给两位老人家送束鲜花——这是所有中国的年轻人都非常喜欢的，但马上被他否决了。

“如果你这样做的话，她们会琢磨你是不是想从她们那里得到什么！”他脱口说道。

“我是希望让她们祝福我这个外国人和花儿之间的友谊，”我抗议道。他摇头掐灭了我的幻想。他说，花儿会来参加为我们家举办的一场大型茶会，庆祝我们又回到中国朋友中间。我父亲以及几位中国绅士会出席茶会。

“两位老太太不会过于反对在茶会上碰上一两个外国男士，她们明白那是你们的习俗。但如果她们得知花儿还可能在你们的茶会上见到一些中国男士，她们就会非常担心，担心花儿从此会让她们不得安宁了。我希望花儿去参加你们的茶会。她需要多接触一些现代生活。”

“万一她们事后向她问起茶会的细节呢？”我不安地问。

“她可以告诉她们遇到的那些女士的名字，如果她们还要坚持的话，她可以告诉她们你父亲和两三位男士进行了交谈。但最好事先别让花儿知道茶会具体的情况。”

这是年轻人避免直接违抗长辈的惯用手法。当然是在中国。

我们再次去天津时，励诚邀请我去欣赏他从父亲那里继承过来的奇珍异宝。他告诉我，他的一位朋友的母亲开始迷上了麻将，而她在牌桌上欠下的债还要由儿子来偿还。

“如果卖掉家里的传家宝，他就能还清债务。可是，”励诚提到这个想法都觉得脸红，“他不会这么做！他发誓要把它们继续传给自己的孩子们。这就意味着现在要省吃俭用甚至借债，可是他不忍心舍弃那些美丽的藏品。我不能责备他！”

励诚还邀请了另外几个朋友。他把藏品铺开以方便大家观赏。藏品个个都很独特，我们一件一件仔细欣赏。地板上铺着玫瑰红的蒙古地毯，已在他家传承了三百年。古老的青铜佛像是他父亲收藏的，他倾心于佛教。还有祭祀专用的小巧玉杯。他们收藏的砚台有些年代久远，有些虽然不那么久远，但全都制作精美。墙上挂着画轴，有的是诗词书法，有的是花鸟、山水和人物。一幅十四世纪的画卷堪称完美。还有一套精美的家具，几张雕花黑檀木椅子，围着一张高脚红木方桌，桌面锃亮发光，完美无瑕。

我最喜欢的是一幅描绘某位皇后一日生活图景的卷轴。励诚小心翼翼地把卷轴一点一点地展开——很内行的鉴赏家的做法。早晨，身着室内便服、头顶简单发髻的皇后走过静谧的田地去照看她饲养的蚕，给它们喂食桑叶。接着，她的侍女们为她梳洗打扮以便出席朝廷的活动。然后是文武百官和身着盛装的皇帝的画面，皇后和女士们坐在屏风后面聆听观看。最后是日落时分，皇帝来用晚膳，皇后用彩绘的餐具服侍他用餐。如果时间允许，这幅画我连着看上几个小时也会兴致不减。

一个铺了衬垫的盒子里装着一块厚厚的玉板，颜色是一种很奇怪的褐绿色，长约六到八英寸，上面有一些斑点和条纹。

“别把它拿出来，”他的妻子淑英说道。他抬头戏谑地看了她一眼。“你知道她的名字是什么意思吗？”他说道，“淑英的意思是贤淑而勇敢的人！可她现在却非常害怕。”淑英冲他噘了噘嘴。

“有一天，我父亲把这块玉石带回家里，”励诚说，“这块玉石出土于一处古墓，是一位年长的中国考古学家送给我父亲的。这叫汉玉，因为它是被埋在汉代墓葬里的玉石。”

“颜色好特别，”我评论道。

“以前是绿色的，”他告诉我，“那时候的人们把它放在死人的脖子下面当枕头，当然只有足够富有的家庭才用得起这样的玉枕。据说玉枕之所以变成这样的颜色，是因为被死人的血、脑子和内脏浸泡所致。一些人觉得在家里放这样的东西很不吉利。”说着，他把玉枕放到我手上，假装害怕地哆嗦了一下。说真的，我对这个玉枕真的没什么兴趣。

“淑英决不会碰它，”他调皮地说。

“这确实不是件让人开心的东西，”我说。

“她倒不是因为这个不喜欢，”他答道，“而是因为她觉得这是死人用过的，所以可能带有某种邪恶的东西。”

“是啊，”淑英插话道，“这个主人也许是个坏蛋。他邪恶的灵魂也许从来没有从坟墓里出来过，但是却融入了这只玉枕里。我怕这个东西，赶紧把它放回盒子里吧，”她催促道。“否则我会离开这个房间。如果因此发生什么不好的事情，你必须独自承担责任。你同意我的看法吗？”她转而问我。

“我倒不觉得有什么需要害怕的，而是觉得它让人作呕，”我字斟句酌地说道，试图打动她，“不过，任何死去的恶人都伤害不了纯洁而光明的灵魂。你不同意吗？”

“我可不想冒这个险。”她一边说，一边离开了房间，直到确认那个可怕的东西被稳妥地放回到盒子里才又转了回来。

第 29 章

老三给励诚的一封信

来客当中有一位二十岁的中国绅士。两个月前，他刚刚娶了一位十八岁的姑娘，是淑英的表妹。这个女孩家住上海，有一次在观看了一出由中国的女孩子演出的莎翁戏剧之后，她就给自己取了一个英语名字，叫“伊莫金”[1]。她个子不高，刚刚到我的肩膀，是我见过的最美的新娘。她在下嘴唇的中间抹了一点胭脂，叫作“花瓣唇”。眉毛也经过了精心描画。不过她绝不是一个没有头脑的花瓶。她眼里的亮光或是嘴角调皮的上翘，都透露出藏也藏不住的聪明。新娘身着薰衣草色丝绸长袍，上面绣满牡丹。她的头发乌黑发亮，颧骨和嘴唇上的红色恰到好处，脚上穿着白色丝袜，黑色绣花缎面鞋上围了一圈小小的毛球。她身材纤细，如芬芳的花朵般青春靓丽。我们在欣赏古玩的时候，她和淑英去了淑英的卧室。等大部分客人走后，她们很快就互相打着趣笑吟吟地回来了。

“家里来客人的时候，我尽可能让淑英留在客厅，”励诚特意跟我抱怨，“我特别希望她认识一些男性朋友。这样

1　伊莫金是莎士比亚戏剧《辛白林》里辛白林的女儿。

我们就可以有更多的东西一起分享。可是我这个妻子很顽固，她会服从我的建议吗？绝对不会。每次她都想方设法开溜！”

淑英白了他一眼，露出狡黠的微笑，不过什么话也没说，像一个顽皮的孩子。我不太相信励诚的说法。

“也许是你的妻子觉得有些客人比较讨厌吧，”我暗示道。

她笑着对我说：“每当我想给孩子们缝缝补补的时候，励诚的男性朋友们就来了，坐下开聊——一聊就聊上几个小时！当然是聊政治！你知道，中国的政治局面现在有多让人失望，每天都在变——并且总是越来越糟糕。我都懒得再关注了。”

上周，花儿向我宣布，她从此再也不读报纸了，因为那上面成天报道的都是哪里哪里要打仗了，穷人被土匪抢劫啦，以及对邪恶的外国人的谩骂等等。“一半的新闻都是谎言，第二天编辑们就得登报更正！为什么那些成年男子还能坐下来那么严肃地去讨论呢？还不如做点女红什么的。”

不过，她和伊莫金倒是跟我们一起围坐在红木桌子旁喝茶。放在过去，我们不该这么男女混搭着坐。我是这位年轻的新郎见过的第一个外国人。他父亲是个著名的将军，常常和世界各国的外国人打交道。他的母亲很早就过世了，父亲纳的第一房妾就上位成为了正室，中国人有时会这么做。她是个挺好的继母，对他和蔼可亲。励诚在我耳边轻声说，最近将军又纳了一房妾。将军大部分时间都住在北京，二房跟他住在一起。将军的宅邸位于天津的租界内，在这里家人和财物相对比较安全。在这所砖瓦房里，住着他的正室以及她的孩子们，还有将军过世的妻子所生的两个儿子和一个女儿。在天津的正室还不知道北京二房的事，至少将军不希望她知道。不过既然她儿子略有耳闻，励诚就不清楚正室是否真的没有一丝怀疑。哪天真相大白时，少不了会有麻烦，哀号痛哭什么的，不过将军自己一定会置身事外。他会给自己找一个临时出差的机会，让两位夫人自己把问题解决。等他回来，家里可能已经风平浪静，至少是在表面上。

在北京，每当有外国客人去拜访将军时，他的二房就会像外国女士一样负责接待他们。她会给客人上茶，带他们参观假山花园，和他们自由自在地聊天，显得很有魅力，这是因为她接受过艺术和仪态方面的培训。我后来碰到过一位曾经被她这样接待过的外国人。

“将军是个思想开放的现代人，”我朋友满意地说，“他的夫人带我们参观他们的家，他一直和自己的夫人有说有笑的。”

“那我恐怕要让你的幻想破灭了，”我说，“你应该了解将军对外国人的真实想法。他不允许他的合法妻子和我们打交道。他儿子一直被要求认真研读中国经典，一句外语也不会说，甚至在见到我之前从没见过外国人。他父亲认为，外国人在男女之间的自由交往是内心淫荡的表现，所以不允许儿子和我们打交道，以免使其思想堕落。二房早已经堕落，因此才可以和外国人打交道！”

不过请注意，就像励诚那天下午跟我解释的那样，从某种角度看，将军是个好人。“他对手下的士兵要求严格，公正对待，不克扣军饷。每个城市都希望他的部队驻扎到那里，而不是别的部队。他还通晓中国经典。他儿子每天要跟着私塾先生学习很长时间，现在已经非常博学。

这个年轻人面容俊美，我挺喜欢他。不过因为熬夜学习，他的眼皮浮肿，双眼无神并且还有炎症，脸色苍白，显然是劳累过度，体力活动太少。“现在他看上去尤其疲惫，”励诚说，“因为他要在结婚前完成老师布置的额外功课。不过现在他暂时可以远离书本休息一阵子。”

“你不能说服他去参加某个网球俱乐部吗？”我问。

励诚耸了耸肩。

“你以为我没有试过吗？”他问道，“他也很想玩儿，像我一样散散步。可他父亲不放心啊，如果儿子开始打网球或是喜欢上了运动，那不免会遇见外国人，变成他在北京见到的一些现代年轻人的样子，生活懒散，没有礼貌。他认为这都是因为受到外国影响的缘故。你真的是我这个新的年轻亲戚碰到的第一个外国人。他一直想见外国人，希望学习新思想。现在他已结婚，所以我觉得可以把你们约在一起见面，不用担心违背他父亲的原则了。”

尽管这让我有些受宠若惊，但我完全不认同将军对于外国人的看法。年轻人大概能听懂一半我们半中半英的对话，听明白时就不由自主地点头表示同意。我们坐着，一边嗑瓜子，一边谈论各种话题，例如离婚，这个最近才在中国出现的现象。过去，如果一个有钱的丈夫因为宠爱某个小妾而让原配夫人的感情太受伤害的话，原配夫人通常会与他分居，有时住在不同的城市里，这通常是双方的约定，但不是离婚。在现代中国，离婚的原因常常是因为性格不合，这不仅包括夫妻双方的性格不合，还包括妻子和“公公婆婆”的性格不合，要知道公公婆婆在中国人眼里可是有着神圣地位的。奉天的监狱里现在还关着一名已服刑二十五年的妇女，罪名就是有一次动手打了她的公公。

我们的谈话转到了纳妾、离婚以及与此类似的痛苦的亲密关系等话题，这绝对不是我的缘故。以我个人的观察，无论是在东方还是西方，亲密关系中更多的是善意和类似婚姻的感情，人们往往不会到处去宣扬自己有多幸福。但是励诚坚持让我们谈论这些话题，淑英也支持他的意见。很快我就明白他们这么做是有目的的。有的话题可以由一个西方人去跟一个年轻的新郎说，但东方人他们自己就不能说。他们决定把话题引向纳妾问题。励诚旗帜鲜明地表示他憎恨这种制度，接着淑英也表达了类似的观点。“在英国你们肯定也不认同这种做法吧？”励诚直截了当地问我。显然在座的各位都要表态了。“福芸，你是什么看法？”他坚持不懈。“这是个坏的习俗，”我最后回应道，“所罗门娶了许多老婆，随后她们把他的心引向了歧途。我们的《圣经》里是这么说的，非常简洁明了。”

可这样的回答还是不能让励诚满意。他用胳膊肘轻轻捅了捅我，示意我继续这个话题。于是，我鬼使神差地开始问那个年轻新郎对纳妾问题的看法。这是一个太私人化的问题——尤其是问一个陌生人，一个有着那样家庭历史的陌生人！我刚一问出口，就被自己的轻率吓了一跳。我感到在座的所有人都顿时警觉起来。励诚侧眼看着年轻人的脸，淑英则拘谨地盯着自己的衣服下摆，我顿时明白是她和励诚让我陷入了这样的窘境。而那位苗条的新娘在干吗呢？她低垂着眼睛，静静地坐在那里等着什么，等着这个会对他俩的未来带来重要影响的答案。她丈夫会像他父亲那样吗？还是会呼吸新时代更清新的空气，走年轻一代中国人的道路，把妻子当作自己的朋友？年轻人并没有着急回答我的问题，他略作思考，就很坦诚地说——似乎对他来说，这不是一个私人话题，“我觉得，”他下定了决心似的说道，“新的做法是最好的，不应该纳妾。”

他肯定对老的做法深有体会。当然，将来他也可能会改变主意。他结婚不过两个月时间，不过，如果有哪个人能让自己的中国丈夫保持忠诚，那非漂亮的伊莫金莫属，她有着内在美和外在美的完美结合——在稳重可靠和非凡魅力之间有着很好的平衡。励诚瞟了我一眼，眼神里透着满意。啊！励诚可不是傻瓜。

紧张的气氛瞬间缓解，我们都在各自的座位上动了动身子。伊莫金轻轻地松了一口气。她快速看了一眼丈夫，眼神里满是信任和满足，甚至还有一点母亲般的慈爱，这通常也是妻子对丈夫的爱的表现。我猜想，她已经明白丈夫在家里的日子并不如意，因此想给他一些补偿。他们的婚姻生活开始得不错。

接着，励诚开始谈论他去年的欧洲之行。那真是一段愉快的旅程，连我都能从他的讲述中感受到他所体验到的快乐。当时他是探究西方考察团的秘书，先后和欧洲六七个政府部门领导共进了午餐或晚餐。由于他的坦率、真诚、友好以及对大家的发言所作的认真细致的翻译，极大地促进了双方的相互理解和沟通，因此赢得了大家极高的评价。他参观了制造飞机和潜艇的工厂，去了位于朴茨茅斯的海军造船厂，又去奥尔德肖特[1]参观了中尉们住的房间——觉得他们的待遇非常之高！英国商务部为考察团的领导准备了丰盛的午餐，励诚为双方做了翻译。

一天我带他去动物园，我们像孩子似的在各种鱼缸的仙

1　奥尔德肖特，英国中南部一自治市，位于伦敦西南，是一大型军事训练中心的所在地。

境中漫游。另一天，我们去了泰特美术馆。在那里他全神贯注地听一位兼职讲解员讲解特纳[1]早期的绘画风格。他还研究了爱泼斯坦[2]的作品，认为他的风格不适合中国人的口味。我们在牛津街的一个大商店给他的家人买礼物。至少要买两个床罩，一个送他母亲，一个送他妻子，给他的儿子们买海军服，漂亮的新出品的人造丝买给妻子做衣服，给孩子们的玩具；给他自己买最新款的令人炫目的家居服。他大肆采购，我则在旁边时不时地做些提醒，给他当个参谋。然后他在一个边角料柜台前停住了脚步——虽然里面都是些质量很好的物品。像大海捞针一样，一些金色和银色的薄纱浮出了水面。

“这可以送给我的姐姐妹妹、嫂子弟媳，以及我朋友们的妻子做礼物！”他开心地说，“她们每个人都会得到一块美丽的薄纱，给她们自己定制一双高贵的晚宴鞋！”

他扑向柜台。女店员年龄大约三十五岁左右，已到成熟的年纪，看到我们是真的想买，就帮我们一起寻找。我们买了大量的金银色的薄纱和花边，多得可以用它们在中国外交部的所有走廊上铺出一条路。促进国家之间的和平显然有很多种方法，女店员的礼貌待客就是其中一种。

“英国的店员，”励诚跟天津年轻的新郎说，这时已经距离他的英国之行有一年的时间了，“是所有欧洲人中最有礼貌、最周到、礼仪最好的。”这是多么不同寻常的赞美啊。

“哦，励诚！好说——谬赞了！过奖了！”我有些不安。

1　特纳（1775—1851），19世纪上半叶英国学院派画家的代表，他以善于描绘光而闻名于世，被称为“光的绘画师”。

2　爱泼斯坦（1880—1959），出生于美国的英国雕塑家。他以富有表现力的粗糙质感的青铜半身像以及纪念性的公共石雕和青铜雕像而著名。

“这可不是恭维，”他向我保证道，“还有，在英国街头大家都不会挤来挤去。我外出时没人会粗鲁地盯着我看。每个人都井然有序地忙着自己的事情。我向人问路时，他们甚至会陪我走上一段以便让我更明白他们所指的路线。没有任何一个店员，无论是男是女，给我找过假钱或是欺骗过我。他们都尽力给我提出有用的建议！看到有中国人要去他们那里买东西时，他们甚至都不故意抬高商品的价格。”

看来有些欧洲人偶尔会在东方人和英国人身上玩这种花招，东方人比我们更痛恨这种做法。

讲起伦敦，他更是滔滔不绝，认为那里的城市管理让人钦佩，但他并不喜欢住在那里。“街道两边的高楼大厦让我感觉像在黑暗的监狱。”他补充道。那他会怎么看纽约呢？他也许可以想象自己心满意足地住在英国中部一栋美丽的乡间房屋里，或是住在临近谢菲尔德的一所农舍里，他认为那里乡间的风景是他在英国见过的最美的风景。确实谢菲尔德已经完全占据了他的想象。他这辈子见过的最奇妙的东西，就是在那里见到的钢铁生产的情景。熔化的铁水往外倾泻时呈现出耀眼的白色，热浪逼人，发出嗞嗞的声响，似乎在宣告人类在科学上取得的胜利。

“访英期间，你最喜欢的是什么？”我问他。他想了想，然后温和地看着我。

“是我在你父亲家里度过的时光，”他答道，“早晨当叔叔把头伸进我的房间，说，‘孩子，轮到你用洗手间了，’我心里充满喜悦。”

这是多么可爱、多让人开心的想法啊。

“励诚，对于我来说，让我感到惊讶的是，当你告诉你的领导你必须回国的时候，”我告诉他，“你的思路好奇怪啊——至少在我看来是。他当时都快把你累死了——每天让你熬夜写电讯到凌晨三点，然后七点又把你叫醒让你把更多的电文转成电码。”

“啊！他真是一个工作狂，强壮如牛！他几乎累死了三个秘书。他听到过一句美国格言‘立即行动！’于是就把它投入实践了。不过在凌晨三点听到这样的格言真是可恶。”

“你还记得吗？你最后跟他说，他不可以把你累死，你必须回国。如果你继续留在他身边，你很快就会被累死，你母亲就没人帮她了。”

“我真是这么说的吗？”他一脸迷惑地问道。

“励诚，你有妻子，有五个孩子，最大的才十二岁。你从没跟他提起过他们，而是只提到了你七十岁的母亲！”

“当然，”他同意，“这就是中国式的做法！”

这也许是中国式的做法，但在分别的日子里，他每天都给妻子写信，妻子也每天给他写信，而他只是偶尔才给母亲写封信。当西伯利亚的邮政出现延误时，他非常不开心，跟我抱怨起来。他的孩子们也定期给他写信，有一天我们坐在一个妇女俱乐部的大堂里，是一个朋友邀请我们去的，他给我看他家老三给他写的信，信里还夹了一幅画画课上画的一个带着绿叶的可爱的大红萝卜。

下面就是七岁的老三给在伦敦出差的父亲写的信。他父亲坐在大堂里，一边翻译一边给我们念了这封信，牛角框眼镜后面是他温柔的笑颜。

“父亲大人膝下，小儿愿您身体安康。老五刚刚加入我们的课堂。他不守规矩，但老师说因为他才五岁所以不会生他的气。咱家的猫生了四只小猫，其中一只是花白色的。它们很漂亮。没别的新闻了。您的小儿老三，恭祝金安，叩禀。”

“看，字写得挺好的吧！”励诚评论道，把字展示给我看。在中国成年人眼里，那些小手写出来的字无疑只是孩子气的涂鸦之作，就像我们西方人看自己孩子的字一样。可是这些字可比我能写的中文好多了，所以我不吝溢美之词。从书法笔迹上也能看出人种的区别，真是奇怪！某一国家的人要想写得完全跟另一国家人的书法一样几乎是不可能的。在我认识的人当中，励诚的英文书法几乎快做到了这一点。

公元八世纪，中国大诗人杜甫在被流放期间，他给自己的小儿子赋诗写信。艾思柯夫人[1]极富神韵地将它们译成了英语。

杜甫[2]被关押在长安时，写了下面这首诗：

忆幼子

骥子春犹隔，莺歌暖正繁。
别离惊节换，聪慧与谁论。
涧水空山道，柴门老树村。
忆渠愁只睡，炙背俯晴轩。

1　艾思柯夫人，出生于上海，11 岁回美国，自称爱诗客。她与美国诗人庞德及艾米・洛厄尔合作翻译了李白杜甫的许多诗作。1929 年她成功出版《杜甫：一个中国诗人的自传》（Tu Fu：The Autobiography of a Chinese Poet）。

2　作者原注：《杜甫：一个中国诗人的自传》，艾思柯夫人著。

下面是另一首杜甫在狱中作的诗：

遣兴

骥子好男儿，前年学语时。
问知人客姓，诵得老夫诗。
世乱怜渠小，家贫仰母慈。
鹿门携不遂，雁足系难期。
天地军麾满，山河战角悲。
傥归免相失，见日敢辞迟。

如果励诚在的话，他会把这些诗吟诵出来，每一组英文词对应一个中文字。

第 30 章

工厂与公园

第二天是星期日，励诚和我一起去了一所英国教堂，他想体验一下用英文做的礼拜，不过教众人数之少让他有些吃惊。他甚至问我，这个教堂的礼拜是不是专门为孩子们开放的。

礼拜完，他说想送我回酒店，顺便散散步。今天他轮休，不用去公司上班。天津的马路很宽阔，但尘土飞扬。一路上我们经过了不少仓库，有很多中国苦力扛着重重的面粉袋艰难而缓慢地向面粉加工厂行进，汗水径直流进了他们的眼睛。一路上，我们谈论着这些苦力，谈论着现代面粉加工厂的到来。励诚最近见到了一些玻璃制品——这些商品开始渐渐走进中国家庭。他见过大块平板玻璃的生产过程，告诉我这个过程有多神奇。接着我们又谈论了工厂的工作环境。在这方面我比他有优势，因为我父亲的一个同事，一位苏格兰女士，是工厂和劳工条件方面的专家，她曾经让我陪她去工厂给她做翻译。

她带着我们一群人去视察杭州最好的一家工厂，一家由中国人按照现代流水线作业建起的缫丝厂，他们渴望依靠中国工人做到最好。在回来的路上，我向她抱怨沸水桶里那难闻的味道以及机器发出的难以忍受的噪声，结果遭到了她的责备，所有工厂都是这样的，我不去关注这里相对较好的工作环境，反倒把注意力放在了这些问题上面。

第二天，我需要去拥堵的市中心办点事，必须穿过很多条古旧而狭窄的街道，还要经过很多条散发着臭味的污浊的水道。拉我的人力车夫是个二十岁的年轻人，清瘦而健康，肩膀和胸脯线条优美。他似乎毫不介意这么辛苦地工作，把我拉到很远的目的地之后，他目光澄澈，心满意足地微笑着。在我准备回去时，我发现他买了两只活的小乌龟，把它们和一片湿湿的绿叶挂在了他的车把上。路上我们经过一条长长的大约十英尺宽的小巷。小巷左边是一堵空白的高墙，因此整个小巷见不到什么阳光。小巷右手边是一排年代久远的小平房，破旧而且沉闷。房子的百叶窗到晚上拉下来就成了房子临街的墙，白天照例是收起来的，因此过路人一眼就能看到房间内景。我们来到四间连成一排的这样的房子，房子的木头都已腐烂变黑。人力车夫放下车把，殷勤地冲我笑了笑。

“夫人可否允许我把乌龟留给这家人？这是我们的晚饭，他们现在就可以开始准备了。我跑着送进去，不会耽误夫人一丁点儿时间。”

这个小伙子人很好，我欣然同意了他的请求。看到眼前的情景，我觉得很伤心，这么强壮有力又彬彬有礼的小伙子竟然得住在这样的地方。他说他的父母住在乡下，为了改善自己的状况，挣到更多的钱，他来到城里，现在和姑姑住在一起。

这时他姑姑家的人注意到有不同寻常的事发生，于是都走到了门口，邻居们也都涌了过来。“这位妈妈，您能允许我参观一下您的家吗，就一小会儿？”我向女主人躬身行礼，问道，“我在你们这座美丽的城市逗留期间，您的这位亲戚是我的人力车夫，他很尽心尽力地拉我去各个地方。”

他们把我迎进家门，让我坐在一张竹椅上——那把椅子上满是尘土，而且坐着也不稳当。整个房子有两个房间，前面的房间是他们居住和工作的地方，后面那间用来做饭，里面光线很暗，两个女儿也睡在这里，她们的床就是一张床板。十二岁的那个女儿正在帮母亲纺织丝绸——著名的杭州丝绸。木制的大织布机占据了前面房间一半的空间，母女俩坐在织布机前一条窄窄的长凳上，让梭子来回穿梭，给我演示她们如何纺织。十英尺外的那堵高墙，不仅挡住了亮光，而且阻碍了空气流通，母女俩眼睛盯着她们精致的织品工作时，不得不弯着腰曲着背。十四岁的那个大女儿正在制作指甲刷，这是中国刚开始流行的清洁用品。她用一种特殊的钩针把纤维穿过已经打好孔的木制刷背。但愿我从没有用过她做的指甲刷，因为她的手上长满了疥疮。

她很努力地工作，眼神疲惫，精神倦怠。她告诉我，要做很多的指甲刷才能挣到几分钱，说话时她并没有任何愤怒或抗议的意思。能挣到这一点点额外的收入，这家人就已经很感激了。为了她，人力车夫还专门把她的家人拉去看了女儿为之工作的中国纤维厂。看到这些，你会觉得好像英国作家金斯利的《奥尔顿·洛克》[1]被搬到了现实当中。同样，中国监狱的

1　金斯利（1819—1875），英国作家，发起了基督教社会主义改革运动，主张对现实社会进行改良，所著长篇小说《酵母》和《奥尔顿·洛克》，描写雇农和手工业者的困苦处境。

状况也会让人想起查尔斯·里德[1]的描述。在写他那个时代的英国监狱时，他引用了这句谚语："亡羊补牢，犹未晚也。"因此，不必对中国现在的状况感到绝望。

与裹了脚的姑姑和表妹相比，这个年轻人拥有更好的条件，他可以离开家去拉人力车。两个女孩的脚倒是没有裹得太紧，所以我以尽可能温和的语气告诉她们的妈妈，民国成立之后，女孩子已经不用再裹脚了。我高兴地发现，她们的表哥同意我的观点。他说他很惊讶地发现，坐他人力车的那些从时尚的上海来杭州旅游的年轻女士们没有一个是裹脚的。他觉得她们自然长成的脚非常好看。他希望自己到订婚年龄时选一个可以用"天足"行走的妻子！他的姑姑困惑地看着他。她说幸亏当初没把女儿的脚裹那么紧，因为她也听到了有关这个新风气的传闻，并且她也深知裹脚的痛苦。也许她女儿的脚还可以放开，不过要经过慎重考虑后才可做决定。

邻居们都围着木制隔墙往屋里看，并且纷纷邀请我也去他们的家里看看。两位牙齿掉光了的长者和一个年轻男子正在一块铁砧台上挥舞着铁锤制作铁钉。他们笑着给我展示他们的技艺，红色的火花四处飞溅。我想用微笑回应他们，可我如何笑得出来？三个人的眼睛都红肿得厉害，一定是得了结膜炎。一位长者已经半瞎，另一位的眼睛也快睁不开了，年轻人的眼皮肯定也很疼。他们不断用沙砾般粗糙的手背揉眼睛，或是用到处乱扔的一块肮脏的小破布来擦眼睛。

他们跟我说起了他们的病痛，因为他们觉得每个外国人

1　查尔斯·里德（1814—1884），英国小说家。他的小说通常反映了他在社会改革方面的兴趣。《亡羊补牢，犹未晚也》（1856）暴露了监狱残酷制度的罪恶。

都应该懂医。

“我的眼睛很痛，”年纪最长的那位说道，“太太，你知不知道可以把眼睛洗好的药？”

“也许有这么一种药，”我告诉他们，他们可以去离这里不远的教会医院。“如果你没钱看病，我相信他们会免费给你医治。你们必须马上去看。如果再拖下去，你们的眼睛会瞎掉的，到那时连盛饭都看不见了。另外，你们必须每个人准备一块干净的布，每天用开水把布消毒，不许让别人用你的布。”

诚恳地提完建议，我转向人力车夫寻求支持，可这次他让我失望了，他没有帮忙做任何解释。他在城里待的时间还不够长，不知道这个医院。我担心他们觉得我是在给他们设陷阱，像某些传闻中说的那样把他们的眼球挖出来用来制作西药。他们冲我微笑着，不过透着绝望，可能因为我没能立刻从兜里掏出可以治愈他们眼疾的药水或是可以冲泡开的白色粉末。

“好，好。”他们像安慰孩子似的对我说，而我只好离开。

我的心里一直想着他们。第二天下午，我试着去找他们。但不幸的是，那个车夫跑到别的街区去找活了，我再也没能找到那个小巷。有一次，他拉着客人从我身边疾驰而过，挥手冲我喊，“太太！”让我知道他还记得我，可是瞬间就消失了，后来就再也没有碰见过他。

我给我们的工厂专家阿德莱德夫人讲了这个故事。

“你看，我没说错吧！”她得意扬扬地说，“现在你应该明白为什么工厂的出现对于传统的生产方式而言是一个重大进步了吧！你也许不喜欢机器的咔嗒声，不喜欢看到那么多工人挤在一个空间里，永远单调而机械地重复着同一种工作。可是，你是真的不喜欢我们刚刚看过的那些灯光明亮、空气流通的工厂吗？”

“当然喜欢，”我同意她的观点，脑海里又想起了女孩手上的疥疮。

“我敢断言，”她继续说，“中国的工业现代化会给中国带来希望，虽然新的生产条件还远远不够理想——而且常常很残酷，让人痛心，很多方面都需要调整，可是不管怎样都比你今天看到的要好，不是吗？”

我与励诚在天津散步的时候，我跟他讲到了这些。他说他也同意阿德莱德夫人的看法，他对工厂及家庭作坊这两种生产方式都有所了解。我又向他介绍了我和阿德莱德夫人去参观天津一家棉纺厂的经历，这家工厂完全是中国人投资，中国人管理。

“我知道那个工厂，”他说，“那些发起人希望我父亲把他的积蓄投进去，父亲也很感兴趣。虽然他没多少钱，但最后还是决定要冒这个险。确实是冒险，因为厂子经历了各种起起落落。”

也难怪！这家工厂的总经理就是公司董事长的儿子，是个二十五岁上下的年轻人。我是在扶轮社[1]的一个午餐会上遇见到他的，他同时邀请了我和我的专家朋友阿德莱德夫人去参观他的厂子。他开着两座的小轿车来接我。他在一所美国大学留过学，于是他的长辈们就认为他一定懂得如何在华北运营一家规模巨大的现代工厂。他们把自己的信任交付给他，这就是留学归来的学生可能要承担的重担。令人惊讶的是他们居然真

1　国际扶轮社始建于 1905 年，是世界上历史最悠久的一个服务性社团组织。1919 年，中国第一个扶轮社在上海成立。

能承受得住。这个年轻人下决心要掌控全局，令人佩服。他想抓住这个机会向专家请教如何改善工厂的工作环境。

“这让我很感动，”阿德莱德夫人说，“这里每个工厂的管理层——无数的中国人或是少数几个外国人——在我提出建议后，都在他们职权范围之内尽力去做改进。毕竟，没有哪个工厂的管理人员愿意伤害甚至毁灭自己的员工。”

和别的工厂一样，这家工厂面临的困难是，必须夜以继日地连续生产才能生存下去，并且没有给中国工人限制最长工作时间。为了多挣几分钱，中国人不惜把自己累死，因为饥荒、挨饿、死亡总是如影随形。

我们这个小视察团来到工人居住的宿舍，那是一排排的两室平房，建得结实又紧凑。这些房子几乎违背了所有现代环境卫生方面的要求，房间后面没有任何出口，没有门窗，没有通风设施，也没有任何卫生设施。可是，这些房子是在不久前由一些真诚的人怀着建造“模范住所”的美好愿望而修建起来的。它们构成了一个小村庄，四周用一堵厚厚的高墙圈了起来。修建这堵墙的目的之一是为了阻挡冬日里从光秃秃的暗褐色天津平原吹来的凛冽寒风，其二是为了抵御那些牙齿像西伯利亚寒流一样尖锐的强盗。

一个简易床的主人是一位自称只有四十岁的男子，但他疲惫而苍老的面容却像六十多岁的人。他坐在门前的一条窄凳上休息。他的妻子，看上去年轻一些，正在屋里收拾房间。她在墙上挂了几幅卷轴，前面放了一碟供祭拜用的橘子，为整个房间增添了些许的色彩。

“看看他！”年轻的总经理轻声对我耳语道，声音里充满了同情。

“他是怎么了？”我问。这个男子看上去像是得了中风。

“他只是筋疲力尽了——就是这样！”年轻人悲痛地说，“身体全被耗尽了！他工作太拼命了，没日没夜地工作，眼睛都快瞎了。这是我们公司接手这家工厂之前的事。我们已经不再允许妇女和儿童上夜班了。这会让工厂一段时期内的经营状况更加艰难，大家也都抱怨我们的做法太残酷，太不近人情，妨碍了妇女和儿童多挣钱。我不忍心看到这个男子在厂里工作，担心他很快会死在工作岗位上，所以就给了他这份工作，让他给宿舍区的工人们打水。男人们白天都不在家，打水对于裹了脚的女人来说还是挺辛苦的。我们说服不了这些女工们把脚解放出来，你知道，她们太保守了！”

每几排房子便有一台公用的手动抽水泵。这是工厂老板们给员工们安装的，这算是一个善举吧。

他带我们去看学徒工睡觉的地方，是一排长长的低矮小屋，二三十个男孩睡在一张长长的砖炕上，下面用小火慢慢加热，对于寒冷的华北来说热炕是个好东西。这时年轻人的眼睛里显出一丝的不安。他显然对这些学徒工很上心，很想给他们提供更好的条件。他说，他已经开始给他们安排上课。当我们来到小诊所的时候，他的脸色开朗起来，开一个诊所是他的想法，也得到了他的父亲——董事长的同意。诊所里放着一卷卷的绷带，还有几瓶防腐剂，这里的两个包扎员（外科助手）受过教会医院的培训。两千名工人每天从诊所的红十字标志前走过，这两位穿着干净白大褂的包扎员是他们社区的骄傲。

很快我们见到了年轻人的父亲，一位身材微胖、脾气温和、动作麻利却一丝不苟的老牌儒商。他非常坦率地承认，新式工厂的管理理念和方法全靠他的儿子，语气中能听出他的那份骄傲。很可能是骄傲，我想，而不是羡慕他儿子需要承受的那些重担。董事长对安全设施有足够的了解，询问这些设施是否运转正常。当专家提到要通过强制通风和机套罩来处理棉花的绒毛时，他听得很认真。视察后，专家告诉他整体而言她对设备间的环境还是满意的。由于她个子不高，她让我给她读温度计上的数字，在我报出数字后，她大多时候都满意地点点头。机器设备都是国外进口的，质量很好。卖设备的公司建议这家中国公司把一些附属设备也一并买下，这在西方是用来保障工人安全的，尽管这意味着很大一笔额外的费用，但他们也同意一并买下了。一位身穿蓝色衣裤的女工眼睛很尖，手指也很灵巧。她不断跟我说，“看！这是英国的纺锤！”最后我回答道，“是啊，我也是英国人！”于是她就又补充道，英国的纺锤质量很好，不会轻易开裂或是折断。看来她曾经在别的棉纺厂工作过，那里的纺锤质量不太好，对于一个棉纺女工来说，用有缺陷的纺锤工作无疑最让人难受。如果你还记得，简·爱就曾经因为收到质量低下并且容易折断的缝衣针而表示过抗议。

励诚和我边走边聊，不知不觉就走到了景色怡人的天津市政花园。太阳无情地照射着干枯的街道。我想在户外坐坐，再多聊一会儿。

“励诚，如果你和我一起走进去，他们会把你赶出来吗？”我问。

“这我可不知道，”他回答：“看门的应该会把我赶出来，不过没准也不会——因为我穿了丝绸长衫！如果你愿意，咱们就试试看。”

我们进了公园，根本没人拦。几个带着外国孩子的中国阿姆在做针线活或是闲聊。所以，这块写着“花园仅供外国人使用”的歧视性告示背后的动机，应该不是因为种族。

近些年来，上海出现了大量对此不满的声音。首先，当英国领事馆向当地社区表示想把一个臭气熏天的泥潭改造成一座公共花园的时候，没有一个中国人对此表现出兴趣。公园是一个西洋玩意儿。在南京，总督恳求别人不要因为任何涉及那些令人厌烦的蛮夷的事情去打扰他，就让他们在那些划给他们的地方（租界）做那些奇怪而可憎的事吧。即使数年以后，依然很难让上海租界的中国居民对市政管理及相关规划产生任何的兴趣。中国人希望由政府做那些工作，而他们自己除了缴纳合理的税赋之外，不想参与任何的公共事务。

接着，中国突然意识到，就在自家门口出现了这么庞大的一座城市，富裕，秩序井然，而且不在其管辖范围之内。与此同时，一则传闻四处传播开来，说在公共花园的各个入口处都张贴着一份通告，大意是中国人与狗不得入内。这可真是奇耻大辱。当然，虽然这只是个传闻，但人们对此却都深信不疑。后来，我们在乘火车经西伯利亚返回欧洲的路上碰到了一位姓陆的先生，他是香港大学的理科学士，他叔叔或者舅舅是香港立法机构里第一位获得爵士头衔的立法委员。陆先生是个神智学者[1]，阅读神智学方面的书——那可不是普通意义的简单阅读。他也是个现代人，因为他喜欢去夜总会，在火车走廊里跳查尔斯顿舞来锻炼身体，还给我看他漂亮妻子的照片。陆先生确定地跟我说，他亲眼见过那张歧视性的通告。

1　神智学者，也被译为见神论者。他们主张通过冥想、祷告等方式获得对上帝、自然、灵魂等的直接了解和体验。

“你在上海时是几月？”我问。

“四月。”他答。

“四月份的时候，我每天都在那个公园散步，整整两星期，”我告诉他，“我仔细看过每一块告示牌，却没有看到大家所说的那份告示。我不敢相信世界上有哪个市政府会粗鲁或傻到张贴那样歧视性的告示。”事实上，上海市政府在接下来的若干年里一直否认自己张贴过这样的告示，后来它也懒得再解释了。

“我告诉你我见过，”他激动地声明道。

反复强调这一点并没有用处，不过我想我动摇了他的信心。“是我自己亲眼所见呢？”我希望他能问一问自己，“还是那天晚上我那位姓王的年轻朋友对我说的呢？”

不管怎样，励诚和我在天津市政花园找到一个凉亭，安稳地坐下来继续着我们的谈话。励诚一直认为聊天是接待朋友的最好方式，我很认同他的这种想法。

“我的朋友们一来，我们就聊天，”他常常跟我转述一些朋友聚会上的趣事。他对我的邀请长期有效，“来一起喝茶吧，一起聊一聊。”

“在上海公园里，”我告诉他，“有一处小小的喷泉，青铜雕塑的两个小孩一起举着一把伞，喷泉喷到他们的雨伞上面，他们开心地笑着。这个雕塑很孩子气，但令人愉快。小的时候，我的阿姆喜欢说那两个孩子是我和我的兄弟。她和我们会一起站在那里好几分钟，仔细欣赏那座雕塑。”

“我知道那座雕塑！”他说，“甚至觉得中国人就是因为看到那座雕塑才想进你们公园的。它是那么的天真无邪，怎么会把人排斥在外呢。”

“那当你被禁止进入市政公园或是加入外国俱乐部的时候，你的心中是否也满腔怒火呢，我的兄弟？”我问。

他大笑起来。

“完全没有，”他肯定地说，“首先，我忙得很，没空逛公园，与其坐在长凳上，我更愿意散步。另外，我们中国人太多，如果成千上万的中国人涌进公园，很快你们这些建造公园的外国人就没地方去了。再说，我们中国人自己又不是不清楚那些没受过教育的中国人的习惯。对于那些从没过过体面生活、连一块手帕都没有的贫穷的苦力们，你能期望他们展现出怎样的礼仪呢？”

我边想边说，如果允许日本人、印度人以及其他亚洲人出入原先属于白人居民的花园，而不让中国人进，仅仅是因为他们人数众多，这样恐怕有些说不过去。我们又提议每人入园需花一个硬币，但觉得这也不是个好办法。“那些在公园里坐着的饥饿的俄国难民，临死时口袋里一个铜板都没有，要是收费入园的话，他们上哪儿去死呢？”我问。我跟他说起虹口有一个仁慈的中国商人，等他家的中国仆人吃完饭后，就把自家的厨房打开，让饥饿的俄国难民拿走剩下的食物。

“是啊，中国人当中需要花园的首先是那些穷人，”他说，“其他人可以自己建一个花园。我感到好惭愧，种族意识现在退化成了有钱人和穷人的区别，而且谁也不觉得这有什么问题！”

“你说的好，励诚，”我说。

“至于俱乐部，”他说，“我去英国的时候，你不是请我去过一个女性俱乐部吗？”我们都笑了起来。

我想起了铁路总办跟我说过的一个经历。他是中国铁路的最高领导，一次他和家人坐在专属的列车包厢沿着另一条铁路线到长江沿岸的一个城市旅行，那里有一家外国酒店。酒店的业主是一对欧洲夫妇，他们在那里过着很不稳定的生活。由于坐了很长时间的火车，并且一直被困在包厢里，铁路总办就想入住酒店伸展一下腿脚。

“可是他们不让我入住！”他大声说道，由于能够跟我们分享这段经历，眼睛里闪过一丝亮光。“哦，不是针对你个人的！酒店经理和他的夫人觉得非常抱歉，可是他们说为了避免冒犯其他的客人，他们不敢冒险让我入住。可笑的是，他们允许我的秘书入住，我的年轻文员，一个毛头小伙儿，仅仅因为他穿着洋装，而且是档次很低的洋装！在路上，我就早已经告诉过他，如果他想穿洋装，必须要剪裁得体一些。他身上穿的那套看上去就像睡衣。我自己其实穿了多年的洋装，但这趟旅行却碰巧穿了中式服装。于是他留下住酒店，我回火车包厢。我倒是毫不在意——还省了一笔银子呢。”我完全相信他对此毫不介意，他能微笑面对这样的事情。“此外，”他补充道，“外国人在中国不得不受到各种各样的限制，这只是对此的一点小小的反击而已。这件事发生在几年前——现在情况也许不一样了。”

励诚和我自由而坦诚地交谈着。他谈到过去外国人刚从海路来到中国时的日子，以及他的叔祖父在回忆录里是如何评论这些外国人以及有关如何与外国人打交道的一些探讨。我劝他把最有意思的部分翻译出来，好让外国人学习了解。

因为有励诚在场而让我谈话时感到不安的经历只有那么一次。当时在座的除了励诚以外全都是外国人，我们吃完饭后坐在阳台上聊天，当时谈到了中国的法院。我盼着能早点结束这个话题。对于中国法院里可能出现的各种情况甚至骇人听闻的事情，励诚可以说是心知肚明——比我们所了解的多得多。可是在励诚加入这个谈话之前，其中一个人已经开始了某个故事的讲述，很难让他停下来，所以只好在励诚在场的情况下继续让那个人讲完。

一个南方女孩家里很穷，被指腹为婚。她十一二岁的时候就被送到她未来的婆婆家当童养媳，这是极度贫穷家庭的通常做法。这样养她的负担就被转嫁到婆婆家，而婆婆家因此也可以把她当仆人来用。有的童养媳能够得到婆婆家的善待，但也有的就得可怜地成天做苦工。实际上订婚的双方长到十八九岁时才会结婚。婆婆家的儿子是个农民，在他父亲为数不多的农田里劳作，而这个女孩则被他的母亲残酷地役使。她是个正在长身体的健康少女，这个老女人却成天计较着女孩吃的那一小点食物，并且残忍地毒打她。

女孩十六岁那年，有一天实在太饿了，就在那个老女人给她的份额之外又取了点饭。老女人暴怒之下，把女孩骗到一个废弃不用的牛棚里，用绳子捆住她的双脚，用滑轮把她倒吊到屋顶的横梁上，随后自己就离开了。一开始，女孩大声哭喊，后来变成呻吟，最后就没声了。邻居们觉得很不安，纷纷说这个恶婆婆太过分了，根据民国的新法律，要公平对待妇女和女童，婆婆没有生杀大权。他们进了牛棚，发现女孩已经昏迷不醒。他们把绳子割断，放她下来，并把她送进一家教会医院。女孩的双脚都已经坏死了，必须截肢。

好心的人们找到了地方法官，他同意女孩解除婚约。女孩的家人太穷了，医院就教女孩制作花边，还传福音给他。她不是很聪明，但做事非常认真。不久，一个贫穷的农夫娶了她，她为他生了四个儿子。她不能像别的女人一样跟他去田里干活，所以就待在家里做花边。她最初是在自己家里举办聚会，后来建起了村里的第一座教堂。现在她是当地最受人爱戴的女士。

“但是那个法官没有把那个婆婆投进监狱吗？”励诚愤慨地说，“她真是太坏了。这样的故事令我作呕。”

一提起中国的监狱，在座的一位外国人顿时无比愤怒，这是西方人通常的反应。聪明而热忱的中国律师们成功地制定出了一部崭新而值得赞扬的法典，然而却没有权威机构能够让它发挥作用。司法体系不是一两年时间就能建立起来的。交谈还在继续，我觉得很难受，励诚的脸色越来越苍白，他的话越来越少。

大家散场后，我和他走在小巷里。

“兄弟，”我说，“今晚的谈话，你千万别往心里去。这样数落中国的问题和失败是不公平的。中国已经取得了巨大的进步，已经开始进行监狱的改革。罗马不是一天建成的。”

“你这么说是出于好心，姐姐。”他说，“可是你很清楚，今晚他们说的每一句话都是事实。”

第 31 章

东方与西方

我们正在说话的时候，对面隐隐约约见到一个空无一人的室外音乐演奏台。我告诉励诚，逻辑学教授曾经坦诚地告诉我，他对音乐不太感兴趣。可能是因为曾经在国外生活的原因，如果不得不听的话，他还是更喜欢西洋乐。与中国音乐相比，西洋乐在他听来少了些刺耳和不和谐。励诚看着演奏台陷入了沉思。

“作为中国人，我们常常感到好奇，”他边想边说，“一部管弦乐，或者一出戏剧，或者一部电影，它的演出或制作完成为什么总和你们的国王扯上关系？我想，他可能根本不认同其中的一些情节，全世界都知道他有多尊贵，多优秀。”

对于英国国歌的这种看法以前我也听到过，自然英联邦国家的每个人都应该听到过。励诚这样说，就等于说我自相矛盾，不能自圆其说了。他用探询的眼光看着我。

“也许这就是原因，”我结结巴巴地说，“尽管电影里尽是些胡说八道，常常没有什么切实的意义，但我们不怎么样的国歌却会唤起我们的责任感，让我们回忆起有着强烈责任感的人们。然后，我想大家会被深深感动，想起我们自己该对国家担负的责任。每个英国人听到英国国歌都会感到激动，就像欧美各国的人们听到自己国家的国歌一样。”

“可是你们演奏国歌也太频繁了，”他继续说，“总要起立，致敬，对于我们中国人来说，这太累了！因为我们不是英国人、法国人或者美国人。能否让我们每个月就起立致敬一次，你们可以决定这个月该轮到演奏哪个国家的国歌，你觉得这样会不会显得不礼貌？”

“哦，你别问我。”我抱怨道。

“再说了，这里是中国！外国乐队间或也演奏一下中国国歌难道不是更礼貌些吗？”他温和地提出建议。

“是啊，”我回答，“应该这样。也许这样还能提醒我们这些外国人对于中国应该承担的责任呢，对吧？”

他冲我笑了笑，点了点头。

“哦嗬！我知道你在暗讽什么了！你认为演奏国歌可以让我们中国人也多想一想自己对祖国应尽的责任。如果你们多给我们演奏中国国歌，或许我们还能学会呢。我是会唱国歌的，可是我的朋友们很少有人会。”

我告诉他，在伦敦的某次大型晚宴上，我坐在中国政府代表的旁边。在乐队演奏某首曲子的时候，我们被要求起立。“这是什么曲子？”我低声问他。他不动声色地溜了一眼节目表。

“哦，这是中国国歌！”他支吾着回答，我们僵直地站着。

“我想他们是为我演奏的，”我们再次坐下时他抱怨了一句。“中国有一届内阁曾经为征集国歌举办了一次大奖赛，我记得评委是一位来自斯堪的纳维亚半岛的音乐家。被他选中的那首曲子被派发到中国驻外的各公使馆，也被送给欧美各国的军乐团。可是我还从未听过任何一个中国人唱过这首国歌。外国乐队演奏的时候，我又怎么可能听得出来呢，尤其是曲子里又加了那么多装饰与和声？”

他叹了口气。西方已经制定规则，任何有尊严的国家都必须有自己的国歌。欧洲，美国——欧洲容纳不了的人们现在不是在那里定居了吗，孙中山大致是这么说的吧？——已经催促中国设计了一面国旗，或者说一系列国旗。美国和欧洲坚持让中国感受到强烈的民族主义情绪。中国也礼貌地给这两大洲赏脸，另外在这个交易中加入了很多其他欧美并没有要求的表达强烈种族意识的东西。

聊完国歌，励诚和我又开始聊国旗。在天津曾经发生过一次有趣的事。当时有一个国际集会，英国的童子军团长发现所有的童子军小队都已经做好了开始游行的准备，备好了各国国旗——却独独缺了中国国旗。他立即跑到一家中国商店去买。他用蹩脚的中文对店员说，他要买“妻子”，而不是要买“旗子”，把声调发错了。

“我要买七个妻子，”他对着吓呆了的店员激动地说，“七个中国妻子，马上要！”

等到童子军里的中国小队长找到店里，这场滑稽戏才得以收场。

励诚说，这个故事编得不错，他根本不相信这是真的，问我接下来是不是可以说些正经事。我于是向他说起大约三个月前收到的一封信，这封信让我心情很沉重。写信的是一位年长的中国绅士，一个老基督徒，他深受中外人士尊敬，担任了十来个慈善委员会的主席。他还是中国一家最大的现代化商业机构的董事会主席。员工们周日休息，工作时间合理，有退休金，对女工也有特殊的保护措施。中国信仰基督教的经理们能够开发设计出来的所有的工业进步举措都被他们投入到实践当中。当然，这些并没能阻止他们的员工频繁地举行罢工，就像其他那些没有享受这些待遇的公司的员工一样。励诚的父亲把自己的大部分钱都投进了这家公司，所以他有兴趣了解这位董事会主席的情况。

这位绅士对我丈夫绘制的中国地图很感兴趣。我送给他一本杂志，上面有我写的一篇关于中国的文章。在他发给我的打印出来的正式感谢信的末尾，他亲笔用英文写了这么一句话："你的文章中没有夹带外国人通常都有的对待中国人时的那种优越感，这一点很难得。"你能想象我读到这句话时有多么震惊、多么沮丧！

这句话所体现出来的怨恨、被长久压抑的痛苦，以及它所暗含的对他无数西方朋友的不公正，让我的心备受煎熬。我曾把这封信给这位绅士的一位英国朋友看，这位英国人是他所领导的委员会里的一位下属，和他曾经共事，而且在教会里总是以他为尊。他几乎不敢相信这是真的，绝望地把信用力扔到地上。"我们还能做些什么呢？"他问。

"也许他觉得你对他的尊敬只是做给别人看的吧。"我说出了我的猜测。

"可是我喜欢他，钦佩他，我真心实意地尊重他。"他抗议道。

主席是不是认为，他所主持的委员会里的外国人只是尊其位而不是真正尊其人？我无从判断。他的信我拖了好几个月都没有回复。他的原意是要称赞我，但却弄巧成拙了。

此外，他是个敬虔的基督徒，尤其在这段特殊的历史时期里，许多人会选择放弃自己的信仰，这是个更容易的选择。他在信仰方面所经受的考验是我不可能经受到的。在他的生命历程中，他做了许多高尚的事业。我似乎不应该批评他，哪怕是间接的批评。不过最后我还是给他回了信，那句话已在我的潜意识里酝酿许久。“我想，”我写道，“东方人抱怨西方人有优越感时恐怕是有根据的，圣保罗认为这种优越感纯粹就是一种骄傲，但与此同时，他认为自卑感源于冰冷的嫉妒。这两种不同的罪，都一样会毒害甚至毁灭人们的灵魂。”

我也许还可以引用老子的话：“善用人者为之下。是为配天。”[1]

“我们为什么要去憎恨西方呢？”这时励诚问了我一句，“我尊贵的祖父曾经担任中国的首辅很长时间，因为倡导向西方人学习而遭到贬黜。他如果听到那位主席的说法，一定会感到羞愧。你要是读读他的日记，你就会了解他绝对不会这么心胸狭隘。”

随后，这位三十来岁的现代中国绅士，中国最古老、学识最渊博家族之一的子孙，一个外国制造公司的秘书，五个小男孩的父亲，做了一段我这辈子所听过的最宽宏大量的评论。

他用极简的话语向我询问道：“请告诉我，现代欧洲和美国难道不应该深深感激希腊、罗马，对了，还有犹太吗？”

“我们确实很感激他们，”我回答，“就在最近，我们的首

1　节选自《道德经》第六十八章，原文是：“善为士者不武，善战者不怒，善胜敌者不与，善用人者为之下。是谓不争之德，是谓用人之力，是为配天，古之极。”

相在赞扬那些经典时还说，没有理由不相信西欧是在罗马的铁砧上锻造出来的。”

“你们不会为你们所受的恩惠而感到羞耻，对吧？在阅读西方作者有关西方文明的书籍时，我发现你们乐于把自己的文化追溯到别人更古老的文化中去。”

“我们当然觉得很自豪啊。”我赞同道。

“很好，”他继续阐述他的论点，“我们东方人现在没有任何理由不去愉快而自豪地向西方学习。对我来说，这能显示我们愿意学习的态度。难道这不是国家复兴的首要条件吗？那些耻于请西方人教给我们科学文化的中国人心胸狭隘，没有什么大的格局和眼光。那不是真正的爱国主义，而是一种自负。当然，他们还年轻，所以我们应该原谅这些孩子。你们牢记自己罗马、希腊和犹太文化的‘根’并不以之为耻，东西方文化都可以是伟大的文化。我们不用因为要向西方学习而感到耻辱。”

他能有这样的观点，你说我能不愉快地就像跟自己的兄弟一样和他通信吗？

“那我们之间，我是说东西方之间，什么地方出了毛病呢？”

“也许是你们对我们缓慢的进步太缺乏耐心，”他沉思道。

“每当我仔细思考在我这短暂的生命里中国所取得的进步，心中的惊喜与敬佩之情就油然而生，”我告诉他，“不过你说得对。与那些已经取得的成就相比，人们确实更容易看到不足之处。”

“另外，可能你们对我们的批评斥责也太多了，”他对我摇了摇头，“当我们遭受苦难与不公时，我们又能做什么呢？当本地的军队长官用枪指着一个可怜的农夫的脑袋，逼迫他种植罂粟时，他能反抗吗？如果你们有时能开诚布公地告诉我们，你们也会遭受不公，也有不足之处，因此“和”我们一起伤心难过，而不是“为”我们难过，可怜我们，如果能够做到这一点，我们就能体会到你们的善意和良苦用心，也就更容易接受你们的批评斥责了！”

于是我们又重新变成了搭档。我要给中国的一家报纸写一封公开信，那家报纸的编辑我俩都认识。这封公开信就叫作“致中国，我的养母”。我试着写出西方人对中国人的真实感受，励诚会把这封信译成中文。

“你写这封信时最好用我能看懂的英文，这样方便我翻译！”他恳求我说，我答应会尽力而为。

公开信发表时，我们正住在北戴河。第一次用女性的视角涉足中国的新闻业，我颇有些得意，于是专程把报纸带到宋太太的游廊上，还装出一副漫不经心的样子。她拿到报纸，当场就开始读起那封信，边看边读出声来，这是中国人的阅读习惯。时不时地，她就会喊出来：“好，好！太好了！”

“没那么好吧！”我谦虚道。

“我告诉你，非常好！”她再次强调。

谁都会忍不住有点骄傲吧？她把报纸还给我，宣称：“这是我这些年来读到的最好的中文文章。我还以为能写出这手好文章的人都已经作古了呢！这些中文表达真的是妙不可言。肯定不是你自己写的！那是谁写的呢？行文太美了！”

对于文章的主题她只字未提。她问能否把报纸留给她——她想寄给宋先生，让他拿给她的父亲看看。这会是她父亲很长时间以来读到的最好的文字，他一定会很高兴。

我乖乖地把报纸留给了宋太太。回家的路上，我高兴了好一阵子之后，坐在一望无际的大海边陷入了沉思，思考我的经历和感受。宋太太最后那句话在我耳边不断回响："我可以告诉你，有宫先生这样的年轻学者替你翻译这篇文章，你真是太幸运了！"

为了我心灵的成长，我的英国亲友也会和她一样，提醒我不要自满，放正自己的位置。看来，中国人和西方人一样，对自己的朋友有很清醒的认识。

对于这篇我自己很珍视、充满肺腑之言的文章，励诚是如何评价的呢？他说："我花了两个小时翻译你的文章。其中有一段话我非常认同——最后那段，在那里你跟佛教徒分享了你的一个观点！这会对他们很有帮助。"

"哦，那可不是我的本意。"我结结巴巴地说。

我举摩西的例子是有原因的。摩西带领他的民众摆脱奴役，走向自由。他谦恭温顺，却比世上所有的人都伟大。骄傲的人会倾向于驱使别人做事，而成功的领导者则都是谦恭温顺的。

励诚和我经常在一起互相打趣，但我们也谈论过很多严肃的话题。比如，有一天他很不安地说了一句，"我恐怕绝对成不了受洗的基督徒，尽管我觉得在思想层面上早已经是个基督徒了。你看，我永远不会放弃祖先崇拜"。

在他看来，两者是互不相容的，在我看来则不然。在这个问题上，过去中国天主教会以及新教教会都有过诸多的争议。不过和我的哲理相比，他的直觉也许更加真实。

"有人可能会以为，基督教不要求我们尊敬自己的父母和长辈，"我抗议道，"别忘了救世主在十字架上说的最后的几句话中就有一句是关于祂的母亲的。”[1]

“是的，我记得，”他说，心里仍然困惑，“可是如果祂母亲先于祂去世，祂会给她焚香吗，就像我给我亲爱的父亲那样？而且，我不能也不会摒弃我们的这个传统。”

“我们在房间里挂亲人的遗像，”我说，“还给他们的墓地献花。我们也不缺乏崇敬之情。别这么想我们。”我能感觉到他的困惑。“中国需要在她自己的精神层面去解决这个问题。谁也不会否认真诚的心终会迎来光明。”我滔滔不绝地补充道。

“对你们而言这个解决方法很简单，”他执拗地回答。

在精神层面，中国人的生命和思想的整个结构是建立在跟我们完全不同的基础之上的，就好像中西房屋的差异。不过，尽管有不同，但它们都是房屋，给脆弱的人类提供温暖的居所。另外，如果生命失去了多样性，那它会变成什么样子？

如果世上所有的房屋都是一个样子，所有的人都是同样的肤色、同样的头型、说同一种语言、有同样的思想，那这个世界该有多么单调！如果这个世界全都是盎格鲁撒克逊人，或是中国人，或是印度人，那该有多么可怕！如果社会上所有人的信仰全都一致，或是卫理公会信徒，或是穆斯林，或是天主教徒，或是拜火教徒，那该是一个多么凄惨和乏味的社会！

乐趣就在于如何发现我们之间的联系，如何在不同的哲

1　“耶稣见母亲和他所爱的那门徒站在旁边，就对他母亲说：母亲，看你的儿子。又对那门徒说：看你的母亲。”详见《约翰福音》。

学和经历中找出共同点，并在此基础上一起做事；如何在不同之中找出相似之处，在变化中找到统一的原则。如果我们时不时地抬眼望去，能够在人类互相交织的天堂里看到五彩缤纷的图案。让我们屏住呼吸，仔细感受到那位伟大艺术家（上帝）的思想光芒。祂可能用不同的色彩来涂抹人类的脸庞，就像祂涂抹五颜六色的叶子和土壤那样；在祂的眼中，各种颜色搭在一起呈现出一幅和谐的画面，而我们，到目前为止，却还只能看到混乱和冲突？

但是我确切地知道，祂希望借女人之手来做些什么。当无知而粗鲁的人们把金线织物撕出了一个破洞，还有谁比女人更适合耐心地坐下来进行修补呢？她必须用慷慨的爱心所织成的线修补破洞和裂缝；她所使用的针要很细，用爱心织成的线要足够结实，这样才能经受得住偶尔因为误解而导致的拉拉扯扯。

不过，尽管我努力去理解，可是我始终不明白，在为祖先崇拜进行辩护这件事上，到底是什么让励诚感到这么困扰，他过去为此困扰，现在依然是。与西方思想有了一些接触之后，在这个问题上他已经不能像过去那样怡然自得了。他的思想如此现代，绝不会相信当自己也到了另一个世界后，他的灵魂会因为儿子们给他上的香而得到更多的安宁。他的家庭祖祖辈辈遵循的都是最尊贵的儒家哲学，夹杂一些佛教中最纯净的教义，这些佛教的教义曾经伴随中国走过艰难的岁月。对于诸如迷信、转世、像萨梯一样的半人半兽偶像以及巫师和风水师的胡言乱语，他的祖父和曾祖父向来都是报以遗憾的微笑，而对于没有受过教育的中国人来说，这却是他们的宗教。

如果家里遭到疾病或经济上的打击，他不会把它归因于祖父坟墓朝向不对，更不会为了确保家人平安而出钱请风水师教给他们如何调整坟墓的朝向。如果儿子发烧，他会去请医生，而不是叫来六七个巫医，在他们的神面前开出不同的——通常是让人厌恶的——处方，然后通过摇签筒抽签来决定适用哪个处方。他也不会去把一只公鸡开膛破肚，然后把带着血淋淋的内脏的半死的公鸡放到躺在床上的儿子身上，好让儿子借助吸收公鸡的生命从而恢复健康。宋太太也不会这么做。

然而，对于他俩来说，在祖先牌位前举行的家庭聚会或是新年聚会所蕴含的深意是我们无法估量的。牌位上除了祖先的姓名之外什么都没有，可是对他们来说它却包含了这些名字所代表的灵魂。名字是一种标志。当家人鞠躬缅怀先人时，随着炷香的烟雾袅袅上升，空气中充满了庄严的肃穆，敬畏之情油然而生。

孔子一向避而不谈有关神灵的话题，在他看来，上天的旨意主要与皇帝有关，与普通老百姓无关。但他曾经在一段知名的语录中提到了祭祖典礼，在这段话中，他一改惯常说话时的含蓄，很不寻常地用了非常形象的描述。孔子说：鬼神之为德，其盛矣乎。视之而弗见；听之而弗闻；体物而不可遗。使天下之人，齐明盛服，以承祭祀。洋洋乎，如在其上，如在其左右。[1]

鬼神存在吗？“我们如何知晓？”孔子问，现代的励诚还在问同样的问题。

“在祭拜祖先的时候，会感受到它们的存在——它们和蔼可亲，给人很好的感觉。”励诚跟我说。

1 语出《中庸》第十六章。

也许这只不过是上帝在以中国人能理解的方式向一代又一代心中充满渴望的他们显示自己的无所不在吧？想想都觉得奇怪，就在中国的孔子拒绝讨论鬼神问题不到一百年之后，雅典的苏格拉底却已在当时居民的认知基础上讨论了太多太多有关鬼神的问题。

可是对传统的忠诚为何让励诚感到不安呢？尽管他在祖先崇拜方面的体验是最高级的，而且大多是在精神和知性层面的，但是当“大风”吹过中国思想的内陆之海时，祖先崇拜对励诚而言是否已变得微不足道了呢？祖宗牌位是否只不过是通向广袤而永恒空间的一小扇窗户呢？抑或是因为从固守传统当中寻求安全感的做法显得有些过分，要想抑制这世上污秽与黑暗还缺乏坚实有力的手段和号召力？

一位年轻的统治者就这样站立着，在狭窄而崎岖难行的道路前踟蹰不前。这是一位当代的中国青年，他的根基虽然建立在中国古老的思想哲学之上，但更让人联想到罗马斯多葛学派的年轻人，他们深受马可・奥勒留[1]的伦理观的影响。这位总督的儿子，刚刚跑完比赛，头上还戴着桂冠，拿起了一名弱小但坚强不屈的犹太人在监狱中写作的文学。“你确实可以用你的美德，还有你古老的罗马盾牌，来保卫自己不受攻击，”那位非常勇敢的绅士及学者这样写道。“这不是一块一钱不值的徽章。我也一样保持了纯洁，我也一样参加了赛跑。可是现在——现在，”急迫的声音在回响，“哦，骑士啊，穿上你全套的代表光明的盔甲，迎着阳光去跟黑暗势力战斗吧！如今，我

1　马可・奥勒留（121-180），全名为马可・奥勒留・安东尼・奥古斯都，公元 161-180 年担任罗马帝国皇帝。是著名的“帝王哲学家”，斯多葛学派代表人物之一。代表作品有《沉思录》。

确实因为参加了这场战斗而身披镣铐，很有可能会惨烈地死去。但是我可以骄傲地说，‘我曾经为信仰和正义而战，死得其所。’”

对于这么一个年轻人，无论他是罗马人还是中国人，你是否能够感受到他面对挑战时内心的激动，以及面对扑面而来的新思想的冲击时的不知所措？“大风起兮云飞扬。”这时他是该把身上的斗篷再裹紧一些，关上窗户，紧紧地抱着壁炉？还是该英勇地投入战斗？诚然，大风凛冽，带着深入骨髓的严寒。但是，难道这寒风不会同时吹走压抑和恐怖的寒雾，让阳光重新普照大地吗？只要他相信，那名犹太人宁死不屈的灵魂所带来的生命之花已经萌发和绽放，这风就一定会给大家带来春天。

第 32 章

天津鳏夫

我们来到阳光灿烂、微风拂面的北戴河。这里位于渤海湾，是外国人带给中国的一处现代化海边度假中心。过去，中国人很少会出来换换空气，即使出来也大部分是去爬山。现在，中国的富贵人家也开始热衷于把家人送到海边过暑假。早晨，一些四肢晒得黝黑的中国阳光少年，还有一些带着泳帽的女孩，像鱼一样在海里游来游去，下午又去打网球，打得棒极了。对于在这样的环境里该穿什么以及不该穿什么，美国人和夏威夷人贡献了不少想法，至于可以开展什么海上运动，法国人和日本人出了不少主意，而在如何度过海边的欢乐时光方面，德国人和俄国人则给大家贡献了自己的点子。连着四天，你可能会享受到法国朋友的咖啡，英国朋友的茶，德国朋友的啤酒，还有美国朋友的冰激凌，然后在一位中国朋友的阳台上啃芝麻饼，借她的扇子让自己凉快一点。在仅仅二十年前，来这里度假的可不是现在这些无所事事的人们，而主要是一些安安静静的传教士、海关官员夫人或者公使馆的轮换人员。最热情好客的要数那些老派的沙俄人，可惜那些别墅现在已经不再属于他们。

山坡上的小树林里新建了许多中国人的房子。过去我们常去采集又高又香的白百合的一处叫作“荷花谷”的荒地，现在肯定已经不再继续荒着了。虽然现在要走到更远的地方才能采到野花，但是由人类的奇思妙想凝结而成的建筑之花也给大家带来了视觉上的享受。中国人新建的房子都很豪华坚固，但最让人称奇的是房子本身所展现的丰富的想象力。有人会觉得它们接近意大利北方的风格，而我倒觉得这些房子的构想是纯粹中国式的。这些中国富商建造的寓所规模宏大，绝不是什么小别墅。房屋主人很有想象力地在前墙上描绘着顺势向上攀爬的藤本植物，后墙上描绘着一排树，侧墙靠近屋檐的地方则描绘着一群真鸟一样大小的鸟——所有画作的线条和着色都是印象派的风格。似乎这些空白墙壁一下子勾起了房屋主人的艺术灵感：“这真是一块天赐的大画布啊，可以在我新房子周围画上攀缘植物和树林！”于是就这么去做了——所用的画笔尺寸堪比“彗星的尾巴”。

宋太太租了一处很舒适的别墅，带一个非常宽大的阳台。她的身体状况仍然不太好。虽然我跟她说是因为在上海那些熬到深夜的活动让她的健康受损，但是我不能十分肯定。我倒希望我说的是对的。

也许读者开始怀疑是否还会再听到本书女主人公宋太太的消息。还好，在我把女主人公安静地放在一边的时候，在很多其他人的陪伴下，我也讲了不少别人的好故事来供大家阅读。至少，我并没有像威廉·莎士比亚的同名戏剧《尤利乌斯·恺撒》那样在作品开头就把主人公杀掉。诚然，也许我应该像萨克雷那样在本书扉页上注明“一本没有女主人公的小说”，可我这本书不是虚构的小说。它记录的是真实发生的事，而不是凭空的想象。它是一出生活在当下的中国人的戏剧，描绘的是此时此刻活生生的生活。宋太太会不时走上舞台，说完她的台词之后又像所有其他女性一样回去照顾家人，或是享受自己的休闲时光。她说，她最不想要的是一直待在舞台上，而是喜欢有些自己的私密空间。

对我来说，我很高兴在北戴河再次见到亲爱的她！因为她身体不太好，所以我也很愿意一大早地跑到她家。在她家的游廊上，我见到一位剑桥毕业并且曾经在伦敦一家医院里工作过的年轻医生。他穿着剑桥大学的运动夹克，四仰八叉地躺在一条长长的竹椅上，果真是毫无斯文可言的英国风格。他旁边的桌子上摆着一杯冷饮，身上穿着短裤，当我走上台阶时他正往烟斗里装烟丝。他是那种彻头彻尾的剑桥医学生风格，头发用润发油梳理得光滑柔顺，话音里带着浓郁的剑桥腔。作为一个剑桥女人，我顿时被他的腔调、运动夹克和烟斗迷住了。我们心有灵犀。无须多言，我们同样对那些不如我们幸运的苦难众生抱有无限的同情。宋太太在旁边坐下，饶有兴味地看着我们，像母鸡爱护小鸡那样为她的年轻医生感到骄傲。年轻医生刚刚与宋太太的一个亲戚家的女孩订了婚，那个女孩是在香港接受的教育。

“她也有自己独特的英国风格，所以俩人一定会非常般配。”她断言道。

“不过，没有李玛丽小姐那么英国化吧？”我质疑道。关于这个李玛丽小姐，宋太太和我曾经有过一些争论。这位年轻小姐幼时曾在英国待过一段时间，宋太太觉得她是典型的英国风格，而我却不敢苟同。玛丽小姐出人意料地来到了北戴河，与其同行的还有三个来自南方的中国女孩，一个比一个可爱。想象一下！这些年轻女子悄悄地给自己在酒店里订了几间客房，没人陪护，也不用任何人替她们瞎操心。

“我们不想错过你们在北戴河度过的美好时光，”李小姐向我们解释道，“我们的父母来不了。我们也不想混到住在这里的亲友堆里，尽管中国人通常都这么做。这是一个陋俗，我们决定做些改变。所以我们就学英美女孩的样子，自成一派，一起住酒店。”

这四个女孩的年龄加起来也许才八十岁。

“说实话，孩子们，”我说，“我认为英国的父母不会对她们二十岁的女儿放松到这个程度。他们一定会为捍卫父母的权威而跟你们干一小仗。”

“我们的父母已经对我们放手不管了，”她答道，“他们说我们在北戴河应该足够安全，因为这里有很多的朋友。”我不想提醒她们，就在一年前，她们乘坐的到天津的那艘船就曾经被海盗劫持过。

宋太太像母鸡一样用自己鲜艳的翅膀保护这几个女孩——她自己的朋友或朋友的朋友的女儿们。一天她带着李玛丽来看我们。她自己坐的是人力车，在不平坦的人行道上颠簸了一路。而玛丽却是骑着一头毛驴来的，这倒是我在北戴河更愿意采取的漫步方式。当我坐在人力车里，看着车夫步履蹒跚地拉着车上坡下坡，心里说不出有多难受，我宁愿骑在竖着一对长耳朵的毛茸茸的动物朋友的宽阔的脊背上一路这么小跑着。不过，在北戴河这个高雅时髦的圈子里，骑驴可不算什么优雅的出行方式，会把下午的衣装弄得乱七八糟。再看这四位优雅的女孩，其他三个都坐着人力车，只有李玛丽一个人悠然自得地骑着一头驴，就像挑选了一匹英勇的战马，让我看了满心欢喜。

她分腿跨着骑在驴背上，穿着一条剪裁得体的齐膝长的卡其马裤，粉色的丝绸衬衣扎进裤腰里，宽檐遮阳帽用一根牛皮绳系在圆圆的下巴下面，看上去像一个身材纤细的女牛仔。当她和宋太太离开我们时，她从毛驴屁股后面跳上驴背，左手拿住缰绳，右手挥手再见，鞭子轻轻一抽驴屁股，就此绝尘而去。

新中国以及充满童真的情节剧有着一种天真的魅力。看到这样勇于追求快乐和不顾一切的自由的孩子，你会情不自禁地给予同情并报以微笑。我想李玛丽很像我们其他年轻人，爱打抱不平，疾恶如仇，甚至常常会一头撞向传统的砖墙而试图将其击碎。

当我们看着李玛丽离开时，宋太太的评语又把我拉回到了现实，并且让我吃了一惊。

“典型的英国做派！”她对我说道，说完就坐上人力车远远地在李小姐身后追。

“英国做派！”我大声说，“你为什么会这么说？”

“只要看看李小姐，就知道她有多像英国人了，”她坚持她的看法，“另外几个女孩告诉我，其实她比表面上看起来还要更英国化。晚饭后，她会走到海滩去看星星听海浪。你知道，最近有两个中国乡下女孩在酒店附近被土匪劫走了。她们说，跟她提醒这些危险一点都没有用。她还在夜里光着脚走到海边，就自己一个人，完全不害怕。她真的是典型的英国做派。”

“也许你所说的看星星和月光漫步可以算是英国风格，”我赞同道，“但是，即使是在海边，我在英国从未见过哪位年轻女士穿着粉色丝绸衬衣，下摆塞进马裤裤腰，从屁股后边跳上毛驴去拜访别人。我并不是说不应该这么做，其实我很喜欢看到她这么做。我想说的是，我从没见过这样的英国女孩。”

她听不进去。“李玛丽是典型的英国派，”她面无表情地说，“大家都这么说。”

坐在阳台上的年轻医生不明白我们讲的有关李小姐的事。他开始讲起英国。他的堂兄也是在英国学的医，“一战”期间我们英国的医生都上前线了，他在一所英国医院里担任了一个重要的职位，展现了很突出的能力。

“我们经常讨论一些有关英国人的工作岗位和病人的话题，”年轻人说，“我跟你说，你们的贫民窟真的是个问题。”

“是的，”我表示赞同。他转向宋太太。

“一个带着五个孩子的寡妇怎么能靠一英镑过一周？这根本不可能。仅仅相当于十美元啊！”他悲哀地摇摇头。

宋太太心里默算着，这点钱如果在纽约差不多值多少钱，可以买到多少食物，她毕竟对那里的情况比英国更熟悉一些。我当然知道，她肯定希望中国所有带着五个孩子的寡妇每周能有十块中国钱可以花，而且也明白这些钱如果换成欧洲货币其价值要少太多了。

“这绝对不可能，”他继续说道，“她还要花十先令交房租。她怎么能买到足够的食物呢？更别提给孩子们买冬天穿的靴子了！伦敦的冬天跟汉口一样，又湿又冷，可不像天津这边，所以一双好靴子是冬天的必需品。当然，生活在这样的境况之下，家里总会有个把病人生病住院。”

实在没有想到，在北戴河一处有凉棚遮蔽的游廊上，我会遇到一位曾经与英国人一起工作过的中国医生，并且对伦敦的贫民窟和英国的穷人问题发表一篇学术演讲。看来我先生的观点是正确的，他曾说过，世界上的各种经济问题都是互相关联的，解决本国问题的那把钥匙并不总是在自家门阶下，而是要到遥远的异国他乡去寻找。

在遇到这个年轻人之前，我其实早就听说过他。他和他的堂兄一起在天津行医。教会医院的英国医生如果想休假又没人替班，他俩就会轮流每周各盯三个上午的班，只从教会收取很少的一点费用。跟他们的父亲一样，他俩都是基督徒，从小就坚信参与事工，认为帮助别人是每个基督徒必须承担的义务。由于这位马医生及其家人的所作所为，宋太太对“基督教教义”又增添了一分好感。

让一个只是在从事日常的业余爱好，而且刚刚开始独立谋生的年轻人彰显基督徒所有的美德，这确实不是件容易的事。人们还期望他担任年轻的中国教会的领袖。人们很容易放弃教义，或者把它严格限制在个人事务上。在看待马医生的时候，宋太太想当然地认为他应该和她所认识的其他年轻人不一样，在真、善、美方面有着更高的标准，并且无论受到怎样的诱惑都不会改变。

“做一名基督徒何其难也！”勃朗宁曾经这样感叹。但如果他老人家是一位刚从英国毕业回国行医的中国医师，周围大多数人对他的信仰和生命之泉持敌对态度的话，他又会说些什么呢？我告诉马医生，我上次去天津的时候，在一个中国教会听了一次很好的布道，是一位姓雷的中国医生所做的。雷大夫为人谦逊温和，在一所教会医院工作，是一名知名的外科住院医师，很多欧洲人都认识他。为了病人，他常常彻夜不眠，不单分担着药房和病房的工作，而且还要做外科手术。即使在繁忙的工作之余，他还要挤出时间去布道，很好的布道，几乎每周日上午都要去——因为学生们最喜欢听他讲。他有自己的家庭，有一个妻子和四个小孩。“雷大夫，”游廊上的年轻医生夸赞道，“真是个了不起的人。”

他告诉我们，雷大夫只是在教会医院接受过一些培训，而且大多是一些实践工作，很少有课本知识。

“可是在某些疾病的诊断和外科手术上，我们任何人都远不及他。他的直觉和触觉非常非常准。而且，他又是那样的极好的一个人。”

“我第一次在天津听说他的故事，是以一种很奇怪的方式，”我说。

“哦！”宋太太叫道，“福芸姐姐又要讲我们中国人的故事啦。她已经好长时间没讲了，她变懒啦。快讲，”她命令道，还拉过来一个竹脚凳给我垫脚，好让我舒服些。

“这个故事里讲到雷大夫的地方并不多，”我犹豫道，不过宋太太可不容许我找任何借口。

于是我开始告诉他们，在天津的时候，有一天我弄坏了眼镜。现在眼镜店在华南地区遍地都是，有些人可能都觉得太多了，尤其是那些南方城镇里的人，有时候我们都不得不怀疑他们是否真的有必要戴眼镜。现在非洲人就把戴眼镜当作一种时髦，很难抵制眼镜的诱惑。不过如果眼镜实在太妨碍他们看清东西，他们就会很理智地把它戴到脖子后面，或是移到鼻子或者下巴的下面。在中国的北方，眼镜是稀罕物。北方人比起他们的南方兄弟更加高大魁梧，看起来不那么像城里人。一年到头，他们有七个月可以晒到灿烂的阳光。

天津与上海的情况完全不同，上海的眼镜店不仅数量多，而且都聚集在一起，而在天津却很难找到一家眼镜店。我坐着人力车到处找，最后终于在日本租界的最中心的地段找到了一家。这里有多条宽阔的街道，有有轨电车，有成百上千家中国商店，也有几家日本商店。我仔细端详那家眼镜店的橱窗，里面陈列了美国生产的各式各样的眼镜。眼镜店掌柜的是个二十七岁的中国小伙，穿着当时流行的灰白色长衫，戴着一顶小黑缎瓜皮帽，帽顶有一颗红线做的扣子。他向我保证，第二天就会把眼镜送到我住的酒店。

第二天到了，眼镜没有送来，又过了一天，眼镜还是没有送来。那天下午我正好去励诚家做客，喝完茶，我问励诚能否陪我去一趟店里，好好用中文训斥一下那个店家。我们走进那家整洁的眼镜店。这位年轻的验光师一见到我，就走过来说："您来取眼镜？"

"你答应我昨天就送到的。"我责备道。

他看了我一眼，然后用学生式的英语简单但很有尊严地回答："我妻子昨天去世了。"

吃惊之余，我结结巴巴地说了些安慰的话。

他犹豫了一会儿，又补充道："如果您能等五分钟，我想您的眼镜就可以取了。眼镜刚从车间里送过来。"

励诚和我在他对面的桌旁坐下，桌上铺着绿色的呢子布。在一盏绿色台灯下，他用灵巧敏捷的手指熟练地操控着各种细小的螺丝钉。大城市里的中国店主们都热衷于购置现代配件，并不断更新换代。我们坐在阴暗处，看着店主的手在灯光下灵巧地挥动着钳子，泪水在他的脸上慢慢滚落。励诚坐在那里，不时紧张地清一清嗓子，我能感觉到他是在犹豫如何去安慰那位店主。

沉默中，那位鳏夫的泪水慢慢滚落。

我该做些什么呢？在这种情况下，谁能说些什么或是做些什么吗？但他的哀伤，他的沉默，跨过这张铺着呢子布的桌子，像电一样击中了我们的心。

也许跟他说说话对他会有些帮助。

“你的内人享寿多少岁？”我问。

“二十二，”他答，“才刚刚二十二岁。”他抬起一双不安的眼睛，愣了一会儿。

呜呼，才二十二岁。

“是因为生孩子吗？”我询问道，在中国，女性常常因为难产而死。

“是我们第一个孩子，”他答道，“是个女孩，非常健康，我岳母是这么告诉我的。可是我——我在乎的不是这个。”

“你没想过请一个外国医生吗？”我问道，“那样会很贵，是不是？”

“我们最后请到了伦敦教会医院的雷大夫，”他说，“他是个好人，也很聪明。他对我的妻子很好，竭尽全力地抢救。可是他告诉我——他不得不告诉我，我该早点叫他来的。他告诉我这些时，态度很和气。”

我们再一次陷入了沉默，更多的泪水夺眶而出。励诚又清了清嗓子。

这时，我脑子里闪过一个念头。我把手伸进手包，找到了我想找的那件东西。在上海的时候，一天上午，一个英国人邀我跟他一起去专门关押中国人的上海市监狱。这是个模范监狱，也是一所少年管教所，这里人性化的管理让人赞不绝口。监狱的管理者是一些人数不多的英国警察，他们所展现出的宽容、公正和人性让我这个英国女性感到既骄傲又感激。在建筑物内和院子里，服刑人员可以在尽可能少的监管下自由活动。对于不服管教者最严厉的惩罚就是把他一整天关在栅栏后面的牢房里，他可以看到狱友们在外面工作，而自己却只能被迫忍受无所事事。

经过死囚牢房时，我感觉非常恐怖。他们完全长着普通人的面孔！可每个人都犯了谋杀罪——通常是为了钱。大部分是职业的持械抢劫犯，杀人时不分男女老少。他们毫无表情的脸上没有害怕，只有警觉，似乎还有些气愤，好像他们是一些因为撕掉苍蝇的翅膀或是用石头砸死一只小鸟而受到惩罚的毫无想象力的孩子。当他们的躯体倒在行刑队枪口之下的时候，那些不成熟的灵魂会做些什么呢？

这所监狱没有中心礼堂，也没有小教堂。不久前，上海市政委员会认定，对于这些经历过异于常人的心理成长环境的犯人来说，光保持身体的健康是不够的，还需要为他们提供精神方面的帮助。委员会请我的英国朋友来给他们提供相关的帮助。他召集了一帮信仰基督教的过去的学生，牺牲周日上午的时间来做这项工作。其中一个是海关的书记员，另一个是一家英国公司的职员，这家公司在全中国销售煤油、燃油和蜡烛等照明设备，点亮中国的黑暗角落，第三个人开了一家自行车店。

陪伴我的是照明设备公司的员工，还有一本小小的中文《新约全书》。这位卖蜡烛的吴先生容貌俊美，和专治麻风病的王医生一样敏感、光芒四射。他选择了一句最恰如其分的经文："康健的人用不着医生；有病的人才用得着。"[1] 当吴先生问这些犯人，你们如果身体很好的话，会不会去药店买药？这些犯人

1 "康健的人用不着医生；有病的人才用得着。"出自《马太福音》9:12。

像孩子一样笑了起来，但是当他说，他们之所以被抓进监狱是因为他们“生病了”，犯人们的脸顿时像孩子似的严肃起来。

没过几个月，吴先生就因伤寒去世了。那年夏天，紧临租界的闸北地区的水源被杂质和霍乱杆菌严重污染，而那个地区住着上万名每天去租界工作的人们。供水系统由中方管理，当时的内战严重影响了日常管理，成千上万名中国人因此死亡。“康健的人用不着医生。”我想，吴先生去世时不会缺乏心灵慰藉。

自打上海监狱的那个周日上午之后，那本《新约全书》就被遗忘在了我的手包里。现在，在天津我又为它找到了用武之地。眼镜店主在电灯下流着泪为我加工眼镜，店里一片寂静，我把书递给励诚，用英语吩咐他找到《哥林多前书》第十五章。他也应该帮忙，如果能帮上忙的话。也许圣保罗充满激情的赞美诗可以给这位鳏夫带来一些慰藉。你肯定记得圣保罗大声喊出的那一句：“基督已经从死里复活，成了睡了之人初熟的果子。”[1] 在胜利的喜悦中，他呼唤宇宙万物，从海里的鱼到天上的星星，以无论什么样的形式，来见证基督复活的必然性和合理性，充满欢乐地去点醒那些只关注物质却无视精神的痴人。

励诚很快翻到那一章，把书递还给我。像所有人一样，我有些犹豫是不是应该去做这样的干预。可是，对于伤心的人来讲，除此之外还有什么可以作为他的精神支柱呢？我踌躇着把书推给他，说：“先生，如果我们西洋人有亲人升了天，我们就会诵读《圣经》的这一章。你能读一下吗？”——我当时还真不确定他是否识字。

1 出自《哥林多前书》15:20。

他接过书，开始读起来。随后，他又把书推到一边，脸上容光焕发，让我吃了一惊。

“哦！”他大声说，“原来你也是位信徒！”

他的手伸到桌子下面，从一个我们看不见的架子里拿出一本中文书，是《约翰福音》——翻开在第十四章。他开始朗读起来：“你们心里不要忧愁。”我想，那些应该是他在这个世界上最为珍视的文字。

“每天从早到晚，一有空我就会拿出来读，”他说，“我不知道，如果没有这本书我会怎么样。我心爱的妻子也是个基督徒。我明白她只不过去了上帝的另一个居所，无论我们身处何方，祂都会照顾我们。只是我们要相隔许久才能再次相见。她真的很可爱。”

他再次泪眼婆娑。他告诉我，他是中国内地会的成员。我满是惊喜。撒玛利亚的一位妇女拿着水罐去井里打水，却发现生命之水干涸了。我来到这里找自己的眼镜，却有幸目睹基督教的信（信仰）、望（希望）和爱。

确实如此，对他来说，不断给予的人终将得到——而且会得到更多。西方的一些人自愿承担了向陌生的土地传播真理的责任，就像他们过去被给予真理那样。但有时许多东西会让他们担心——怀疑上帝是否有能力帮助中国，困惑中国是否愿意或者需要我们赖以生存的信仰。然而，信仰的回声一次又一次地回荡，清晰而明确地向我们确认并坚定了我们的信念。中国天津的这位鳏夫用那中国式的声音诵读着他心爱的《圣经》章节，还用他纤细的手指指着那些用奇怪的中文印刷的福音文字，上帝的文字透过他的声音从地球的另一端传来：

“你们心里不要忧愁……你们要相信上帝……”

第 33 章

中国的奥德修斯[1]

当我和宋太太再次在她家阳台上见面时，马医生也来到这里度周末。“你给我们讲的这些故事真好，可以让我们心胸开阔，”宋太太跟我说，“但是看看我们国家正在发生什么样的事！那些曾经义愤填膺地控诉政府贪污腐败的人，一旦掌握了权力，自己就也开始照做不误了。说一套做一套，难道不是这样吗？真让人绝望！”

“事实上，”马医生说，“任何一个中国人，如果还想让自己的灵魂活着的话，他唯一能做的就是远离政治，远离权力。也就是说，我们的政府正在被最糟糕的一群人操控着。而我们只有抱怨。宋太太说得对，我们原以为还算诚实可靠的人一旦掌握了权力，他的良心马上就坏了，成了骗子们的同伙！”

“你是什么看法呢，福芸姐姐？”宋太太问，“你没法否认这些的。”

“我对你们的政府官员了解得不多，没法做出判断，”我

1　奥德修斯，希腊神话传说中的人物，是希腊西部伊塔卡岛之王，曾参加特洛伊战争。是荷马史诗《奥德赛》（又译《奥德修记》）中的希腊英雄。

说，“所以我相信你的话。”

“那你同意他们都是流氓无赖了？”她问。我知道她多么希望我会提出些反对意见。可是她所说的在很大程度上确实是事实。很久以来，中国的一大悲哀就是，在宦海浮沉当中，有太多的官员把公职当成自己的钱包，趁着当官的时候大捞特捞。过去在每一处衙门的入口处都有一堵用以辟邪的影壁，墙上画着一只张牙舞爪的大老虎[1]，衙门里的官员每次出门都能看到它，目的是提醒官员他挣的钱都是老百姓的血汗钱，不能做一只残酷无情的吃人老虎。

“我不知道你在上海有没有见过林博士[2]，”我说，“一天晚上，他给我讲了他的故事，而且我刚刚从他那里得到许可，允许我在书里写写他的故事。我可不可以先讲给你听听？”

“别磨叽了，赶紧给我们讲吧，”宋太太催促道，随后转身对马医生说，“看着吧，她给我们讲这个故事一定是别有用心的！”

我笑着开始了我的讲述。

他肤色白皙，戴着一副眼镜，留着一撮咄咄逼人的黑色小胡子，和你见到的普通中国人一样不修边幅。他个子不高，戒备心很强。天知道在和我们交谈的那半小时里到底是什么触动了他，让他愿意跟我们讲述他自己的人生经历。他讲完，吃完饭，立即乘电梯上楼继续去做他永无休止的工作了。

第二天，他讲完了他的故事。那天夜里，我的脑海里不断闪现着他说的那些话。我们恰好住在同一家酒店，于是一大

1 这只老虎叫作“獬”，音“貚”（tán）。

2 人物原型为丁文江，是中国地质学的开山大师，被称为“中国的赫胥黎”。

早我就迫不及待地让酒店里的男招待给他传了张纸条，——问能否允许我把他的故事写出来，以便其他人从中受益。“不行，当然不行，”他在信封上写了简略到近乎无礼的回复。

接下来的一周时间里，我得了风疹，只能待在自己的房间和阳台里。上次酒店工作人员被客人传染上了天花，还好这次我得的不是天花，没有被他们赶出酒店。他们认为天花的传播源于酒店的地毯，那些地毯是在一些村庄的小作坊里手工制作的，缺乏卫生检查。风疹消退之后，将这个故事记录下来的念头继续在我的心里蔓延滋长，于是我又派人送去一张便条，恳请他重新考虑一下。这回的便条换来了一只大花篮，天门冬配粉红色的玫瑰，非常适合送给新娘。原来他和他的同事听说我病了，就给我送了这个，这是中国新式的表达礼貌的方式，非常迷人。“我真的是个很糟糕的坏孩子，”他在我的便条背面写道，“我的故事不适合写出来。我极不喜欢宣传，并且已经十五年没有拍过照片了。为了自我宣传，一些中国现代军阀和政客在国外到处哗众取宠地散播他们的故事和照片，对此我非常反感。”

一位持有如此观点的人值得我的尊重。在接下来的三个月里，把这个故事写出来的念头在我心里生根发芽，搅得我内心无法安宁。不管怎样，他的回复已经比第一次详细许多。我又从几百英里外的北京写了一封信给身在上海的他。“世界上只有一个国家的人比中国人还要顽固，”我写道，“在过去的一个世纪里，英国人和中国人过了很多次招，我们彼此清楚对方的耐力。我就是一个英国人。请允许我讲述你的故事吧。”

他终于做出了让步，回复道：“在讲这个故事的时候，请对这个像他的国家一样曾经犯过无数错误，但努力挣扎着站起来挺直腰板的可怜的中国孩子好一点吧。你不会恭维我吧？那是最糟糕的。”

“人人都应该知道，就像那些你在格拉斯哥曾经一起生活过的苏格兰人一样，你有多么挑剔，多么烦人，还动不动就爱发火。”我答道，惊叹于他对我的母语——英语的纯熟掌握。

下面就是他在上海酒店的餐桌上给我们讲述的故事，他一边讲，一边拿着刀叉享受他的西式餐饮，一些曾在国外长期生活的中国人也会像他这样——这会让英国家庭主妇很开心。

那天是我和父亲一起邀请他和我们共进晚餐。我们围坐在铺着白色桌布的酒店小圆桌上。他一上来就扔下一枚重磅炸弹，显然是希望用这枚炸弹爆炸时的巨响吓呆我们。作为开场白，我问了他一个十分得体的问题，这是任何一个像我这样身份的正派女士面对一位像他那样身份的正派中国男士时都会问的问题。

“您有几个孩子？”当然这里的孩子指的是儿子，女儿不一定包括在内。

“一个也没有，”他说。说完，他的眼睛直直地盯着我，嘴唇和胡子像刺猬一样噘着，然后深思熟虑地补充道，“谢天谢地。”

他自己清楚，而且他也清楚我们也同样明白，他这么说是对神明的亵渎。他是希望借这么两句话来表明他的一种状态，即他已经从传统的枷锁中解放出来，对于祖先崇拜持“开明”的观点。他还借此暗示自己是个不可知论者，不相信什么“来世”，不会眼巴巴地盼着亲生儿子们焚香磕头来给自己的灵魂带来一些安慰。设想一下如果你和一位会吏长[1]第一次见面，他在餐桌的那一头看着你，说的第一句话就是："我不相信使徒信经。"你该说些什么？这样的话语几近残酷，也没有必要。实在没有必要这么说，这让我内心充满对他的同情。如果一位会吏长说出了这样的话，他要么是疯了，要么是经历了烈火般的煎熬。这位不修边幅、叛逆的小个子中国男士坚守如下信条："坚持真理，坚持不懈、彻头彻尾地追求真理！"遗憾的是，到目前为止，在他眼里，真理的滋味太苦了，他不肯相信其实它的味道极其甘甜，只不过上天有它自己的安排。

"我没有孩子，连女儿也没有，不用操一点儿心。这是最大的福气，让我可以自由地去做我想做的事。"他继续说着，真是罪过，挑战我们是否会当着他的面抛弃他作为中国人的名分或是他祖先的传统。接着他就从眼镜后面瞪着我，等着我说话。我父亲抬头看了他一眼，然后继续低头喝汤。实际上他表达了他的意思，吃饭时不宜与古怪的人进行争论。不过我接受挑战，他是一位好对手。来而不往非礼也。

"我先生去世时只留下一个孩子，这是我的一个遗憾，"我故意这样回应。他的脸色马上柔和了下来，敌意消失了，温柔的眼神使他那水汪汪的黑眼珠显得更黑了。捋了捋胡须后，他把胳膊肘放到桌上，开始了他的讲述，中间会停下来吃口鱼或是鸡，并解释说他整天都在忙于工作，基本没怎么吃东西。很快，我父亲也像我一样开始出神地倾听他的故事。

当时是五月份，天气已经开始热了起来。林博士脱掉了

1　会吏长在圣公会中被委任辅助主教处理教区内的行政和教规上的事务。在天主教会中，会吏长即总执事，初期由主教任命，协助主教处理事务。

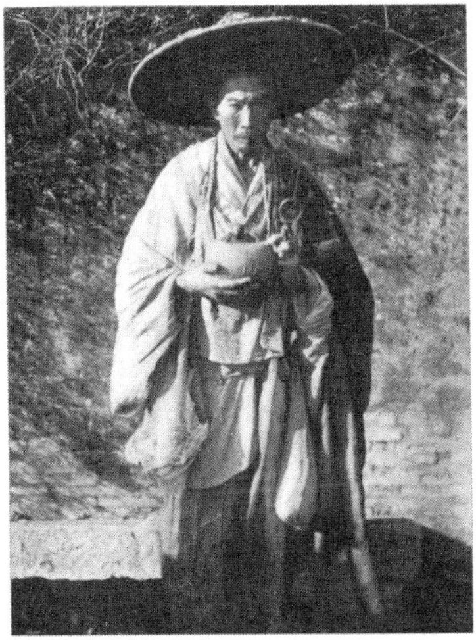

手捧化缘用的钵和铃的云游僧人。

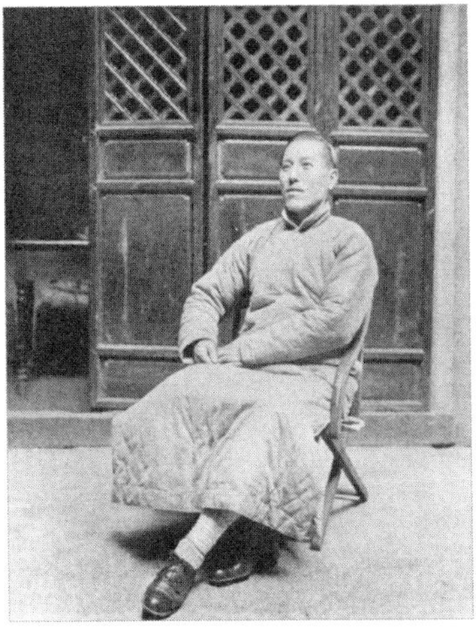

在云南偏僻地区的一所教堂工作的李约翰牧师。

那件无袖高领马褂，只穿着一件灰缎长衫。他也许更愿意穿西式服装，因为有一次我曾经埋怨我的朋友励诚为什么总穿西服，他当时就这么回复我：“西式服装比中式服装方便很多，而且从长远来看也更加便宜。”在他的长衫下面，我瞥见他穿了西裤皮靴，就像铁路总办和教授一样的打扮。

伴着盘碟相碰的声音，头顶电扇的呼呼声，还有邻桌德国人从厚实的胸腔里传来的对话声，要想在饭桌上听清我们彼此的交谈挺费劲的。好在我们来得比较晚，主要由苏俄难民组成的乐队已经下班了。

“我十六岁时，”他说，“崇尚暴力革命。我说服父亲让我去东京学洋务，因为我坚信国学毫无用处。刚到东京不久，就遇到那里的中国留学生召开会议，宣称革命运动的第一要务就是办份报纸来表达观点。那时极少有人明白建立一个新中国需要经历怎样的激烈变革。”

没有人主动承担办报的职责，我们的这位朋友就独自一人承担了下来。他名字的英文意思是“学识的河流”（文江），家学渊源深厚。之后的六个月里，他就成了东京大学第一份中国革命刊物的编辑。

“我告诉你，这真的是一份革命的报纸，”他补充道。尽管他当时才十六岁半，但是他的常识让他渐渐意识到了两件事。“第一，我发现这份报纸花去了我很多的钱，远超过我的承受能力。尽管社论都是我自己操刀，但卖得并不好。而报纸产生的影响与我付出的努力以及金钱完全不成比例。我那些激昂的文字没有几个人读。第二，因为谁也不愿意出力，我在这份报纸上花费了太多的时间和精力，压根儿就没有时间学习。”

于是他辞去了编辑的职务，同时还认定日本的现代文明只是徒有其表——这是二十世纪初盛行的一个说法。我冲他笑了笑。

“确实如此，我有确凿证据，”他冲我点了点头说道。

“你现在还保留着一些证据呢，”我心里想，记起了他之前放的那颗炸弹。可是我们英国人凭什么去责备他的这个小缺点呢？

“我倒是希望中国有一些日本的这种‘徒有其表’呢，”他补充道。

他和同学校的另两个中国学生一起讨论此事，那两个学生一个十七岁，一个十七岁半。他们认定日本大部分的东西都是从英国学来的，因此他们应该去英国学习。这对英国来说确实有点受宠若惊。

“准确地说，是要去苏格兰学习，”他说着，半开玩笑地冲我们鞠了个躬，免得我们这两个英国人自视过高。

“我先生是苏格兰人，”我惬意地说道。

“哦，”他欣然接受，“在这个关键时刻，一位比我们年长一些的革命者朋友从爱丁堡给我写信，让我抖落日本的尘埃及其‘外表光鲜的教育’，称爱丁堡才是毫无疑义的全世界最伟大的思想中心。”

于是这三位在东京求学的中国青年决定立即启程前往爱丁堡，一刻也不想耽误。任何对求学事业的耽搁，都意味着对中国复兴的耽搁。四万万渴望摆脱暴政的人民期盼着他们履行自己的职责，尽早从爱丁堡学成回国。

“可是你们的家人会同意吗？你们的开销怎么解决？”我们问，“你的父亲肯定会反对！”

“没有，”他说着，大笑了一声，“我父亲马上同意了。另外两位同学的父亲则反对。你看，我有六个兄弟，所以我这么做家里也没什么损失。再说，我是家里的坏孩子——会把人活活气死的那种孩子。真的，现在回头想想，我能想见我给家人曾经带来怎样的折磨和考验。”

我不敢开口去恭维他，但心里想，“现在他们一定以你为荣。”后来，我发现他果然给家里提供了很大的支持。

这三位年轻的冒险家合计了一下他们的资金。“我们要是特别节省，坐统舱到苏格兰，把第一年的开销控制在每人70 英镑，应该就能对付过去。所以我向父亲索要 700 美元，结果他给我寄了 1000 美元，我想他可能因为终于可以不用再管我了，感到很欣慰吧！我跟你说，当时我觉得自己一下子变成了富翁。”

第二个男孩的父亲是位法官，或者叫道台，当时在湖北任职。经过一段时间的犹豫和信件往来后，他终于同意儿子远行，并承诺给他寄 700 美元。但正当他们准备出发时，国内发生了政治动荡，道台的职位被革掉了，而他需要供养一大家子，好几个老婆，一群孩子。于是这位父亲自然就把丢官的怒气发到了这个离家的儿子身上。他告诉儿子自己无力提供更多的钱来支持他这个荒谬无益的留学方案。他不会禁止儿子去英国，但如果要去，那就得自己想办法。这个儿子当时虽然身上只有 30 英镑，相当于 300 美元，但还是决定前往苏格兰！第三个男孩身上没有什么钱，只有几个美元。

“不过，这对我们来说不算什么，”“文江”带着父亲般温柔的微笑说，“因为我们都是共产主义者，与其他人分享我们所有的东西既是权利也是义务。所以，你看，我们三个人统共有 1300 美元——130 英镑。”

赴英之旅充满艰难险阻。当他们从日本抵达上海之时，恰巧爆发了日俄战争，日本海军征用了轮船公司。这三个年轻人已经支付的船费被退还给他们。可是他们远在上海，而日本轮船公司到英国的航线是最便宜的，现在这条路走不通了，他们该就此放弃吗？

“恐怕我那次是把自己的意志强加给了另外两位，”我们的历史学家说着，把手上举了一会儿的菜单放下，“当我发现他们有些犹豫的时候，就出门买了三张法国邮船公司的船票，替大家做了决定。”

他从眼镜框上面斜着看了我们一眼，我们都咯咯笑出声来。“他在委员会里也是这样的做派，”事后父亲告诉我说。

从上海到新加坡的旅途很悲惨。天气很糟糕，轮船颠簸得厉害，并且他们三个都吃不惯外国的餐饮，并且还晕船。一路上唯一的一点慰藉，是一位坐头等舱的年轻中国人总是到他们的统舱里来聊天。他在上面的头等舱里感到很孤单，谁都懒得搭理他，他也不会说法语。

每当想起一个中国人一句外语都不会就前往某个或很多其他国家时，我都会惊叹于他们的无畏。我们离开北京那天，一个二十岁的女孩和她二十一岁的哥哥前来拜访我们，当时我们的行李都已经打好了。他们问，如果想进牛津大学，是否必须要考法语。“再过个把月我们就要去牛津，”他们说，“我们的父亲每年会给我们每个人 200 英镑，所以我们的条件很好，他是北京的一个参议员。你们建议我们上哪所学院呢？”

这样盲目出国留学让我们惊愕不已。我们试图告诉他们，现在的竞争很激烈，要想获得牛津大学某个学院的学习机会是很不容易的。他们在中国的美国学校上过学，我们问他们为什么不去美国上大学，因为在那里他们更有可能碰到自己过去的朋友，以及他们北京的老师的一些熟人。

“我们要去英国上学，”他们固执地说，“我们的路已经选好了。美国的语言和制度都来源于英国。”这让我想到了乔治·华盛顿！

“你们在英国认识什么人吗？”我们问。

他们商量了一下，然后说他们认识一个中国留学生。这时搬运行李的苦力已经到了门口。我们急匆匆地把我们伦敦朋友们的地址给了他们，盼着朋友们不会因为这个跟我们绝交。

这有点跑题了。“文江”和他那两个年轻的朋友先到了西贡，然后到了新加坡，被晕船折腾得死去活来。他们没钱请服务员来照顾他们，或是寻找其他哪怕小小的慰藉。在横滨的时候，他们自己花钱买了额外的毯子，完全没有想到外国轮船会提供床上用品；他们还买了枕头——当然是在他们能找到的最便宜的商店里买的。他们每个人都穿了一套由日本裁缝缝制的西服套装，那时对于日本裁缝来说做西服是很难的，因为他们不知道西服的式样。现在情况完全不同了。如果你乘坐南满铁路线从大连到沈阳，你会坐在世界上最干净豪华舒适的普尔曼式卧铺车厢里，对面的日本绅士们着装堪称完美，丝绸领带和袜子颜色配套，身上的西服剪裁也非常合身得体。在1903或1904年时情形可不是这样，当时他们觉得欧式的衣领太硬穿着不舒服——确实如此，后来软衣领的出现给全世界的男士带来了福音。

当轮船终于抵达了新加坡港，这三个中国男孩跌跌撞撞地登上了岸，脸色苍白，衣着邋遢，身上统共只剩30美元，也就是3个英镑。他们的那个上等舱的朋友刚好要去见中国驻新加坡总领事，就豪爽地把他们一块儿带去了。

“总领事真是个好人，尽管我们当时惨不忍睹，面露菜色，衣着狼狈，但他还是主动提出请我们一起吃饭。我们是年轻人，已经好多天没吃上像样的人吃的饭了，我们是这么认为的。而现在，想到马上能拿起筷子，好好坐下来吃上一碗香喷喷的米饭，还有一桌丰盛美味的中国菜，真是让人难以抑止激动之情。我们知道自己并不是总领事的尊贵客人，可是我们还是选择留下来吃饭。我不知道他会怎么看我们的胃口，但是希望他明白我们都是男孩子，所以天生就是大胃王。不管怎样，他听着我们充满激烈革命言论的长篇演说，没有表示出明显的兴趣。他也承认他不完全同意我们的观点，为此我们替他感到遗憾。可是我们不能责备他，毕竟我们正吃着他的饭，味道很好的饭菜。”

讲故事的人越说越激动。酒店的服务员给我们上菜，我怀疑他都不知道自己吃的是什么。我们也不知道自己吃的是什么。“总领事建议，既然同是革命者，轮船到槟城时，我们应该去拜访一下在那里流亡的伟大的改革派康有为。”

“康有为！”我父亲和我同时惊呼。正是在康有为的引导下，光绪皇帝在1898年试图在中国建立一个现代的立宪政府。他让皇帝阅读现代书籍，为中国的改革制订了宏伟的计划，还和皇帝成为了朋友。可是，当慈禧太后发现一旦实施这些改革，她就会被晾到一边，于是就把可怜的光绪帝囚禁了起来，而康有为就只好逃命了。实际上，康有为的继承者孙中山也逃亡到英国的一艘炮艇上，寻求英国的保护。显然，英国为中国的改革派还是提供了不小的帮助，从反革命的追捕者手中抢救下了不少中国的革命者。

“当然，”这位自述作者说，“在我们看来，康有为根本不能算是革命者。为什么，因为他依然要保留君主，尽管是立宪制！而我们的底线则是必须建立共和。而现在，我想这已经不再是如今的革命者们的理想了，他们只相信持续而渐进式的革命，甚至认为革命未必需要取得成功！”

我们都笑出声来。

“不过，康有为无疑为中国做出了贡献，甚至差点为此献出了生命。他是个了不起的人。我们几个男孩低声交换了一下意见，认为我们不应该因为老一代的革命者没有我们这样的觉悟而对他们抱有不宽容的态度。”

因此，到了槟城，我们很开心地去拜访这位年长的绅士。

“康有为非常和蔼，谦恭有礼，”“文江”感激地说道。“他把我们领进书房”——这是关系紧密的一种表现，他完全可以把他们留在客厅里。“面对我们时，他的心情一定很复杂。我们衣着寒酸，显然很穷，可我们却说要去英国留学。当我们准备起身告辞时，他问起了我们个人的情况，而不只是谈论中国及其改革的必要性——‘或是革命，无论你们怎么称呼它，’他说。他告诉我们在英国留学费用很高，担心我们没有意识到费用有多高。问我们是否确定自己有足够的钱？出于自尊，我们回答，‘是的，谢谢您。我们有足够的钱’——而当时我们身上剩下不到 3 英镑，因为我们还花了点钱雇人力车，还给了中国驻新加坡总领馆的服务员一些小费，你知道这是中国人的通常做法。我们正发愁自己要如何在抵达英国后从南安普敦或是伦敦去往爱丁堡。我们甚至已经开始计算走路去爱丁堡要花多长时间。但是康有为坚持要问，最后他干脆直接问我们身上有多少钱。我们回答有5000美元。”

“哦，林博士！”我忍不住笑出声来，“哦，天哪！”

他目光如炬。“我们死也不会告诉他真相，只有3英镑，太丢人了！你知道中国人在这方面多讲面子。让我们吃惊的是，康先生变得很不安。‘5000美元——你们三个人一共才500英镑！太少了，’他惊呼。‘我有一个外甥在英国留学，每年我得给他3000美元，而这样也才勉强够用。他应该有更多的钱才好。你们三个人花5000美元肯定不够！’他变得很忧虑。如果他知道真相会说些什么呢？他走到书桌旁，打开锁，拿出一个帆布袋。‘看，’这位善良和蔼的人说道，‘你们知道，中国人有给远行的朋友送个小礼物的传统。我没时间给你们买礼物，所以我希望你们收下这个——就算是一个老革命者送给年轻一代革命者的礼物吧。口袋里有我保存的十个英国金币，我在槟城用不上它们。’”

三个男孩的自尊被他的慷慨所击败，带着满满的感激和尊敬收下了这份礼物。

“我们从南安普敦坐火车抵达了爱丁堡，”讲故事的人边说，边剥着最后一瓣柚子。

“我现在必须去工作了，”他把椅子往后一推说道，“秘书在等着我呢。”一个拿着大公文包的中国年轻人正在门口徘徊，时不时地往我们这边张望一下。

“你的故事还没讲完呢，”我们大叫道。

“哦，你们肯定都听烦了，”他笑着，躬身给我们道晚安，然后就向电梯走去，走向他永远做不完的工作。

厌烦！怎么可能！我还没听够呢！

现在你该明白，我为什么跟别人保证他是个多么让人讨厌的人了吧。

第 34 章

地质学的慰藉

故事讲到这里，宋太太瞪眼看着我，和我那次的反应一模一样。那次，林博士故事讲到一半时，就停下来，大步走向电梯。

“今天你不讲完这个故事就别想离开，”她说道，同时摇铃召唤道，“阿姆！再送些茶来。”

“好吧，第二天林博士又来了，和我们一起喝茶，”我告诉她。他说，通常他没有这种闲暇时间。他刚被任命为新机构的领导，管理上海市及周边地区。这可是拥有一百二十五万中国居民的真正的上海，可不是外国商人居住的租界，租界充其量只能算是上海“这件衣服”的“边”。不过，这片边缘地带在某种程度上比“整件衣服”还要重要，客人已经让主人相形见绌了，因此才发生了那些让人伤心的事，并导致了一些误解。中国人为了享受租界的便利设施，出钱买断了外国房主的产权，使得外国人渐渐移入真正的上海及周边的郊区。在那里，一切都得遵循中国的社会规范和秩序。一些外国人不得不到离租界数英里之外的地方去找住处，而根据条约规定，在中国向他们开放内地之前，他们本应集中居住在租界之内。

七十五万中国人涌入租界——十九世纪中叶租给外国人以便他们在里面不受干扰地居住，无家可归的外国人则反向流动到原来中国居民居住的地方，这些地方对中国原居民来说迄今依然具有神圣的意义。在上海及租界居住的中国人有两百万，相比之下，在此居住的外国人数量非常之少。然而，外国对上海产生的影响力之大却让人惊讶。我父亲说："对于中国来说，上海是一扇他们睁眼看世界的窗口。"

1926年，这个原本纯中国的地区成为了中国有史以来第一个自治的地区。一位主管被任命来依据现代管理理念对这座城市的卫生、教育、警察和照明进行管理。其工作职责类似英国市议会的书记员，但手上还掌握着行政管理权。这个地区被称作大上海，因为它不仅包括那个庞大而热闹的市区，还包括其周边的地区。上海市区过去曾经四面筑有城墙，至今城中的狭窄弄堂里散发出的恶臭仍会让路过的外国人莫名惊诧。上海周边地区直到最近都还只是相当荒凉的农村，是长江入海口的冲积平原，但现在已经是工厂林立，到处是工人的简易住所。上海的发展轨迹和伦敦过去二十年里的发展没有什么不同。光是想到在老城中心开始修建诸如下水道等卫生设施，就足以让一位勇士怦然心动。毕竟，西方的健康委员会是经过现代医学一代人努力的结晶，并且从根本上得到了大众的支持和理解。而在东方，大众的卫生健康在各个方面都还面临极其艰巨的任务。卫生设施只是其中的一个问题而已。

在我们的催促之下，"文江"稍微晚了一点才赶到我们的下午茶，一来就瘫坐进椅子里。

"你肩负重任，"有人说，"祝你力大无比，有如神助！"

"是啊，责任重大，"他说，"不过我不绝望。现在我面临的阻力比我担心的要小一些了。我发现我们中国的老百姓渴望改变过去的状况，比我想象中要更加通情达理。我的目标是给下任长官打下一定的基础。现在我们已经启动这项工作，相信人们一定会把它继续做下去。”

我们问他是如何启动的，他的计划又是怎样？我们自己要是面对这样的一项任务，犹如打扫奥吉厄斯的牛舍[1]这样的艰巨任务，我们会怎么办？不用他说，我们也知道，在处理这些更加物质性的灰尘和疾病的同时，他还要和腐败、裙带主义和贿赂这些丑恶现象做斗争。还有一个困难就是老百姓根深蒂固的迷信思想。举个例子，几百年来，中国妇女一直深信不疑，如果她们好好地埋葬死婴，这个婴儿的灵魂会回来对这家活着的孩子说悄悄话，感谢这家人的恩德。然后，这个活着的孩子也会为了获得同样的恩典而死去。因此，人们将死婴丢弃，而不是埋葬。上海的一个中国慈善协会出钱请苦力们去找回死婴的尸体，并为其安葬，他们的做法获得了赞扬。在获得足够资金支持的情况下，每年该协会都会安葬成千上万个被遗弃在街头的死婴。“文江”则希望，不管该慈善协会是否得到资金支持，这些死婴都能得到安葬。

他说，“你们一定会觉得奇怪，我越来越感觉到我的首要任务竟然是要说服人们进行出生和死亡登记。”他解释道，无论他想开展什么工作，总是面临缺乏数据支持的局限。“我没有任何可以依赖的基础数据，我必须先把一些事实和数字弄清

1　奥吉厄斯的牛舍，希腊神话，相传奥吉厄斯的牛舍内养了 3000 头牛，而且 30 年未进行过打扫，粪秽堆积如山，赫拉克勒斯引阿尔甫斯河水入舍，于一日内冲洗干净。

楚。”他微笑着说。“你们还记得扫罗王[1]也意识到他需要做的第一件事就是做一次人口普查。罗马皇帝们也是这么做的。我现在知道了，他们这么做是对的，但我以前从未这么想过。”

不到一年，他就由于政治原因被解除了职务。他的继任者及其后的几任继任者也很快被解职，其中有的人是真心为大家服务的，也有的人只是一心通过当官来捞钱。就林博士让市民进行出生及死亡登记这个做法，有这么一种说法，每次当有真心为大家服务的好官上台时，他就再次努力促请城市居民继续进行出生及死亡登记。最近，即使林博士在政治上仍遭排挤，我相信他一定会很欣慰，因为上海进行了一次粗略的人口普查。他当初打下的基础很坚实——尽管他没有足够的时间做更多的事。当初他启动建设的卫生健康设施已经开始投入使用了，当时他聚集了一帮刚从欧美学成归来的热心的年轻医生，他们正辛苦地开始私人行医。

“现在跟我们讲讲你后来发生的故事吧，”我们马上提出要求，“你到爱丁堡时十七岁半，你的两个同伴年纪也跟你差不多，你决定在那里每年花两便士接受教育。你这么做了吗？”

“是的，”他答道，“在一个雨夜，我们带着我们的铺盖和行李抵达了爱丁堡，艰难地找到了当初写信让我来爱丁堡学习的那位中国学生。他没什么钱，住在穷人区。”

“我想他一定知道你们要去，”我问。

“不，”他说，“他不知道。”

“你是说你和你的两个同伴，在根本不认识他、也没有提前通知的情况下就到了他的住处，并且还受到了他的欢迎？”

1　扫罗王（约公元前 1080—前 1010），以色列第一位国王。

“是啊！”林博士说，“而且还是在一个星期六的雨夜，当时已经差不多八点半了！”

这就是中国人的热情好客和友谊观。他们在他住处的地板上铺了临时床铺，吃光他的晚饭后，开始交谈。

“我们谈得热火朝天！当然大部分时间是在谈论革命，不过我必须告诉你们，在船上进行了共产主义的实践之后，我们仨就决定永远放弃它——尤其是我。你们想想，当时我负责保管大家的钱，另两位都是年轻人，一心想着把我们那点可怜的钱都花光。我们不断地碰到各种小诱惑，年轻人很容易就把钱花光了。可是来爱丁堡接受教育是我唯一的目标，我不会让他们这么随意花钱，他们于是对我不满。很遗憾我失去了一个朋友，那个道台的儿子，他不习惯手头没有零花钱。我们到达爱丁堡后就分手了，从此再也没见过。”

第二天是周日，他们和他们的新导师——比他们更早踏上这一征途的师兄——开了一个会，讨论留学方法和策略。首先，他们几乎不会说英语，在东京学的一知半解的日语和在法国火轮上学的那点法语，在爱丁堡毫无用处。师兄走到窗前，望着爱丁堡安息日宁静的街道，用手指急促地敲着窗格。过了一会儿，他跑下楼梯，把一位高个子中年苏格兰人带上了楼。他是一位在中国南方传教的医生，正回国休假，已经跟在这片陌生的苏格兰土地上居住的中国师兄成了朋友。中国师兄给他介绍了这三位既智慧又愚昧的东方年轻人后，就满怀希望地向他讨教如何在这里接受教育。东方人对西方人的这种信任是一种无形的赞扬，至今我们也不能完全领会。然而，我相信如果我们在类似的境遇下把这样年纪的年轻人送到中国，他们也会得到很好的关照。这是人性的真实见证。

我们急切地想知道后来故事的进展，因为我们自己也经历过几次像那位医生正在经历的这种情形。一次，在一个周六的下午，刚刚从中国来的三个中国年轻人来到我家门口，请求我们提供住宿并马上开始学习。我们给林博士续了杯新的茶水，会心地互相看了一眼。早在二十多年前，这种情况还是个新问题，我们可以想象那位医生面对这个问题时该有多困惑。别无他法，只能为每个个案单独寻找解决方案。感谢上帝，天意总会发挥一定的作用。不像总想撞大运的米考伯[1]，“好运气”常常会以一种令人惊讶的方式降临到为中国寻找出路的人们头上。

“医生本来是要去教堂的，可是他却坐下来跟我们聊了一上午，我们跟他说了我们在资金上面临的困难，我记得他还笑了，”这位大上海的首席执行官继续说。难怪他在处理市政难题的时候不会灰心丧气，他当初也没被自己碰到的困难吓倒。“医生和我们师兄的房东太太说好，在我们找到别的住处之前可以先跟他住在这里。我们的师兄很高兴地同意了。他说，他也得到过别人的帮助。再说，他是一位真正的暴力革命的拥护者，会帮助所有与他志同道合的人。”

“我猜，现在他可能变成一位保守派了吧？”我问。

“奇怪的是，他没有，”林博士答道，“尽管年纪大了，但他的心依然年轻。他一直走在最先进思想的前沿。实际上，他的思想太先进了，以至于他不敢生活在中国，而只能生活在国外。我现在完全不赞同他的观点，但我爱他这个人。我们一直在通信，他总希望能说服我。尽管已近古稀之年，他还是充满

1　米考伯，空想乐天派，想撞大运的人。

希望，总在策划如何颠覆现状。我想我们需要这样的人，这样可以防止我们停滞不前。”

“那位医生给你们三个做了怎样的安排？”我们把他带回故事的讲述中。

“道台的儿子决心学工程。他说，尽管他父亲在政治上暂时失意，但最后也不会真让他身无分文。他会给他父亲写信，告诉他自己无法靠那么一点钱在一个陌生的国度生存下去。医生也说服了某个人先借给他一点钱，他也很及时地在一个工程公司当上了学徒。所以，最后他和我分手时不是悲痛，更多的是生气。另一个男孩，他身无分文，不过是个好小伙，医生设法说服教会里的一位善心女士来照顾他，为他出了学费。”

“之后就剩下你自己了。”

“我是个难题。”我们同意他的说法。

“首先，我拒绝给我父亲写信要更多的钱。我说过每年 70 英镑就够了，我会坚持下去。我的自尊心不允许我承认自己犯了错。医生敦促我改主意，可是我不想改。我也不想让别的善心人士来帮我，即使他能找到另一个愿意这么做的人，不过这难度很大，尤其是找到一个不是基督徒的善心人士。我不希望欠宗教的债。最后，医生绝望地说，‘你的资金没法支撑你在英国留学，即使在爱丁堡。你这个年纪也不可能去上公立小学，即使他们录取你。你说你为了上剑桥大学必须学习拉丁语（当时拉丁语是必修课），可小学里不教拉丁语。我能替你想到的唯一出路就是去上我小时候上过的英格兰郡文法学校，那里学费低，但教学水准相当高。如果一切顺利的话，你会从当地医生、银行家和布商的儿子那里学习英语。如果我给校长写信，我想他会看在我的份上让你上学，并且给你一些关照。”

就这样，这位曾经在日本大学学习并且是一份中国革命刊物的年轻编辑的他，在十七岁的时候去上了林肯郡的一所文法学校。他的英语很糟糕，拉丁文是空白，年收入只有 70 英镑。他寄宿在医生认识的一位寡妇家里，每周食宿费是 15 先令。

“她对你还好吗？”看到他沉默下来，我们问道。

“非常好，”他答道，“虽然她不识字。最糟糕的是英国潮湿可怕的冬天。我喜欢在学校操场上和别的男孩一起踢足球。我仅有的一双靴子会踢出破洞，然后就得拿去补，否则我的袜子就会沾湿。我只有两双袜子，一双穿在脚上，一双在洗。所以坐下来吃午饭的时候，我会光着脚，而袜子就晾在我的椅背上用火烤干。”

“勇敢的小伙子，”我说。这时他不再是那位致力于让一座古老城市焕发新颜的上海市首席执行官，而是一个喜欢踢足球，决心掌握《伊尼德》[1] 的勇敢的英国文法学校男生。他继续他的讲述。“两年结束后，我这个中国男孩成了全校成绩最好的学生！另外，我的校长觉得我取得的成就太了不起了，就给我报名竞争剑桥大学的开放奖学金，那是我决定接下来无论如何都要去上的大学。可惜！虽然我通过了入选考试，但还是没拿上奖学金，”他回忆道，“就差两名。”两年前他还一句拉丁语或希腊语也不会，也不会数学或是英国历史，他就重修了一次。

“虽然接受了多年的英语教育，我也重修过课，”我告诉

1 《伊尼德》又译作《埃涅阿斯记》，是古罗马诗人维吉尔（英语名，Vergil or Virgil）创作的史诗。维吉尔的原名为普布利乌斯·维吉利乌斯·马罗（拉丁语：Publius Vergilius Maro，公元前 70—前 19）。

他。设想一下，我居然有幸和他在同一年度在剑桥上学，向他致敬。这时，我也记起那时确实听到过一些传言，说在剑桥除了我认识并邀请一起喝过茶的那位中国学生之外，还有另一位住校的中国学生。

“你后来怎么样了？”我问，因为在剑桥时我最终也没能找到那位传言中的中国学生。

“我没有得到奖学金，”他说，“每年只有那 70 英镑。要是住在林肯郡的市镇里还勉强够用，可在剑桥就不够花了。”

他很无助，不知道该怎么办。他就读的学院院长慷慨地给了他一个机会，通过给几家杂志写稿子来多挣些钱。“可是我发现，即使是省吃俭用，一个学期就几乎花光了我一年的钱。”

看到这样行不通，他就去了比利时。当时中国政府资助一定数量的中国学生去那里留学。他多次拜访那位负责留学基金的中国官员，终于说服他为他争取奖学金。在文法学校上学时他就对科学产生了浓厚的兴趣。在比利时的生物学考试中，他取得了非常优异的成绩，这使他觉得自己有把握在两三年后回到他最初选择的爱丁堡去做一些研究工作。在那里，他通过辅导那些没能够通过动物学初级考试的年轻英格兰或苏格兰医科学生来增加一点收入。他忠实的朋友，当时他就读的剑桥大学的学院院长阿瑟·希普利爵士，给他带来了更多文字上的工作。“我给《十九世纪报》写了篇文章，”他自豪地说，“阿瑟爵士帮我修订英语，他们付了我 20 英镑的稿费。整整 20 英镑！足够我好几个月的开销。实际上，我用这笔钱去了格拉斯哥，在那里学了一门地质学课程。”

“你的那篇文章写的是什么内容？”我们问。

“当然是中国政治啦，”他说，“我对此知之甚多。”

他没有告诉我们他所取得的所有成就，我是从别人那里得知他在格拉斯哥是如何赢得的地质学金奖。

接下来，中国的教育领域开始风起云涌，他听说北京要成立一个地质局，并且要请他担任某个职务。他接下来的选择让他的教授们感到失望，因为他压根等不及参加博士生的考试，就买了最早一班回国的船票——当然是统舱。终于可以为祖国服务了，他感到欢欣鼓舞。他知道，对中国来说地质学是一门全新的学科，除了几位像李希霍芬[1]这样博学的外国旅行者的发现之外，中国的地质学几乎是一片空白。他习惯了面对最艰苦的情况，因此，他决定为中国的地质学做出自己的贡献，作为送给祖国母亲的一份礼物。

“为了进行实践，我在曼谷下了船，一路上进行地质调查，穿过暹罗[2]全境，从那里越过中国边境，穿越云南，再向北抵达长江。大部分路程我都是步行，有一匹骡子驮着我的仪器和个人物品，”他简单地总结道。

我们震惊地坐直了身子，几乎不敢相信自己的耳朵。“从曼谷到长江！”我们惊呼，“这怎么可能！”

从暹罗的曼谷到长江上的汉口足足一千英里，其间要穿越无数人迹罕至的潮湿的热带丛林，翻越无数险峻的山口。更让人无法相信的是，路途的前半程他会经过居住在那里的掸族部落，而在后半程会经过云南的苗族聚居区，这些地方都是法外之地。

“我很高兴通过这趟旅行了解到了一些你们英国旅行家所

1　李希霍芬（1833—1905），德国地理学家，地质学家。被称为地形和景观科学的“地貌学之父”。多次到中国考察地质和地理。

2　暹罗是泰国的旧称。

要忍受的东西，”他继续讲述，“同时也很享受那些接连几周甚至数月跟着我的骡子在云南高山间漫步的日子——到后来天气变得太冷了。云南冷起来的时候真是不好受！我到贵州时遇到了土匪，这是整个行程中最烦人的一段经历。他们对我这样的穷科学家没有一点同情心，也根本不理解我的工作。最终我决定走向长江和文明地区，因为我已经厌倦了一看到一群潜行的山民就得把我那些珍贵的仪器收拾起来的经历。这无益于我的工作。见到长江宽阔的江面时，我一点都不觉得遗憾。”

老实说，我们是在凝视着他，这位格拉斯哥的金奖得主。他一定是第一位为了理想而踏上这样一段危险征途的中国人。他应该被尊为张骞将军或法显和尚[1]的继承者。张将军早在公元前二世纪就到达过奥克苏斯河[2]，而法显和尚则在公元四世纪时穿过西藏边境的险峻峡谷到达印度取经，使中国人更加深刻地认识了佛教。

在历经世间各种不同经历之后，他搭乘长江上一艘江轮，舒舒服服地抵达了阔别多年的上海。他在北京投入新的工作，为中国地质学尽心尽力，直到政治舞台上的变化再次扰乱了中国的发展，科学家们连续数月都拿不到工资。让他不安的不是钱的问题，因为缺钱对他来说不是什么克服不了的难题，而是他认为不应该出现这样的状况，让政府雇佣的地质学家身无分文。因此，他再次投身政治。

“我的理想是要让中国成为一个科学家可以安心工作的地

1　法显（334—420），东晋时期的高僧，是中国第一位到海外取经求法的大师，杰出的旅行家和翻译家。早在 399 年，法显等从长安出发，经西域至天竺，游历 20 多个国家，收集了大批梵文经典，前后历时 14 年。

2　奥克苏斯河，阿姆河的旧称，中亚最大的河流。

方，”他坚定地说，“这样他们才能潜心投入高技术性以及重要的工作。若要遭遇伟大的阿基米德那样的命运，真的是浪费了宝贵的生命。若在间歇发作的内战中不幸被包围而丧命，或是在云南被一个无知的土匪闷头一棍打死，那真是愚蠢。此外，想想中国混乱的政治局面，至少一半纯粹是因为头脑发昏导致的结果。我们的政治家们还没学会准确地去思考问题，他们会在没有足够事实和基础的情况下草率地下结论。科学痛恨的就是这样的不准确性。所以我要专门指出，在我看来，中国最缺乏的是一种科学精神，一种科学的心智和习惯。我讨厌这种‘差不多’的思维方法和做事习惯。”

接着他开始聊起他心爱的话题。他一直渴望在中国建立一个有许多分支的中央研究机构，中国的科学家们可以在这个机构里开展各种领域的研究工作，如农业、地质和医学等等。“你知道，我们的留学生做了一些不错的工作，”他提议道，“他们留学回国时，我们常常发现他们获得了很好的学位，并且还成为一些学术团体的成员。”

“其中一个还在苏格兰获得了金奖呢！”我们补充道。

“中国人在获得机会——还有和平环境时，可以成为很好的科学家。我就想说这些，”他满怀希望地说。

我们听铁路总办讲过如何通过钢铁和蒸汽，通过工业和技术的发展来促使中国进步。我们知道逻辑学教授希望通过为大众提供教育，通过课堂教育来促使中国进步。然而，在听到林博士的自述之前，我们以为这位科学家已经放弃现代中国最需要的是科学这个观点，科学是他持之以恒的追求。现在我们对他有了不同的认识。他一直会是一个爱挑剔，难以取悦的人，而他在苏格兰受到的训练更是巩固了他的习性。你不可能违背他的理性去说服他，他会更加固执地坚持他假设的前提。不过，一旦他明白你不会伤害他的原则，他就会考虑到实际情况做出一定的妥协，他也会很慷慨地关爱他的新朋友。

他在上海忙着他艰巨的任务。我最后一次见到他时是在酒店的电梯上，他正要坐电梯去自己的书房，他的秘书手里抱着一大堆文件。现在他已离职。在他看来，政治的钟摆摆向了过于极端的方向。在英国接受的教育，使他养成了我们珍视的谨慎的思维习惯，我们对于激烈变化抱有疑虑。此外，科学的习惯是三思而后行。就他对中国的理想而言，他和其他的中国人一样，是一个深刻的民族主义者。在他写给我的一封长信里，他表达了对租界的看法，非常极端的看法。他说，允许那些失职的官员以及贪污了军饷携款潜逃的将军在外国租界寻求避难，挥霍非法所得，真是可恶！确实如此，我也同意。只是，这样的抱怨对于外国商人来说毫无益处，本来他们可以和自己的家人在租界里安全地生活，不用担心被骚扰和压迫，可现在他们要到别处去找落脚之处了。

不过，林博士的故事有一个更温和的续集，不涉及科学，更不涉及条约和租界这些话题。当时我们在天津，某天晚上十点左右，我碰见逻辑学教授从酒店台阶上冲下来找人力车。

“去哪儿啊？”我问。

“我要去给咱们那位上海朋友的夫人——林太太送行，祝她‘旅途愉快’，”他边说，边叫住了他的人力车夫，“今天下午她从北京过来，今晚要起航去她先生那里。”

“那我们就见不着她了！”我大声说，“太让人失望了！”我觉得自己很想见见这位做出如此丰功伟业的人的夫人。

“跟我去船上吧，离这儿很近，就停在码头上，”他也大声回答我。

“哦，她不会愿意在晚上十点钟要登船的时候见到一个陌生的英国女性吧，”我提出反对意见。

中国真是一个令人惊讶的国度。教授反身回来，跑上台阶。

“恰恰相反，”他鼓动我，“如果你能抓住这样罕见的机会去拜会你父亲同事的夫人，说明你很有礼数。走吧！另外，我也想让你看看她是个多么有魅力的女性。当我在北京遭遇困难时，她欢迎我去她家，让我感到很温暖。有这样一位太太，我朋友真是幸运。走吧！我们没时间耽搁了。”

我披上斗篷。我们沿着安静而宽阔的租界街道往前走，两辆人力车上的油灯闪烁着黄色的光。这是一个温暖甜蜜的夜晚，黑色的天空像天鹅绒般笼罩着我们。我们到了码头。车夫放下车把，打算蹲在旁边等我们回来。戴着西式毡帽身着长衫的教授踏上跳板，走进轮船的大厅，里面有桃花心木的长桌和电灯。我们把自己的名片递给男招待，不一会儿林太太就从一个客舱里走出来。

“啊！”我发出了一声感叹。

想到我只能和这位女士相处这么短的时间，我感到有些懊恼。她浑身散发着智慧和稍有克制的活泼，相貌比宋太太更精致。中国人有各种各样的容貌，远比西方人想象的更多样。正如欧洲人在面部特征上的差异远比中国人能注意到的要多得多。他们把我们统称为“外国人”，完全看不到意大利人与英国人之间的区别。有时某些外国人认为某个中国女性漂亮，中国人知道原因，但是会说，“你们觉得她漂亮是因为她不是典型中国人的样子”，然后会说她长得更像雅利安人。在中国某些省份，例如安徽和华中地区，有些中国男性和女性长着高高的鼻梁、雅利安人的颧骨、椭圆形的脸和闪闪发亮的乌黑眼睛，表情很生动，显然是吸收了更典型的蒙古人种特征的某些民族的后代。这些省份的优雅女性完全可以成为活泼、有教养的法国女性。我的宫伯父，励诚的父亲，长相上也有类似的特征，林太太也一样。我一定会很愿意与她相识，就像与宋太太和花儿，骆小姐和文静相识那样。啊，这也说明宋太太、花儿和林太太只是由可爱的女性组成的百花园里的几个代表而已。在我短暂的一生里，只能采撷一个花束。

林太太和我坐在大厅的红丝绒沙发上聊了一会儿，她不说英语。我以前从没见过教授像现在这么开心，后来也再没见过。他自己完全没意识到，他唯一的愿望就是让他仰慕的女士成为我们的焦点。他领过来两个十六七岁的男孩，他们原本羞怯地躲在一个别人看不见的角落里，说他们是林博士的外甥。

“是啊，”林太太说，“他们要跟我去上海，一方面照顾我，一方面去那里上学。”

我们又聊了一会儿，然后道别，这样他们可以在轮船启动之前在客舱里安顿下来。在我们往跳板上走的时候，教授跟我说，“林博士真是个好叔叔，他几乎都快把这两个外甥领养了，出钱供他们上学。”

哦，不，林博士！我心里在笑，你是个骗子。你还说没有孩子！“谢天谢地，”那天晚上在上海的酒店里我问你家庭情况时，你就是这么回答我的，还敲桌子瞪眼的。不过庇佑别人的孩子一点也不失身份，你父亲也是这么做的。我敢说你这么做并不是因为你相信祖先崇拜的效用，或是你希望自己身故后他们会在贺新年时在你的排位前焚香。不过你确实说过，你很幸运不用受孩子的牵绊。可是你现在却围着别人的孩子转！哦，林博士，我答应过不会奉承你。我说过你和那些曾经与你长期生活在一起的争论不休的苏格兰人一样烦人、一样难以取悦。现在又发现你和他们还有一个共同点，你的心和他们一样柔软，尽管他们假装自己的心像阿伯丁的花岗岩一般坚硬。我不是告诉过你我先生就是苏格兰人吗？

林博士，你是个骗子，现在轮到我说“谢天谢地”了，谢谢你为这两个孩子的付出！

我必须以与科学相关的话题来结束本章。不久前林博士寄给我一封信。他说：“过去六个月，我一直在中国西南部旅行，主要是广西。从那里我带回来将近一吨化石，是我在1500多英里的旅程中收集起来的。我打算待在北京对这趟行程的收获开展科学研究。”

行程1500英里，收集了一吨化石！他一定会耸耸肩，摸摸他的胡子说，小事一桩，不值一提。

第 35 章

金苹果

励诚新的工作单位离北戴河不太远。一天，他从那里过来看我们。午饭之后，我正不知道接下来该做些什么。

“何不带我去拜访一下宋太太？”他提议道，“如今可以由男士先去拜访女士，我真幸运，赶上了好时候。这与过去真是大大不同了，这是个好的变化！”

“那走吧，”我说。我们很快就到了宋太太家。云云和聂聂正在游廊里玩儿，阿姆在一旁做针线活。宋太太正在梳洗打扮，我告诉励诚这是准备“迎接来访的绅士”。我们俩开心地忙起来。励诚把两个孩子叫到自己跟前。

“我自己不是也有五个淘气鬼吗？”他跟我说。他很一本正经地跟孩子说着话，跟他们聊看书写字，这是中国人和孩子打交道的方式，两个孩子也很聪明地听他说。我想他们不会期待我这个外国人会这么智慧地跟他们打交道，所以只会骑到我的膝盖上。

“励诚，就像你儿子对我那样，”我说。他最小的孩子，老五，一见到他爸就会丢下我，这个忘恩负义的小家伙。他会逃走，靠在励诚膝盖上，从那个安全的港湾远远地看着我，似乎我们之间还不太熟。有一次淑英把他抱到励诚腿上，让他给我演示他有多爱爸爸。这个小家伙的眼睛一直盯着我，根本不听什么“爱爸爸”的指示。励诚用脸贴着他的脸，低声细语地跟他说些甜蜜的话，一点点温柔地赢得了他的心，最后小家伙的眼睛终于离开了我，小胳膊抱着他爸爸的脖子，小脸贴着爸爸的脸——把我彻底忘了。他妈妈这时心满意足地冲我笑了笑，相信我不会因为她儿子抛弃我而怪罪于他。

宋太太很快来到了游廊，我非常愉快地向她介绍励诚。我从未有机会把励诚介绍给我的中国女性朋友。宋太太感到有点儿害羞，因为当时在中国一位陌生男子上门拜访一位女士还是件新鲜事。不过励诚觉得很开心，能碰到一个在社交方面接受新观念的中国女士，他马上就开始跟宋太太聊起了他们在上海的共同的朋友，他们甚至发现两家还有点沾亲带故。中国家庭分支的成员确实数量惊人。很快他俩就开始说起了苏州话，励诚已多年不说，但宋太太却熟练得很。苏州方言非常悦耳动听，被认为是中国旋律最美、最有韵味的方言。

过了一会儿，励诚对我说，“你别介意啊？”宋太太也红着脸向我道歉。

“我忘了你听不懂（苏州话）！”她说。

我对他们说：“请不要管我”。我的两个朋友现在终于见面了，我靠在椅子上休息一会儿感觉挺好。于是他俩就继续交谈，我脑子里的思绪飘来飘去。那天早晨我碰到了一位传教士朋友，他说能让自己的家人生活在这么一处安宁的地方心里感到很感激。他们在山东时，家住得离铁路很远。那年春天的某一天，他出门不在家，一群中国士兵进了他家就不走了。从教区回来的时候，他看到他夫人正满面愁容地给士兵倒茶，好让他们不要上楼，因为当时他们的两个小孩正在楼上玩儿。

“我们非常担心孩子在这么小的时候受到不必要的惊吓，”他说道，看来他读过些现代心理学的书。

带队的军官倒也不算太不讲理，但他要为自己的士兵索要钱物。“我们家里有的都可以给你们，”这位英国人说，“可我们不把钱放家里，而是存在天津一家银行里。”接下来他发现给这个疑心重重、聪明但不识字的军官讲解银行的工作原理太难了，足足讲了两个小时！为了保持镇定，在整个讲解过程中，他本能地把手插在裤兜里。看到一切进展顺利，他下意识地松了一口气，把手从裤兜里拿出来。刹那间，他看到军官左轮手枪的枪管已经对准了他。惊慌失措的他脑子里首先想到的是妻子和孩子。

“你的手枪在哪里？”军官质问道。

我的朋友这才明白是怎么一回事。之前这位军官曾经跟他提起过有一次在天津行军的经历。有一天晚上，他们在电影院里看了一场电影。影片里的坏蛋从口袋里掏出一把枪来向影片中的英雄射击。军官怀疑这位英国人也要耍同样的把戏。我的英国朋友露出了无奈的笑容。

“我没有手枪，”他说。可是军官没理会，接着说：“对！就是你们每个外国人临出国时你们的国王给你们配的那把手枪！”军官的枪仍然指着他——很让他难受。

批驳这个传闻又花了一个小时。

看着励诚和宋太太用吴侬软语开心地聊天开玩笑，我心中感叹，我的这两位朋友和那些人是多么不同！很难想象就在不远的平房里，我的同胞在他们的同胞手里遭遇了那样可怕的经历。然而，中国是个幅员辽阔的国家。我们也不想为整个欧洲发生的事情担负责任。1918 年发生在莫斯科的恐怖事件与英国或法国没有关系，同理，不能把一些中国人的残酷或粗鄙归咎于全体中国人。此外，如果我们把一个国家某些成员的罪行归咎于该国全体国民，那是否也应该把其他国民的不屈不挠和宽宏大量算到全体国民的头上呢。这样才算公平吧。

过了没多会儿，宋太太和励诚就礼貌地邀我加入他们的谈话，于是我们就东拉西扯地聊了一会儿。宋太太问励诚："这位英国姐姐上次来看我的时候跟我讲了一个科学家林博士的故事。她也给你讲故事吗？"

"不，她没给我讲，"他说，"她太坏了。"

"是他给我讲的这些故事，"我抗议道。

"再多给我些机会吧，"宋太太说，"像以前一样，再给我讲个故事吧，让我们变得更勇敢。"

我知道他们不会放过我，所以我就给她讲了最后一个故事。我知道，这让我感到假如我在中国待得足够长，至少我可以明白保罗所说的罪从一人进入世界，而救恩也从一人而来——这在古老教义中被注示为一致性。我给她讲了一个发生在云南的故事。云南省远在中国西南边陲，位于崇山峻岭背后的高原上——是中国的瑞士。

这个故事是我在英国的一所大宅子的客厅里听来的。当时大家刚用完晚餐，坐在游廊上喝着咖啡。游廊的墙上挂着水彩画，椅子上铺着印花棉布座套，大家用的是印有花卉图案的碗和一套抛光银制咖啡具。在这样平静友好的气氛中，这个故事显得有些不真实。我正在向一位从中国来的三十来岁的年轻客人推荐一本美国医生写的书，这位医生曾在满洲被土匪俘虏过。

“据这位医生说，土匪行为被人为地夸大了，”我说，“这些人遭受各种病痛，尤其是沙眼和其他眼疾。他们的枪伤得不到包扎。他们常常会因自己犯下的滔天罪行而寝食难安，终日只能靠吸食鸦片来麻痹自己。”

我说起了那个让我感触最深的章节。经历了许多次虚假的警报之后，医生突然面临直接的死亡威胁。他们让他靠墙站立，马上枪决。有一刹那，他的心脏完全停止了跳动，整个人被恐惧笼罩，嘴巴发干，完全失去了自控能力，这对他来说是最可怕的一点。他从心底里向上帝求助，请帮助我，不要让我像懦夫一样死去！就在一瞬间，他说，似乎从外面不知什么地方得到了某种帮助。从那一刻起，他不再那么害怕了。

“嘴巴发干！”客厅里的年轻人惊呼道，“我被土匪抓住的时候也是这样的感受！”

“你被土匪抓过？”我大声地问，“能给我讲讲你的经历吗？”其他的客人也停下来听他说些什么。

按中国的说法，那时他正值“青葱岁月”，是在面积相当于威尔士那么大的教区里工作的唯一一位西方人，那里有上万名部落民众在过去的二十年里一直在追寻基督教。他的职责是继续跟进，鼓励他们坚持对基督教信仰的追求。在一年的时间里，他尽心尽力地走访了大约六十个礼拜点。就像凯尔特人一样，这些西南的部落民族在不知不觉当中被中国文明步步紧逼直到躲进了中国的山区。在中国所有的边境地区都有这样的民族，他们几个世纪以来被文明的中国贬斥为“蛮夷部落”。就像中世纪时威尔士与英格兰一样，这些部落与他们的汉族封建主之间常常发生战争。双方都会袭击对方，在这样的袭击中占优势的通常都是这些部落民众，因为他们能快速穿行于山间激流，毁掉脆弱的竹桥。相比之下，汉族人跟不上他们的速度和耐力。他们会把俘获的汉族农业劳作者变成他们的奴隶，永远地消失在连绵不尽的山丘里。这些部落民众没有文字，直到一位名叫柏格理[1]的快乐的小个子男士来到他们这里生活，为他们创建了书面语。对于他们而言，汉语是一门外语。

苗人不仅仅是一群文盲、劫匪，他们无知、肮脏、极度贫穷，而且在部落定期举办的狂欢活动中纵酒淫乱，借以弥补生活境遇的悲惨，当然，这样做的结果是让自己感觉更糟糕。汉族人虽然害怕苗人的残暴，但整体来说鄙视他们，看不起他们的生活方式。当两个苗人来到柏格理所在的平原地区的城市进行贸易时，小个子的柏格理结识了他们。他们设法寻求善意，柏格理也友好相待，绝没有因为他们不是文明的汉人而是野蛮的部落民族而嘲笑他们——这对苗人来说是个全新的体验，因此柏格理赢得了他们的信任。他与苗人丑恶的狂欢习俗做斗争，并成功地帮助他们实现了移风易俗，苗人则用真挚的爱来回馈他的奉献。最后，柏格理在与之朝夕相处的苗人部落里因感染伤寒而死，这也是当时危害苗人生命健康的可怕疾病。部落民众把他安葬，直到现在仍会去他的墓前悼念他们的“小个子神父”。我在英格兰客厅里遇见的这位年轻人，已经接过了曾经从柏格理手里坠落的火炬。

当时他一个人住在山区。大约每个月一次，他会骑着他的小马驹沿着山上的羊肠小道走上一天去平原地区的一个汉族城市拜访他所属差会的主管。这是一座地级市，四周环绕着农

1　柏格理（Samuel Pollard，1864- 1915），英国循道公会赴华传教士，1887 年来华，在云南昭通传教，1905 年来到贵州威宁石门坎，深耕苗族地区，建教堂、办学校、办医院，并为苗族创造了文字。

田，一般的旅行者无论中国人还是外国人通常都不会来到这里——除了像我先生那样骨灰级的探险者。如果骑马和坐轿从省会云南府到这里，路上需要花费两周时间。从海边修过来的铁路线到云南府就已经终止了。法国人从印度支那翻山越岭修建了一条神奇的铁路，中间要跨越对于人类来说最危险、条件最险恶的峡谷。据说有上百万云南劳工在修建这条铁路的过程中因发烧去世。

这位年轻人每个月去一次这个地级市，一方面领取物资和经费，但更重要的是可以有机会说英文，这会让他有一种几乎是重回人间的感觉。当然，由于他天性快乐，又在从事伟大的事业，因此即使身处大山深处也并未感觉不快乐。对于崇高的灵魂来说，一项艰巨的任务本身就足以使人欢欣鼓舞。“参战的年轻人也同样面临艰巨的任务，”他富有哲理地说，“但他们行动起来却毫不犹豫。我出生太晚，没赶上参战。不过，要是能有一两个帮手，那就更好了。”他那清澈的蓝眼睛看着我们，一边下意识地掏出了一个烟斗来装烟丝。讲述过程中，他差不多点了六次烟，但都没有点着，于是他就放弃了。

“一天早晨，”他开讲了，“我从石门坎出发去平原。我有很多问题要咨询我的主管。我们遭遇了一场大饥荒，我估计有上万名部落民众惨遭饿死。他和我一直在讨论如何避免再次发生此类饥荒。这次饥荒过后，他开始建造石头垒筑的粮仓，在丰收的年景多买些小米储存着，在收成不好的时候用成本价卖给穷人，就像约瑟在埃及那样。饥荒过后，伤寒也如期爆发。他也遇到了麻烦。他所在的城市在六个星期内被大批土匪围攻了两次，这些土匪都是被灾难逼得没了办法。我到的时候，刚好赶上庆祝丰收的节日。”

“要讨论的话题很多，整个周末我都待在那里，把我的问题一股脑倾倒给他，听取他的宝贵建议。陪我一起来的两位苗人一直念叨着说，但愿在回去的路上别碰到土匪。”

“乡间很美，对此我一直都很感恩。不过乡间也很孤独。路上我们碰到了几个汉族小贩，他们说路上没碰到土匪。我们快走到一片树林时，我记得当时我正在想这是一个设埋伏的好地方。结果，刹那间，一个人拦住去路，拿枪指着我，冲我高喊：‘站住！’他冲我吼的样子让我很恼火。你知道，我也是有几根红头发的[1]。”

他可怜地看了我们一眼，咧嘴笑了笑。我们抬头看了看他的闪亮发光的头。金色的头发，确实带一点古铜色。这是一位身高六尺的精瘦男子，一头古铜色的金发质地柔软，还没打成卷就服帖地趴在头上。我们看着他，也笑了。

“我很愤怒，”他坦承道，“我问他是谁，凭什么用枪指着毫无恶意的过路人，还这么粗鲁地冲他们吼，难道这片地是他家的？可是另一个恶棍加入进来，两个人一起用枪对着我，这时我想他们可能会开枪，于是就站住了。”

“这时我的嘴巴发干。我注意到他们正在商量要不要开枪打死我。”

他又中断了他的讲述。“我当时已经和一位英格兰女孩订了婚，现在她已经是我的妻子了。那次险情之后，我们还经常路过那里。”他又停了一会儿，然后说自己就像书里写的那个医生，一时间束手无策，尤其担心自己会像胆小鬼似的死去。

“我本能地把手插进上衣口袋，攥紧拳头，做好被打死的

1 意思是我也是有血性的。

准备。你们猜我在两只口袋里找到了什么？苹果，每个口袋里都有一个玫瑰色的英国苹果！我的主管在临行前从树上摘下来送给我的。他回国休假时学习了果树嫁接技术，从英国带回来嫁接用的插枝，嫁接到野生的苗人的果树上，希望通过果园来提升人们的精神生活品质，与亚当的经历恰好相反。他做得非常成功。”

“他的苹果一下子提振了我的精神。刹那间我似乎回到了我的老家格洛斯特郡，回到了那些果园和小巷中。英格兰给了我力量，我似乎也重拾了勇气——这勇气来自我身体之外的某个地方。我不再感到恐惧，尽管当时的情景确实可怕。我掏出一个苹果，啃了一口，嘴巴就不再那么干了。我想我一定还露出了笑容，因为那两个人把枪放了下来。”

讲到这里，他本来就想结束了，可是我们坚持让他继续讲下去，讲讲他怎样逃出了匪帮的魔爪。他露出一副奇怪的表情。“如果你们想知道，”他说，“我就给你们讲讲。这个经历我一辈子都不会忘记。”

那两个武装人员逼迫他把双手举过头顶。

“他们把手伸进我口袋里翻找，偷走了所有的东西。把我的两个苗人助手打跑了，没杀他们，对这一点我很感激。我意识到他们可能是要把我扣为人质索要赎金。这些土匪穿着短上衣，用以把自己和士兵区分开来。他们捆住我的胳膊，推搡着我在树林里穿行。当他们抢走我的腕表、掏空我的手包，当场进行分赃时，我的火气又上来了。我不断地停下来跟他们理论，希望自己不会被带到他们的老窝去，因为他们的头领虐待俘虏是出了名的。他抓了一些上学的小男孩，为了逼迫人们快点交赎金，就残忍地把他们架在火上，有几个男孩就这样被折磨死了，可怜的孩子。”

“后来又来了些土匪，很快几十个人形成了一条长龙，边走边恶意地挖苦嘲笑我。最后，我觉得这样下去还不如让他们把我带到某个头领那里去，因此我就提出了这样的要求。匪帮有着和部队一样的组织结构，他们的大小头领也有军衔。我们到达指挥部时，我听他们说名声最坏的那个马‘将军’出去袭击还没回来，我立刻感到很后悔，要求他们把我带到他们的二头领，一个姓杨的‘少校’那里。他原来是云南部队的一名军官，因为军饷被克扣就投奔了匪帮。”

“在世界其他地方，这就叫‘经济压力’，对吧？”我打断道。

“还好，杨‘上校’还没有完全丧失人性。他待我这个俘虏还算不错。我小心翼翼地问他能否让我继续我的行程，土匪们听到后狂笑不已。他强迫我在这里再待上个四五天——这是一种要把我在这儿关上一段时间的委婉说法。我被吓坏了，因为我知道这就意味着他们打算用我来索取巨额赎金。在这样的悬念中，我被关了几个小时。每次我一提起放我走的请求，匪帮们就一通狂笑。我和杨‘上校’谈了很久，他就我们的工作问了许多问题。在交谈过程中，我试图说服他脱离匪帮，这让他觉得非常可笑。我告诉他我也许还能帮他得到赦免。但当听说我的马和财物都被他的手下抢走了，他于是对着那些土匪破口大骂，并且命令他们把所有的东西都还给了我。”

“接着，在当天下午，他的态度突然缓和下来，让我惊讶的是，他最后说他觉得我可以走了，还让他的两个手下给我带路！”

年轻人觉得难以置信，骑上马就奔赴石门坎，一刻都不敢耽搁。他看见远处有一伙人正朝他的方向走来。那是他的两位苗族助手，非常棒的两位苗族传教士。还有一个汉人，何先生，——注意，是一个汉人！这些人要去哪里？伤心的他们边走边流泪，义无反顾地赶往匪帮的营地，要把自己往狼窝里送，去恳求匪帮在赎金没有安排好之前让他们在那里陪着年轻人。

“老师，”他们说，“你还年轻。你刚到我们这里两年，你还不能自如地跟他们沟通，不像我们已经跟他们打了很多年交道。你是上帝派来帮助我们的。我们决定陪你一起当俘虏，如果可以的话，为你翻译，让你安心。”

如果匪帮头目不准他们留下，他们就会要求把自己留下，放英国男孩走！而其中一位是个汉人，并不像其他人那样习惯于山区的艰苦条件。“你知道落到匪帮的手里对他们来说可能意味着什么吗？”年轻人冲我点点头说道，“折磨，虐待。他们做好了准备——要代替我经受这一切。”

听到这样的故事，我们都屏住了呼吸。

“在我们赶往石门坎的路上，我一直注视着他们，心里充满了感激和钦佩。他们表现出来的不是一时的争强好勇，而是一种坚定的决心。”

“我们登上山顶，从这里可以俯瞰荒野中的小镇。我立刻惊呆了。一大群人填满了镇中心的平地，所有的部落民众都来了，足有三四百人。他们显得极度不安。到底发生了什么？匪帮难道也袭击了他们？我感到非常不安。我快步走在大家前面往山下奔去。接着那些部落民众抬头看到了我。我永远也忘不了接下来发生的事情。”

他划了一根火柴，又让它熄灭。

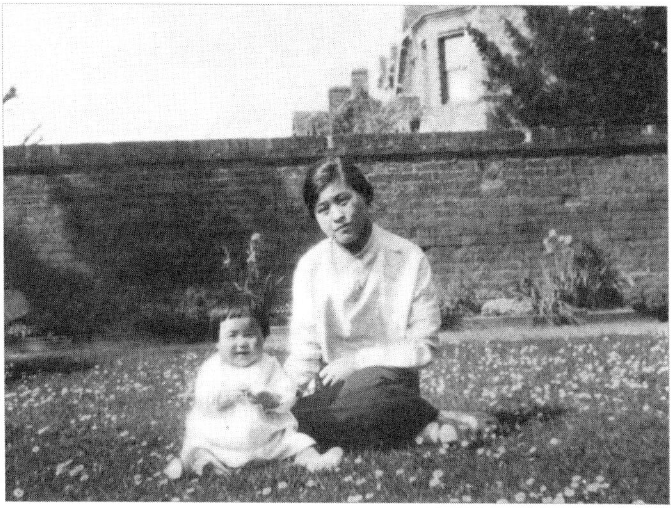

母亲与其小女。

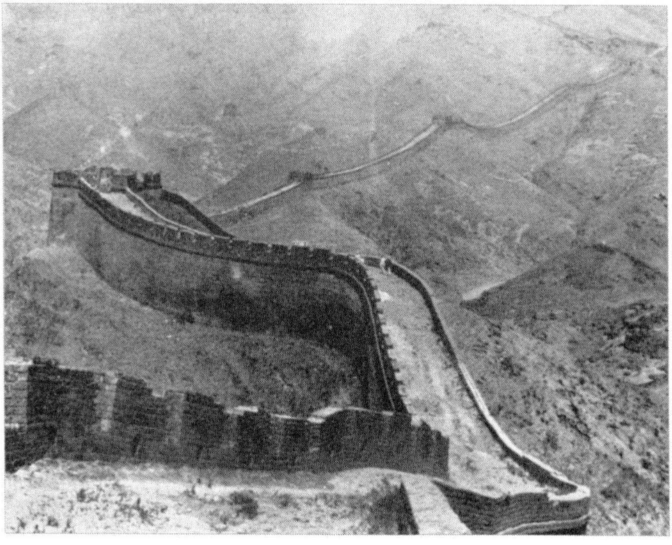

中国的长城。

“他们一起大声呼喊着我的名字，跑过来迎接我。”

我们现在知道了，苗寨所有的人，尤其是那些和娇生惯养的汉族妇女截然不同的头扎辫子、身穿自己手编粗布百褶裙的山里女人，当他们看到顶着闪烁金发的英国年轻人像神一样从山上大踏步走下来的时候，大家全都哭出声来。

苗人跑到山上去迎接他，用被饿瘦了的胳膊拥他入怀，他们用爱将他融化。他们告诉他，那两位苗人助手哭着跑回来说年轻的老师被土匪绑架了。人们马上敲响了教堂的钟。大家从田野和家里赶来。在他们老师被关押的五个小时里，他们一直都在这所由他修建起来的简易教堂前，一起祈祷他得到释放，回到他们身边。

“他们替我祈祷了五个小时——所有的人，一齐大声祈祷，一刻不停，为我哭泣，”他说，“一位老妇人用胳膊抱着我。她的牙都掉光了，头发凌乱，泪水在她干枯的脸颊上纵横，她满脸麻子，那是得了天花后留下的印迹。她跟我说，‘我不断向上帝祈祷，告诉祂，如果我们年轻的老师遭难，我们就知道上帝不好，如果他能回到我们身边，我们就会更加爱神！’她的神学观很原始，可是神学如何能与爱匹敌呢？”

“换成我，我也会流泪的。”我说，看来他的故事讲完了。年轻人给自己搬了把椅子，坐了下来，刚才他一直是站着讲的。

“说真的，”他说，“我哭了。”

这次他的烟斗终于点着了。

“你还会回去吗？”我们的主人问。

“我会，”他回答，并用他平常快乐的语气补充道，“我夫人和宝宝也跟我一起去。苗人很喜欢白人宝宝！”

我不是说过，我们不能因为某一国家的一小部分人的残酷和懦弱就玷污整个国家吗？如果我们那么做，那我们也同样要因为其他人的英勇和忠诚而向这个国家致敬。我们自己不也同样希望别人这么评判我们吗？

“好奇怪，杨上校最后为什么突然决定把你放了？”有人低声说道。

“我知道，”故事的主人公说，实际上，我们所有人都知道。

宋太太看了一眼励诚，就在我刚刚讲完最后这个“她自己的人民的故事”之后。“我真心希望，所有中国人都和那些苗族人一样勇敢，”她说。“我希望所有的西方人也都能这么勇敢，”我回应道，“一起保护那些来到他们国家的不同肤色、不同种族的朋友们。”

第 36 章

银色黄昏

呜呼，那个夏天很快就过去了。由于家庭和工作原因，我父亲早已踏上返乡之途。我母亲和我也开始做回国的准备，打算走我父亲回国的路线，先北上经奉天到哈尔滨，然后横穿西伯利亚，经柏林、布鲁塞尔，最后到达伦敦。

最后一个下午，励诚过来看我们，当时下着瓢泼大雨。我们之前本来约定要一起散步。

“没关系，”他说，“咱们当一回地道的英国人，来个雨中散步。不过得穿上雨衣。”

于是他和我沿着空荡荡的沙滩散步。他教我怎么捡光滑的鹅卵石，如何搭配颜色和大小。他捡了不少好看的鹅卵石，比他上次去蒙古首都库伦[1]时在蒙古沙漠上捡的鹅卵石还好看。他那次为期五天的旅行很有名，他们骑着摩托车横穿戈壁，而那里的特产就是漂亮的鹅卵石。他发现蒙古人的生活方式很奇异，骆驼毛织就的蒙古包里极其肮脏，被烟火熏得漆黑。

“等你回到英格兰，”他说，“当冬天来临，花木凋谢之

1 库伦是乌兰巴托的旧称。

时，把这些鹅卵石放进宽口的浅碗里，灌满清水，就像你在我书房里看到的那样，你会发现它们是那么美丽清新。到那时，你就会想起我们，你的中国朋友们，同时也会意识到该给我写封信了！”

这时刮起了大风，狂风卷着雨柱让我们无法说话。我们掉头往回走。我们从不争吵。在他看来，争吵是不礼貌的。这样让人心里很安宁。“好的，”我顺从地说，“听你的。”

我同励诚及宋太太依依惜别。我们还能再见面吗？过几天宋太太就要带着孩子回上海了。宋先生来信说，他们不在身边的日子太闷了，盼着他们早点回家，当然也不希望他们因此缩短假期，希望宋太太的身体状况能有所好转。她的头痛病还没好。这是我要面临的另一个考验，和中国朋友们道别时，心里却依然牵挂着他们。与我们的日常生活相随相伴的各种艰难坎坷也成了我们互相牵挂的内容。她来我们的住处跟我母亲和我道别。在一大群访客中，我们就此话别，真伤心，但我们都强颜欢笑。

那天晚上是我们在北戴河的最后一晚，我要去一处距离住处约一英里左右的几个朋友家吃饭。我选了最快也是最偏的一条路线，地面坑洼不平，下雨之后形成很多湍急的小河，我穿过野草往前走，耳边还能听见海的声音。终于，我来到了通往我朋友家的那条长长的沙土小路。右边是空无一人的网球俱乐部的草地，打球的人都已经离去。左边是一片未设围栏的粟米地，沉甸甸的穗子在轻风吹拂下发出金属般的低语。这时，星星也出来了。那天早晨我接到了一位朋友发自中太平洋的信。在信中，她写道，抬头看到满天繁星，那情景让人觉得不可思议。

“那么多的星星——就好像撒在松软泥土里的种子。”她写道。

也许我们的地球就是一株活着的谷物，麦子被撒到天空做成的田野里？有一天它会破土而出、发出嫩芽吗？那样的胚芽里会长出怎样神圣的植物？我这样胡思乱想着。这个世界有着怎样无穷无尽的多样性！就拿穗子沉甸甸的粟米来说，在日光照射下呈现出一种铜红色，这与大麦的黄色或是水稻的蜂蜜色多么不同！

感激之情涌上心头，上天在朦胧的大气层里给我们铺就了这么一个丰富多彩的世界！这是怎样的一个世界啊——沿着椭圆形的轨道旋转着，云层下面万物纷呈，从雪花冰晶到牡丹，从火山到雪松，从犀牛到百转千回的人类大脑沟回。还有各种各样让人惊叹而又有趣的事物，从渺小人类所设计出的沙漠灌溉系统，到显微镜下蜗牛舌头的横切面图。这是怎样的高超技艺，怎样的巧夺天工！我的心里充满了对造物主的敬畏。

粟米地里发出了奇怪的沙沙声。天哪！里面会不会藏了一名绑匪？我的思绪从浩瀚的宇宙跌落回到地面，不由得加快了脚步。脚踩在松软的沙质黄土上基本听不到脚步声，但我还是尽力把脚步再放轻些。宋太太那次就讲过一个女孩被绑架的故事，两个乡下女孩的嘴巴被海盗堵住，捆住手脚后被他们扛走索要赎金——就离我现在所处的位置不到半里地的地方？我第一次意识到自己身上一点防身的武器都没有，没有别针，没有胸针，连可以阻挡那些想象中的绑架者视线的围巾都没有。那天，我穿着一件白色马尼拉花边短袖连衣裙，身上唯一的饰物是一条日本水晶手链，连个发夹都没有。我不够健壮，唯一能做的就是跑——恐怕也跑不了太久。

正当我的心怦怦乱跳之时，我稍稍扭头往后看了一眼，那个让我害怕的声音现在已经变成了车轮在坑洼不平的路面上的拖拽声，铁的吱咯声，还有体力劳动者的沉重喘息声，一辆人力车从远处驶来，依稀看到上面坐着两个人，一个女人和一个孩子，一个瞌睡虫靠在另一个瞌睡虫身上。快靠近我时，车上的女人抬头望向我，是宋太太！

小云云靠在她的膝盖上，昏昏欲睡。她坐直身子，向我孩子气地一笑，随后就又歪进了母亲的怀里，她太困了。

“停一下！”宋太太吩咐车夫。她把一只手伸到车的边缘，握住了我的手。我把另一只手也伸过去，用双手握住她的手。她去跟亲戚们道别，大型茶会结束后，她又被主人多留了一会儿。现在她真的必须回家了，因为云云已经困得没力气说话了。可是她停下来不想走，我也是。如果我迟到几分钟，等我吃晚饭的朋友一定会原谅我，他们可能会以为我是因为给行李打包而耽搁了。她笑了起来。“女人们要想找个借口，简直太容易了，是不是？”她说，“你一个人走这么偏僻的路，还不坐车，简直太傻了！我不是说过这就是英国做派吗？你现在应该相信我对李玛丽的评判了吧！”

“你从没见过我从毛驴屁股后面跳上毛驴吧？我真希望我能那么做！”我也开始跟她打嘴仗，不过马上就放弃了。马上就要各奔东西了，哪里还有时间拌嘴？粟米在星光下沙沙作响，青蛙们开始呱呱吟唱，耳边传来海浪亲吻沙滩的声音。

人力车夫拿出他的小毛巾，用他们车夫的方式，擦去眉毛和脖子上的汗。他很高兴能休息一会儿，和善地看着我站在银色的黄昏里跟他们国家的女士说着话。

“小云云整个下午都表现得很好，”宋太太说着，把云云抱得更紧了。她又看了看我，脸上因为深情触动而颤抖。

“有时，”她缓慢地说，“想起我的宝贝女儿云云，我就不免有些忧虑，以后她会变成怎样的人？她会过上怎样的生活？我的生活和我的母亲就已截然不同！云云将来的生活也一定和我不一样。想想看，等她结婚后，如果她不快乐——我没法像现在这样帮她，或是安慰她。”

我握住她温暖纤细的手，她也紧紧握住我的手。天下有多少母亲曾经这样忧虑过自己的孩子啊？我思忖着。

“除了你，上帝现在也在关照着她。到那时候，上帝会关照她的。”我说。

“你真的相信这个吗？”她问我。

我又想了想。“是的。”我说。

她点点头。“我想我自己也相信。毕竟有孩子本身就是件美妙的事。当然，当她生病时，我会非常害怕，什么都忘了，就怕失去她。”她停顿了一下。

“有时我看着我的女儿，觉得自己从心底里最爱的就是她，胜过我的先生、我的儿子或是其他任何人！”

宋太太瞪大了眼睛越过云云的头看着我，就像一只母羊看着她的羊羔。

“胡说！”我想了想之后插话道，“纯粹胡说！与聂聂比，你能说更爱云云？”

她往后靠了靠。“你说得对，”她表示同意，“聂聂是我的小儿子。是的，我想我爱他们一样多吧。但是母亲和女儿之间有一种特殊的关系，不是吗？”

“是的，”我同意道，“你很清楚，作为一个正常的中国女人，相较于女儿来说，你本该加倍地重视你的儿子。你应该把女儿放到床下，让她自己玩拼贴板，学会顺从，可没人会这样对待云云，对吧？”

她轻蔑地哼了一声。“中国社会以前就是那样的。谢天谢地，现在我可以说我爱云云和聂聂一样多，云云对我来说非常重要。”

“对宋先生来说也是，”我插话道，她同意我的说法。“你是个幸运的女人。”我补充道。

“是的，是的，”她承认道，“我的幸福有时甚至让我感到有些害怕。为什么我这么幸福，而别人却那么不幸呢？”

她激动得把膝上的小姑娘再抱紧些，也许有些用力过猛，云云半睡半醒之间低声抱怨了一句，把手伸向妈妈的脸颊。

“咱们回家吧，妈妈，”她恳求道，“我想睡觉。”

宋太太用嘴唇亲了亲女儿温暖的手心。我们俩又默默地握紧对方的手，微笑地看着对方，什么也没有说。

“慢走啊！慢点走！”最后她轻声说。这是中国式的道别，表达送别朋友时的不舍。

“祝你和你的家人们万福金安。”我轻声回应。

人力车夫再次出发，我也继续披着天上的星光往前走。

第 37 章

尾声

“一出好的戏剧不需要尾声，”罗莎琳德[1]说完，马上就安排了一段尾声。

如果问舒曼身上哪一点比别的作曲家更可爱，答案就是，每到音乐诗篇的结尾，他总会如是说：“让我再回头一瞥，看看我替大家从看不见摸不着的空气中唤醒了哪些美景和情感吧，”他说的大意如此，“在乐章的尾声，我会把它们编成一把花束，让你们通过一次心无旁骛的深呼吸，完整而快乐地记住我为你们呈现的百花园。”

当然，在使用砖石、木头和玻璃等材料完成整个住宅的建筑工程后，一位建筑师可以站到远处再看一下整体效果，如果他愿意的话，甚至可以再加盖一个可以远眺江河的阳台。同样，一位雕塑家也可以随心所欲地在他已经成型的作品的底座上再雕琢一个手掌大小的浅浮雕。就连造物主不也是在第七天停止了工作，专心地思考祂在前六天取得的成就吗？同理，塑造了我们生活的命运之神，似乎决心要在奉天为我们的中国之

1　罗莎琳德是莎士比亚喜剧《皆大欢喜》中的女主角。

行画上一个圆满的句号。在满洲度过的最后这段日子，也给我们的中国之行赋予了极其重要的意义。

我们从位于“满洲”和西伯利亚交界处的满洲里小镇离开中国，离开这里之前，我们又有不少冒险之旅。满洲里位于中苏边界，是个杂乱无章的小镇。在夏日的尘土和冬天险恶的暴风雪中，来自中苏两国的被赦免的罪犯和政治难民维持着各自独特的生活方式。对于中苏两国来说，这里都有点像孤独旅人的峡谷，屋顶的波形铁皮瓦和残破的木板路使无论从哪一侧出境的经历都显得非常寒酸。

然而，历史上中国的出境关口远在山海关，那里是从中国本土进入“满洲”大片崭新土地的入口。山海关是长城从西藏绵延三千英里之后抵达太平洋的最后一道城门。在这里，“老龙头”[1] 弯下它的腰去属于中国的海域里饮水。

记得第一次见到山海关长城是在日落时分。我的耳边传来一种陌生语言的抑扬顿挫之声。在一个长满青草的宽阔平台上，有一个深色皮肤的俾路支[2] 士兵。平台尽头是一堆被潮水冲上来的碎石。士兵面前铺着一张礼拜毯和一本破旧的牛皮纸古兰经，他时而跪坐时而拜倒在地，嘴里不断地吟诵着。就在不远处，一个穿蓝布衣裳的中国农民用锄头在自己的田里挖了最后几条垄，毫不理会我和那个俾路支士兵，也许在他眼里我

1 老龙头坐落于河北省山海关城南 4 公里的渤海之滨，1990 年以前这里曾被认为是明长城的东部起点。老龙头地势高峻，有明代蓟镇总兵戚继光所建“入海石城”。入海石城犹如龙首探入大海、弄涛舞浪，因而得名“老龙头”。

2 现今的俾路支人共约 900 万，超过 60% 居住在巴基斯坦西南部的俾路支省，25% 居住在伊朗高原东南部的俾路支斯坦省，阿富汗斯坦南部也较多，另外的散居于一些国家。

们看上去是一样的奇怪。

这个俾路支人是那年夏天驻扎在附近的一支英国小分队的士兵。在长城的另一边搭着几顶帐篷，有时能看到一些刚刚执行完任务的疲惫的英国士兵在水桶里清洗。那个农民显然并不害怕看到英国士兵，但若是他本国的士兵则完全会是另外一种情形。有一位不太认同英国的年长的美国传教士曾经这么跟我说："我承认，如果我的华北教区的教民听说英国部队要驻扎到他们那里，他们会很欢迎。直到现在，他们还会跟我说起1860年第二次对华战争[1]的时候，圆明园被烧毁，但英国人为自己享用的所有稻米、粟米以及牲畜都付了钱！那已经是多少年以前的事了，但他们至今还记得。"

在我眼里，山海关的魅力主要并非来自那位俾路支士兵、英国士兵用口哨吹出的感伤曲调、那位美国传教士或是那位中国农民，甚至并非长城或是风之寺——那座坐落在高峰之上，疯狂地把木制阳台建在离一座烽火台不远的悬崖之上的寺庙。其魅力主要来自半路拦住我们的一个高个子中国人，当时我和一位朋友正在爬长城，想近距离地欣赏一下蜿蜒盘旋在崇山峻岭之间的长城。我那时大约二十三岁，我的朋友是个美国女孩，比我大一岁。我们当时各骑一头毛驴，要到长城上野餐，身后跟着一小群来旅游度假的人们。

到达一座桥后，正当我们从毛驴上下来等着其他人的时候，这位高个子中国人来到我们身边。他冲我们鞠了个躬，微笑着说，今天是个幸运的日子。接着他邀请我们去"li pai"（礼拜），至少我是这么理解的。在那时，"li pai"这个词有一

1　即指第二次鸦片战争。

个意思是礼拜，通常指的是中国基督徒去教堂做礼拜。当天是个星期二，时间是早上十点。尽管其他来野餐的年轻人边玩边走，但他们很快就会赶上我们。我朋友和我不介意在周二早晨十点去做礼拜，可是爬长城只能用白天的时间，并且这可是个对体力要求很高的活。可另一方面，我们不想打击一个年轻基督教徒的热情。

“我们还有朋友待会儿就到，”我也鞠躬回礼，“我们是来瞻仰老龙头的。今天是礼拜日之后的第二天，请向礼拜堂的兄弟姊妹们转达我们的问候和歉意。”

他很遗憾地看了我一眼。随后，用他的大手静静地牵住两只毛驴的缰绳往前走。我们只好跟着走。

“看来他希望我们做些祈祷，”我朋友不会说汉语，我跟她稍作解释之后，她这样说道。

“你们没明白，”高个子拉长音调地解释道，“不是‘li pai’，是‘li pai’。”——前后两遍他使用了不同的声调，可在我听来没什么分别。

没走多一会儿，我们就来到一面白墙和一扇紧闭的门前。他把毛驴系在门外一个铁环上，打开门，把我们请进了院子。接着，我们走上几级台阶，就像即将进入一处中国人家里常见的客堂。他推开门，请我们往里看。原来是个伊斯兰教清真寺！看到我们惊讶的表情，他平静地报以微笑。“我负责管理这个礼拜堂。”他解释道。

地上铺了干净的地毯，墙面刷成了白色，洁净无瑕。在放圣坛的地方并无圣坛，但在最高处悬挂着神圣的伊斯兰象形文字。那曲里拐弯的阿拉伯文字，像半月形弯刀溅上了海水的泡沫，是这座建筑里唯一能够显示其宗教性质的东西。没有桌椅，没有蜡烛或者香炉，也没有图片、跪垫或是书本；只有干净的地毯和那神圣的文字。

这里有一种简约之美，就像克拉伦登[1]在克伦威尔死后把清教徒们赶入的那些谷仓一样。

高个子男人深谙人性。他紧紧地盯着我。我对这种崇拜的严肃性发出一声赞叹，干净得像一把利剑——也许缺少了一些仁慈的品质。他对我们的赞赏点了点头，又走近了些。“你们和我，”他盯着我的眼睛说，“信的是同一种宗教。”

震惊之下，我结结巴巴地客套着。

“是的，”他向我肯定地说，就像在跟孩子说话那样，“你们和我信的是同一种宗教。我们不是偶像崇拜者！”他的语气中透出轻蔑。“我们这个地方四周到处是摆满异教徒偶像的寺庙，愚昧无知的人们前去向他们鞠躬叩拜，这是对真主的大不敬。这个村子里只有我们几个穆斯林。你们和我，咱们知道只有一个神，那些被崇拜的偶像都只是些彩绘泥塑。所以，咱们是一家人——是兄弟！”

阳光透过纸糊的格扇窗和打开的大门，照在这座勇敢的清真寺的地毯上。

“他说什么？”我朋友问，我告诉她后，她也点头赞同。

1　克拉伦登伯爵（1609—1674）。原名爱德华·海德，英格兰政治家和历史学家，查理一世和查理二世的大臣，《英国叛乱史》的作者。他想阻止查理二世放弃英国国教信仰，因为这将妨碍国王和他的臣民之间的和解。他鼓励从内部反对当时的英国实际统治者护国公克伦威尔。

她当时是个一神论教徒[1]，现在仍然是。在到访英格兰时，她曾去那些安静的一神论教堂进行朝圣，并确认上帝的唯一性，早期受到迫害的一神论教徒们正是从那里出发前往美国。祂当然是唯一的。不是连亚大纳西[2]也在为此胜利地欢呼吗？站在她的旁边，我谦卑地赞美上帝的无穷变化，赞颂祂把神性赋予我们这些可怜的不完美的人类，并称我们为祂的儿女。

我们俩站在清真寺门口，看着那位穆斯林。每天他都会大声呼喊很多次真理的真实性，世上无主唯有真主。我们都互相理解对方。这里不需要语言。我的朋友和我紧紧抱拳郑重地鞠了个躬，感谢他给我们展示了他的至圣之所。

数年后，另一个中国人一脉相承地自愿跟我说了些类似的话。当时我和我先生从汉口坐火车北上。我们刚从山区回来，又脏又累，已经十天没有洗澡，几乎从未换洗过衣服。一个非常年轻的中国军官从车厢经过，卡其布军装上挂满了各种武器。他真是全副武装，两把左轮手枪，满荷的子弹带，屁股后挂了一把带护套的匕首，侧面还挂了一把剑。一位年长些的中国人拍了拍他身上的武器，问他多大？他说十八岁，那位中国人像父亲般冲他笑了笑，略感惊讶。

“十八岁！”他脱口而出，“就带了那么多杀人的武器——到你三十岁长成大人的时候该带多少武器呢？”

男孩子的脸一红，悻悻地走掉了。另一个中年人，一个

1　一神论也被称为一位论。一位论是基督教派别之一。16 世纪产生于匈牙利和波兰。该派反对三位一体的正统基督论，只承认耶稣的人性而否认其神性，认为上帝只是一位而非三位。声称信仰的根据只能是《圣经》和理性，教会和国家无权解释教义。曾遭到天主教与世俗政权双方的残酷迫害。

2　亚大纳西（约 293—373），古代基督教希腊神父，曾任亚历山大城主教。

陌生的中国人坐在我旁边。

“可惜，可惜，”他低声跟我说，注视着男孩走出车厢。我同意他的说法，但我太累了，不想跟他搭话。接着，这个穿着舒服的丝绵衣裳、戴着老式黑缎圆帽的乘客靠近我，说道：“你和我，咱们信仰的是同一种宗教。”

我坐直身体，转头望向他。他长着一张圆脸，面容和善冷静。他一定是个商人，生活优裕。他的双脚端正地踩在地上，两只手分别放在两边的膝盖上，就像老一代绅士那样正襟危坐，不会把两脚交叉或是把双腿伸开来。难道《礼记》不是要求人们要像死人一样严肃而又让人尊敬地端坐吗？“你和我信仰的是同一种宗教，”他重申道，“你是个基督徒。”他微笑地看着我，谦恭有礼。

他为什么会觉得我一定是个基督徒呢？因为我是个外国人吗？看来不管外国人自己愿不愿意，人们一般会认为他们信仰基督教。显然，每个人都必须信仰某种宗教，除此之外，外国人还能信什么呢？这是东方人的想法。再说，这是他们听到过的和我们相关的唯一的一个词。

“你是个信徒？”我支吾着问。

“是的，”他回答，“天主教徒。”康熙皇帝在位时曾和教皇有过一次著名的争论，讨论用“天主”来称呼上帝是否合适，天主教徒们最终选择了天主教这个名称。“你用信徒这个词，——看来你是个新教教徒，”他说，“不过那只是你我之间一个小小的区别而已。你和我，咱们信仰的是同一种宗教。咱们是同胞——兄弟。不是吗？我是我们这个城市教会的执事。在我的旅行皮箱里有一本《马太福音》。多好的一本书啊！”

听了他的话，我感到很温暖。在此之前，从未有过罗马天主教徒主动跟我进行这样的沟通，自此之后也再没有过。然而，在从汉口到北京的快速列车的普尔曼式车厢里，一位中国商人跟我做了这样的沟通。这难道不能给我们一些关于未来的启示、象征和希望吗？两位冷静的中国中年男子，一个穆斯林，一个天主教徒，都专门费尽心思地告诉我这个新教女子，我们在宗教上是同胞——是兄弟。

这次我陪着母亲过山海关的时候，我的记忆中出现的是这两位男士。山海关这个名字的意思是山和海之间的门。火车快速穿过长城的最后一道门，驶入“满洲”。“满洲”就像中国的加拿大，天气寒冷，人口稀少，阳光充足，有着广袤的没有遮拦的平原，蕴藏着新的经济机会。我不知道我那两个“宗教上的兄弟”对他们信仰其他宗教派别的同胞是否也像对我这样宽容。就我们自己而言，我们更容易跟佛教徒、印度教徒、拉丁天主教徒或者希腊东正教徒称兄道弟，而不是那些和我们在教会制度上存在分歧的隔壁邻居！

“满洲”由三个省份组成，首府设在奉天。我们抵达了这座令人震惊的城市。十多年来，张作霖在郊区雇佣了上万名工人为他生产武器弹药，一水的现代化兵工生产线。在兵工厂低矮的硬泥修成的围墙内，耸立着庞大的被高高的砖墙围着的省长府，看起来像一座监狱。张作霖住在这里，有许多武装人员守卫，以防遭人暗杀。他的儿子现在还不到三十岁，从小娇生惯养，没有受过什么良好的教育，突然不得不应付比他父亲那时还要困难的局面，据说因此日渐消瘦。夜晚的街道有路灯照明，有轨电车从铁轨上疾驰而过。然而与此同时，在每一条偏僻的小路和胡同里，铜匠、铁匠和金匠等各种老手工艺人仍然居住着狭窄老旧的小屋。过路人透过打开的前门可以观察到只有一个房间的小屋里的铁锤敲击声以及炉火的光亮，工匠们还在用十四世纪的方法打造各种器具。

确实，沙俄和日本曾经一起给“满洲”的生活方式带来了各自的影响，而且延续至今。俄国风格的敞篷四轮马车基本上取代了人力车。一匹瘦高的西伯利亚马拉着敞篷马车把我们从车站拉到朋友的住所，在住所门口，马车干净利索地把我甩出它的敞篷，马、中国车夫还有我自己都摔到地上，头跌进路边的排水沟。我挣扎着站起来，把缠在脖子上的零碎物品解开，笑得说不出话来。“哦，中国母亲！”我心想，“我早该想到的——这是你给我的最后一个震动。我真是可恶，竟然忘了你迟早要用开心的方式颠覆每一个西方人的自信！你是不是觉得我变得太过严肃认真，已经忘了如何开怀大笑了？所以你以一种让我倒栽葱的方式给我送行。”

坐在后面一辆马车里的母亲没有听到我的动静，很为我担心，怕我被摔死了，我都不知道该怎么跟她解释。车夫同样也没说话，但很感激我没有因此扣减事先说好的车钱。我觉得我该把他留下来，好让他再给我来那么一下，提醒我中国有那么多意想不到的怪诞行为。“要是在上海，你根本当不了人力车夫，”我还是责备他道，“那里的人力车夫得动脑子。”

“您说得对，说得对！”他晃动着他榆木疙瘩的脑袋，赶紧附和道。他匆匆爬上高高的驾驶座，用没毛的鞭子抽打着他的牲畜，快速逃离我们，以免再遭到我这张女人的嘴更多的训斥。

奉天这座城市整齐有序，是中国在其冰天雪地的北方领土上的标志性城市。但是，就在不远的地方就有土匪出没。农业社会的法则正在取代猎人的法则，只是速度很慢。就在一两年前，我的一位中年美国女性朋友，一位和平主义者，在坐轮船沿阿穆尔河[1]南行时差点就碰上土匪。前面的那艘船被打劫，乘客们都被匪徒们带到残酷的荒野中以换取赎金。她的船长熄灭了船上所有的灯光，在一处水湾里一直停泊到早晨，才躲过了遭劫持的命运。起初我朋友觉得她得乖乖地听从抢劫者的命令，舍弃她不多的财物，不以恶报恶。接着她就开始生气甚至感到愤怒。

“不能让恶人得偿所愿，”她说。她取回了原先留在舱门口的钱包，本来她想用这个钱包来换取强盗的怜悯，同时她还把放在门口需要清理的鞋子一道取了回来。她把钱包藏在要带回北京的一些百合花苞下面，然后躺下休息。过了一会儿，她的火儿更大了。“我有权保卫自己，”她想，于是把搪瓷脸盆倒扣在胸口，再次躺下。搪瓷脸盆对于在那个地区旅行的游客来说是个必备物品。她再一次怒火中烧。她又把自己的伞拿过来，因为伞把上有一个硬节。“哪个土匪敢过来，我就用这个伞把痛打他一下，”她想，“我想敲一下应该不是什么问题，谁也不会把伞看作武器。”

她是个勇敢的女人。虽然她说出的话和她的想法我几乎都不敢苟同，不过我毫无保留地佩服她所做的一切。

征服中国的第一位满族皇帝的陵墓就在奉天，是这座城市的荣耀。陵墓位于奉天郊外。敞篷四轮马车拉着我们往前走，前一刻还在漫到车轴的泥浆里小心翼翼地走，下一刻就在布满车辙和卵石的路上摇摆颠簸。那又有什么关系呢？我们抵达了宏伟的陵墓。带着非同寻常的虔诚，张作霖请人把陵墓重

1　阿穆尔河，东北亚河流，在中国境内称黑龙江。

新刷上了朱砂色，这种颜色代表欢乐或者庄严。深黄色的瓦片在红墙上显得金光闪闪。陵墓四周是郁郁葱葱的树林。头顶的天空光芒四射。各种色彩充斥着人们的双眼和心灵。

我们走过那些代表先帝坐骑和爱犬的石马石狗雕像，又走过传统上讲为帝王放哨的石象雕塑，这在西方可能会摆放一只狮子。随后，我们又经过一个又一个小门穿越一重又一重的厚实墙壁，在高耸的堡垒之下我们踽踽而行。在一段护城墙上，我们碰到那天唯一一名其他游客，一个小个子的年轻男子。他害羞地看了看我们，看上去不太像中国人，但是他身上本土剪裁的蓝色粗布哔叽西服却透着一种东方式的贫穷。我们同时向对方打了招呼，天哪，原来他是日本人，他的中文比我们还差。“我是日本公派留学生，”他一边说着话一边鞠着躬，以日本人的礼貌方式吸着气，他继续说道。

“我来自东京，是一所公立建筑学校的学生，”他说道，又鞠了一躬。我们也鞠躬回礼。“我获得了一份奖学金，来这里学习中国古代建筑。”

多好的想法！“你应该会喜爱中国古代建筑吧？”我们问道。他放眼四顾，东看看西看看，又低头看了看长长的铺了地砖的中央庭院，之后目光停留在翘檐上的黄色陶瓷兽首上。

“我怎能不喜爱呢？”他简短地回答道，“这难道不是很美吗？”

我们在一个小亭子里买了些印有图片的明信片，亭子设在主山旁边，有人专门值守。我们看到一块告示，天哪，可能真是中国特色，上面说此处为帝王陵墓，大家要注意行为得体。我们在一块石头乌龟驮着的大石碑脚下坐下来开始午餐。我们一共三个人，当地的女东道主，我母亲和我。快吃完的时候，我们听到了脚步声。从一面朱砂墙里的白色拱门走过来一个中国士兵。他是位军士，后面跟着他的下士，他们是来检查守卫的。军士本来溜溜达达地走着，一看到我们，脚步一顿，随即快速走到我们面前，当时我们还坐在地上。

“啊！”他大叫一声，随即跟我们每个人都热情地握手，这让我们感到很意外。“啊！”他又大叫了一声，转身对下士说，“看，这就是问候外国人的正确方式。很高兴我知道该怎么做。去年冬天我们在天津追击吴佩孚时，我见到过几个外国人，他们总是这么互相问候。”

接着他又跟我们握手，我们都从地上站了起来。他笑容可掬地看着我们，露出漂亮的牙齿。他举止得体，挺着胸脯，制服干净整洁，纽扣擦得锃亮。后来，他对我们说，既然当了兵，就要尽力做个好兵。“就像海外来的洋兵那样。”他说。

谁又能抵挡他的魅力呢？反正那天我们谁也没能挡住。

“我们刚才吃了一点儿便当，”我们的东道主解释道，“很抱歉我们都快吃光了，否则我们会请先生和这位小兄弟跟我们一起吃。”

军士马上来了兴趣，看了看我们剩下的食物。“太遗憾了！”他说，“我还从来没尝过外国食品呢。”

“那就请至少尝一尝吧！”东道主说，“看，这个我们叫蛋糕，是用鸡蛋、面粉和葡萄干做的。这个饮料是柠檬做的，有点像橘子，不过味道更冲一些。”

他将信将疑地用手拿了片蛋糕，放在嘴里咬了一口，就递给他的下士。他挺起胸膛，快乐地大声说：“看！我吃了！我不怕！”

稍微咀嚼了一会儿，他又从保温壶的杯子里抿了一口柠檬汁，然后递给了下士。他认定蛋糕和柠檬汁都是健康食品，就把它们吃完，并且忠诚地和下属一起分享。

他浑身散发着友善的光辉，这个曾经有帝王遗体经过的寂静的朱红色庭院似乎也能感受到。看着他吃掉我们那一小点食物，用我们的杯子喝一小口水，我们不由地思忖上帝的存在，比现实还要真实的存在——那么清晰、鲜活、温暖，就像头顶纯净的天空。我们的朋友这时恰到好处地从篮子里拿出两张彩色卡片送给他们，其中一张卡片上画的是乐善好施的撒玛利亚人把水壶举到一位受伤的人嘴边。军士很认真地从她手里接过卡片。她简单地根据下面的图示解释了一下。“啊！”军士说，“我听说过这个。外国士兵在战场上会这样去照料伤员，哪怕是敌人。这样很好。”

他把一张卡片装进胸前的口袋，把另一张递给自己的手下，脚后跟一碰，打了个敬礼，随即转身离开。

“哎呀！我差点忘了你们尊贵的礼节，”他一边说一边又走回来，跟我们每个人长时间地紧紧握手，从年长者开始到最年轻者。

“是以圣人被褐而怀玉[1]，”老子说。“慢走！”我们向他道别。

军士最后又冲我们灿烂一笑，然后和他的手下穿过洒满阳光的铺了石板的庭院，消失在我们的视野之外。

1 “是以圣人被褐而怀玉”来自《道德经》70章，意为身穿粗布衣服而怀抱美玉，比喻虽是贫寒出身，但有真才实学。

“善为士者，不武，”老子说，“善战者，不怒。”[1]

中国一首古典颂歌说：“价人维藩。”[2]

今天，我在奉天城里又遇到一件以不同的方式、但可以与昨日陵墓经历相媲美的荣耀之事。一天早晨，我去城市的另一头拜访三位来自西方的女医务人员，并留下来吃午饭。她们出色的工作简直无法用语言来形容，她们医院是周到地运用专业技能和理财能力的典范。这些医务人员为生病的中国女性辛劳，每天午饭后在医院的会客厅可以真切地感受到医院的美好氛围。这些女医务人员，来来去去，有结婚的，有请假的，也有生病的，但无论人员如何变换，她们一起组成了一个由中国孩子组成的家庭，当然都是女孩。

“我来介绍一下我们的女儿们，”一位苗条的苏格兰女孩笑着说。就在这时，两个中国小女孩开心地尖叫着扑向她，她跌坐进一个椅子里。两个小女孩趴在她身上，她给她们看破破烂烂的《庞奇和朱迪》[3]的故事片段。另外六个女孩或是蹲坐在地上或是缠着其他的女士和我。这时我想起了在轮船上第一次结识云云和聂聂的情景。

这些女孩都是被赤贫人家遗弃在粟米地里的，发现她们时通常都是半死不活的状态。女孩子除非学会把自己被裹的小脚解放出来，否则很难靠自己养活自己，因此纯粹成了家庭的累赘。吴小姐，你是决心要改变这个现状的，不是吗？魏小

1　此句来自《道德经》68 章，意为善于做勇士的人不夸耆自己的武力，善于带兵打仗的人不轻易被激怒。

2　此句来自《诗经 · 大雅 · 生民》，原文为“价人维藩，大师维垣”。意为好人就像篱笆簇拥，民众好比围墙高耸。

3　《庞奇和朱迪》，庞奇是传统木偶戏《庞奇和朱迪》中的驼背丑角。

姐[1]和香华也是一样。一个苏格兰或是任何其他地方的西方女性如果听到高高的庄稼地里传来婴儿的哭声，她们怎么能坐视不管，听任他们死去不管呢？有时弃婴的情况令人震惊，眼睛、鼻子、耳朵甚至嘴巴里都趴满了苍蝇或者蛆虫。一个孩子无助地自己挣扎着活命，把自己的肩膀挠到都快露出了骨头，拼尽全力哭喊以便有人能把自己从坚硬的土地上抱起来。有些婴儿被遗弃在医院门口。医院会尽力去找寻弃婴的父母，尽力劝阻人们不要将婴儿遗弃。然而，总是会剩下一些婴儿，如果不被收养就一定会丧命。其中一些弃婴如今已长成为高贵的女性。她们要么选择做护士，要么当教师。通常她们婚姻美满，因为她们都接受了良好的教育。没有一个孩子让她们的女恩人们后悔当初从死神手里把她们救出来。

“阿姆每天都会像这样把她们抱进来，”一位年长的女医生说，“这样我们就可以关注她们的健康状况。”她们从自己不多的补贴中拿出一些钱，专门请了一位女性来照料这些孩子。她们还腾出一间宝贵的书房作为托儿所。当一个胖乎乎的孩子把自己的脚放到她的膝盖上让她看自己的新鞋时，她笑得眼睛都眯成了一条缝。这个孩子小脸红扑扑的，小腿很结实，显然身体不错。另一个孩子则凑到她耳边给她唱了一首歌。

“阿姆之所以抱孩子回来，主要是因为你们喜欢跟她们待在一起吧！”我开玩笑似的否定她先前的说法，她对此也不予否认。我给她讲了那位杭州尼姑的故事，慈悲的菩萨给她送了

1 原文中说是“Miss Lo and Blossom”，译者根据前文的故事认为这是作者的笔误，应为“Miss Wei and Blossom”，故译为“魏小姐和香华”。

个女儿。

我想起在南京遇到的那三位美国女孩，想起散布在中国各地来自欧洲各国的天主教修女们。我重新坐下，看着我的这三位女性同胞，一位稍年轻，两位稍年长。她们是名副其实的美惠三女神，因为健康严谨的生活方式，她们的脸庞细腻而热切，只有嘴角边由于自律而刻下了一些纹路。她们身边围着八个两岁到五岁的中国女孩，像蜜蜂钻进蜂巢一样扑到这几位苏格兰女性的膝上、肩膀上。医生们的房间很整洁，里面的家具是一代代的女医生们传下来的，现在已被孩子、图画书和积木占满了。空气中传来一个孩子奶声奶气的细细的女高音，就像那二十四只黑画眉看到它们的苹果派被打开时发出的欢快的呢喃[1]。“宋太太看到这样的景象一定很喜欢，”我想，“真希望她也在这里。她一定会喜欢这些女性，她们也会喜欢她。”

有一篇文章曾经这样赞美一位中国很早以前的公主：“她就像对待自己的母亲一样服侍婆婆；像对宾客一样对待自己的丈夫。她对所有人都彬彬有礼，连最难相处的妯娌之间关系都非常和睦。对待年幼的、羞怯的和卑贱之人时，她也同样体贴善良。”

我回想起了最后一次与宋太太见面的情景，在银色黄昏中那条沙土小路上，她的人力车夫擦拭着脖子上的汗水，她的嘴唇轻吻着困倦的小云云皱巴的手心，她的脸深深地埋入云云那更为柔软的脸庞。

此时此刻，三位苏格兰女性在满洲正把她们温柔的脸颊靠

1　这个比喻来自一首儿歌：Sing a song of sic pence, A pocket full of rye, Four and twenty blackbirds, baked in a pie.

在中国孩子圆圆的黑色脑袋上。这些情景是多么似曾相识啊！

看哪，上帝的女仆——圣母领报[1]！

尊敬和礼貌，即中国的“礼”，既不是从天上掉下来的，也不是从地里冒出来的，而是来自于人与人之间的关系。中国的经典如是说。

1　圣母领报是罗塞蒂的一幅名画。但丁·加百利·罗塞蒂（1828—1882）出生于英国维多利亚时期意大利裔的罗塞蒂家族，是 19 世纪英国拉斐尔前派重要代表画家。

历史乃是叫我们明白他的

——谢福芸与她的中国“小说”

一

十多年前撰写苏慧廉（William Edward Soothill，1861—1935）传记时，就知道了他的长女谢福芸（Dorothea Soothill Hosie，1885—1959）。当时有英国朋友告诉我，在英国谢福芸的名气要比他父亲大。初听有点惊讶，后来读了她的书就信然了。在 20 世纪英国大众读者的眼里，谢福芸是个畅销书作家兼社会活动家，经常在媒体就中英关系问题发表评论文章。

谢福芸 1885 年 11 月 21 日出生在中国，这一年是光绪十一年。距她的父亲苏慧廉——英国循道公会（The Methodist Church）赴华传教士——抵达浙江温州还不满三年。1884 年中秋后一日，这座位于中国东南一隅的小城里发生了针对洋人的“甲申教案”，二十三岁的苏慧廉仓皇出走，避居海上。也是在这一年，他的未婚妻路熙（Lucy Farrar Soothill，1856—1931）不畏险阻渡海而来，12 月 16 日两人在上海圣三一堂举行婚礼。婚后即携手回温，次年冬，谢福芸出生，童年随父母在温州度过，一直到七岁才回英国接受教育。因父母在海外，有相当长一段时间，她与后来出生的弟弟维克多（Victor Farrar Soothill，1887—1956）一起寄居在约克郡亲戚家，并有几年的时间住在伦敦东部近郊的贫民区。这段孤独及与底层社会无缝接触的少年经历，为她后来关心贫民疾苦、热心社会公益奠定了精神基础。

1904 年初夏，十九岁的谢福芸返回充满童年记忆的温州，她在这里待了两年，协助母亲管理艺文女校，并到父亲创办的白累德医院帮忙。她后来说自己那段时间是叛逆的，当时的理想是到伦敦东区做个医生，帮助无钱治病的穷人。1906 年，日渐成熟的谢福芸离开温州，负笈剑桥，她考取的是素有“女子梦天地”之称的剑桥大学纽海姆学院（Newnham College，Cambridge）。1909 年剑桥毕业时，她的名字列在“中世纪与现代语言学”优等生名单，这是美国《时代》周刊当年 6 月 17 日的报道。如果说人生也有四季，这应是谢福芸的春天。

1909 年，四十八岁的苏慧廉已是当时亚洲最具盛名的高等学府山西大学堂的校长，他是 1906 年应李提摩太的邀请离开温州荣任此职的。许是受父亲教育家角色的影响，许是年轻时在艺文女校的经历，许是剑桥给她的熏陶，二十五岁的剑桥毕业生谢福芸志业明确——从事教育，并到中国去。她有个剑桥的校友叫包哲洁（A.G.Bowden Smith），一个血液里都流淌着冒险精神的英国军官的女儿，正在北京筹备一所女子学校，于是谢福芸加盟创业。这所照搬“纽海姆”模式，旨在培养中国大家闺秀的学校就选址在紫禁城边上，可惜造化弄人，学校开张还不到一年，紫禁城就换了主人。民国肇始，百凡待治，各派角力，时局跌宕。曹锟“北京兵变”滋事期间，谢福芸母女一度避难英领馆。

后来谢福芸又避居天津，在苏慧廉的老友翁斌孙（1860—1922）家中做客数月。翁斌孙是晚清帝师翁同龢的侄孙、状元翁曾源的儿子。常熟翁氏为江南望族，世代书香。翁斌孙十七岁便高中进士，苏慧廉执掌山西大学堂那几年，他在山西为官，因此两人结下深厚友谊。民国后翁斌孙不仕，隐居津门，好友的女儿要来，他当然张开双臂欢迎。但当时还是民国初年，社会风气循故袭常，一个外国女性竟然要在名门家族中起居生活，这可让很多人跌掉眼镜。但开明的翁斌孙喜欢这个率真、大胆并有抱负的年轻人，收她做义女，还给她取名“福芸”，意即幸福的园丁。“一开始，我认为这个名字并不适合于我，但得知其中蕴含的精妙内涵后，我被打动了。宫大人笑着说：‘你不就是来给我们中国培育花朵的吗？’所有思想的花园里，不也都是开满了不败的花朵吗？我非常高兴也非常感激宫大人。他这么祝福我：‘希望幸福的园丁在中国的花园里能够培育出更多让她欢喜的花朵。’”

这段客居的经历，让她与后来书中的“宫大人”翁斌孙一家老小结下了终生的友谊。翁斌孙的儿子翁之熹，也就是书中的主角“励诚”（Li Cheng），一直与她姐弟相称，并于1925年到访英伦。翁大人的女儿“花儿”则与她大被同眠，义结金兰。“我们叫她苏小姐。”今年正好百岁的翁万戈老先生给这套书题写书名时还这样称呼谢福芸。他是翁斌孙的孙子，翁之熹的三子，他与他六妹可能是目前健在、屈指可数的见过谢福芸的人。已在美国住了大半辈子的翁万戈先生是享誉中西的美术史家、收藏家。

这是她人生中第三段在中国的生活，虽然为中国培育花朵的教育家梦想因紫禁城的改换门庭而落空，但失之东隅，收之桑榆，这段中国行竟然在尾声奏出了一个浪漫的强音。天蝎座敢爱敢恨、无问西东的她爱上了英国驻华外交官谢立山（Alexander Hosie，1853—1925），一个比她父亲还要大八岁的老男人。有爵士头衔的谢立山不论在英国还是近代中国都可称大名鼎鼎，除了是资深外交官、汉学家，还是探险家，他去过除新疆以外的中国所有省份，并留下了大量的调查报告。被中国人称为花梨木的珍稀树种红豆树就是他在中国旅行时发现的，从此红豆树的学名就以他的名字命名为 Ormosia Hosie，中国植物界音译为“何氏红豆”。他二十三岁就来到中国，直至花甲之年才告老还乡。1912 年六十岁的谢立山返回英国，定居于怀特岛的桑当（Sandown，Isle of Wight.），次年 1 月 2 日，未至而立的谢福芸与谢立山正式结婚。

阳光丰沛、海滩迤逦的怀特岛位于英国南部，是英伦老者的安居胜地。现被人尊称为 Lady Hosie 的谢福芸（后来英国人一直这样称她），在岛上很活跃。她服事教会，也关心当地教育事业，1916—1924 年一直担任怀特郡教育委员会委员，并参与“女童军运动（Girl Guide Movement）”。

面朝大海、春暖花开的岛上生活在六年后戛然而止，1919 年英国政府召回谢立山，请其出任英国驻华使馆特别馆员。1920 年，已经六十八岁的资深外交官带着妻子重返中国，这是谢福芸第四段中国岁月的开启。此后的几年，这对举手投足间都带着傲娇的维多利亚时代风尚的绅士淑女在这片古老的东方土地游历。我至今没见过谢立山的照片，但读他们的旅行记，脑中浮现的是让 · 雅克 · 阿诺的电影《情人》中的画面。跳跃着黄金般光彩的湄公河（不，是三峡）的渡轮上，年轻的女主人穿着丝质的连身裙，夏日的风微微吹开她敞着的衣领。然后是黑色的甲壳虫汽车，从老式汽车中走出的他，尊严、睿智、沧桑，戴一顶礼帽，微黄的手指将一本书递给斜靠在栏杆上的她。再后是溽热但雅致的房间，百叶窗的光影隐隐绰绰，窗外是寂静的走马楼，一墙之隔是当时混乱而喧嚣的重庆。这是仲夏，这是谢福芸的芳华。

这段鲜衣怒马的游历，对谢立山而言，最大的收获是编纂完成《中国商务地图》（*Philips' Commercial Map of China*），这是他汉学学术生涯的压轴之作。

1923年，中国大部分地区遭受水灾。作为中国通、英国名流，谢福芸决定在来华的欧洲人圈子中为中国募捐。她精心制作了幻灯片，然后在教堂声情并茂地演讲。可惜收效甚微，最后只有一位领养老金的老者递上一个先令。不是这些英国人没有同情心，而是她的口头表达没有说服力。谢立山建议妻子用笔写作，谢福芸于是给一家在中国的英文报纸写了篇劝募的文章，结果一下子收到了三十英镑。这段先挫败后又惊喜的经历让谢福芸看见了自己的短处与长处，从此一个多产并成功的作家诞生了。

1924年是谢福芸创作的第一个喷薄期，她除了为报章撰写很多时评、见闻外，还出版了她的处女作：*Two Gentlemen of China*，也就是这套丛书中译为《名门》的第一本。英文书名有很长的副标题：*An Intimate Description of the Private Life of Two Patrician Chinese Families, Their Homes, Loves, Religion, Mirth, Sorrow, & Many Other Aspects of Their Family Life*。书里的故事开始于辛亥之前，名校毕业的“我”追随父母脚步重回中国，在北平创办贵族女校。故事随后展开，并以两个世交的贵族家庭汉人宫（Kung）家与满人骆（Lo）家为载体，记录了他们的家庭生活及身处时代转折之中的他们对家庭、宗教、爱情的观念。书中的宫家，就是她曾客居的天津翁斌孙家，在辛亥之年遭遇国破家亡的骆大人则是曾任山西巡抚的满族高官宝棻。

“使她真正有资格写下这本书的，是因为她曾在中国人的家庭中生活过，这些中国人的家族，既有富裕的小康之家，也有家徒四壁的穷人家。她和这些家庭里的母亲、妻子和女儿们过从甚密，毫不费力地进入她们的内心世界，共享着她们的秘密，欢乐着她们的欢乐，伤悲着她们的伤悲。她在中国的一家名门望族暂住的时候，萌发了写作这样一本书的想法，酝酿至今，终于付梓，与读者见面。这本书寄托着她对中国人深厚的爱与尊重，因为她就是在他们之中长大的。”当时已是欧洲最有名望的汉学家之一的苏慧廉为女儿的第一本著述亲撰序言。

这本厚达三百多页，并有二十余张黑白照片的《名门》，1924 年由伦敦著名出版商 Seeley Service & Co, Limited 出版，后多次再版。1926 年还推出了德文版。畅销的处女作让谢福芸一举成名，华丽转身。

人生又有多少场华丽在等着，不多，不多。蹿红的第二年，谢福芸即步入人生低谷。1925 年 3 月 10 日，谢立山与世长辞。“谢立山的去世，不仅使我们学会失去一位荣誉会员，更使英国失去一位资深并自我牺牲的忠仆，也使中国失去一位真诚并忠诚的朋友。”皇家亚洲文会如此发布讣告。《泰晤士报》更称他是英国领事界不论是过去还是现在，对中国内部事务了解最透彻的人。

在怀特岛上埋葬了七十二岁的夫君，收拾好十二年的婚姻记忆，谢福芸只身离岛，迁往牛津与父母为伴。苏慧廉时任牛津大学汉学教授，夫妇均已年迈，需要有人照顾。但迁居牛津还没几个月，苏慧廉即受英国政府委派出任中英庚款委员会委员，并将出访中国。许是为帮助女儿走出丧偶的悲痛，当然女儿本人也是中英关系专家，于是谢福芸成为访华代表团中的一员，以秘书的身份于 1926 年年初第五次登上了开往中国的船。以威灵顿勋爵为首的代表团 2 月 24 日抵达上海后，便奔赴南京、杭州、汉口、天津等地展开密集的考察。5 月上旬休会期间，谢福芸还陪同父母回温州省亲。5 月中旬代表团汇聚北京，讨论考察报告。之后英方成员相继离开。

回到英国后，谢福芸将这段中国行的见闻与思考写成了她的第二本中国故事，即丛书中的《中国淑女》。英文书名是 *Portrait of a Chinese Lady and Certain of Her Contemporaries*。1929 年由英国 Hodderand Stoughton 出版社正式出版。《中国淑女》讲述的仍是中国贵族家庭的生活及如何面临时代转型的故事，似是《名门》的续集，书的前言便是上本书主角励诚的一封信。但这本书的主角换成了一位能讲一口流利英语的美丽少妇，上海的宋太太（Mrs. Sung）。宋太太出身名门，父亲是著名外交官，丈夫也是外交官，曾出使北欧，现是上海海关高级官员。宋太太是谢福芸 1926 年在中国的轮船上认识的。1926 年前后的中国并不平静，民族主义如烈酒般激荡起很多国人的热血与激情。五卅惨案、省港罢工、南京事件等震惊中外的大事先后发生，这也自然成了本书的时代底色。代表团当时在各地考察，拜会朝野名人，谢福芸的所见所闻便是书中的叙述主体。代表团中英双方成员都是一时之选，因此书里也留下了不少这些民国名人的未见于中文史料的轶事趣闻，还有他们难得一见的身影，书中亦有二十余张旧照片作为插图。

此书英文版超过四百页，是本需要花点时间才能读完的书，但一出版仍是购者踊跃、好评如云。1929 年英国初版，次年即有美国版，后还有不带插图的简装版。到这时，谢福芸已成为一个在欧美都颇有名气的中国问题专家了。

1931 年早春，忙碌的谢福芸在美国华盛顿演讲期间收到了来自牛津报告母亲病危的电报。虽赶上了最后一班去英国的轮船，但回到家见到的已是母亲的遗容。3 月 30 日埋葬母亲于牛津玫瑰山墓园，然后为母亲的遗著《中国纪行》（*A Passport to China*）整理编辑，交付出版。这是她伤心并忙碌的 1931 年。次年，七十一岁的苏慧廉也病倒了。“我也尽过同样的孝道，也是三年多光阴。”谢福芸后来对她中国的闺蜜这么说。1935 年 5 月 14 日，苏慧廉在牛津寓所辞世。

因为孤身，所以离开怀特岛来到牛津，没想到仅十年，在牛津，她又成为孤身一人。1935 年下半年，处理完父亲的后事，谢福芸决定再去中国，这个似乎能带给她家的温暖感的第二故乡——她要去四川，那是夫君曾任总领事的地方：“我来到四川的部分原因也是希望能够倒转时间机器，在他深爱过并称之为‘中国珍珠’的土地上再次和他相遇。尽管他的躯体已经死去十多年了，但如果我能亲眼看见血气方刚的他喜欢过的事情并也乐在其中，岂不是重新获取了他思想的精髓？”她要去温州：“我去温州不是为埋葬死去的亲人，而是与他们重逢，寻求灵魂的平静，也许亲人所做的一切将激发我去效仿。”

“故乡云水地，归梦不宜秋。”但谢福芸等不及了，1935 年 10 月 17 日，谢福芸搭乘“图斯卡尼亚”（Tuscania）号轮船由利物浦出发，先去孟买，后又转道澳洲、爪哇岛，翌年 7 月终于踏上了中国的土地。这是她第六次来到中国，从香港入境，先后到上海、天津、北京、山西，看看父辈生活工作过的地方，也寻访自己当年在北平创办的女校。后又南下重庆。山城走过的路，看过的风物，现在重读，宛如打开一封封温暖的情书。她当然要去温州：“有一些西方人的人生第一步就开始于那面水盾牌的某个角落。他们酣睡过的第一个臂弯就是中国人的，嘴唇发出的第一句话是短促、简单、表现力丰富的中文。小时候做错事被人发现时，他们会逃到慈祥的阿姆怀里承认错误。他们把耳朵紧紧贴在阿姆的胸前，听着阿姆均匀有力的心跳，心里马上就得到了安慰。”她曾在书中这样写道。

谢福芸这次入华带着一台当时非常时髦的摄像机，一路拍摄。胶片记录的黑白中国现在还保存在英国电影协会（British Film Institute）的档案库里。四十四分钟的默片，我饶有兴味地连看了几次，并努力记下其中的场景，以便口头描述给居住在美国东部山间、没有手机也没有 Wi-Fi 的翁万戈老先生听。我说，我能认得其中有您父亲母亲，他们从房子里跑出来，然后又羞涩地躲开镜头。我能认得“励诚”，是因为在翁家天津后人处见过几张侥幸躲过“文化大革命”抄家的旧照，其中一张翁之熹穿着皮草大衣坐在第一排，上面被粗暴地画了一个大大的叉。

当然，谢福芸继续用笔记下了这一路的故事，这是她后来出版的第三本旅华见闻录：*Brave New China*。谢福芸是见过旧中国的，清末的颓唐、民初的纷乱，都让她记忆深刻。1927 年北伐成功至 1937 年日军入侵前，中国有过一段青春焕发的岁月，《剑桥中华民国史》把这段时期称为“黄金十年”（Golden Decade）。谢福芸这次回国看到的就是这个簇新的中国，一切正展现融入世界的勃勃生机。因此，她把这本书命名为《崭新中国》。

这本书看起来类似游记，但谢福芸并不停留在景物描写与旅行见闻，和前两本书一样，她关心的还是人的命运与时运。不论是名人梅兰芳、阎锡山、张学良、吴贻芳，还是上两本书中曾出现的旧雨新知——励诚、宋太太、骆家小女……她要描述的是这些在古老传统下成长、渴望岁月静好的中国人，如何走进新的时代。

1937 年卢沟桥的枪声响起时，谢福芸已返回英国，她在英国各地奔走、演讲、募捐，呼吁援助陷入战争中的中国。11 月，一个老友在福克斯通（Folkestone）一所走读学校为疲惫的她提供了一间单身宿舍，希望能帮她从繁重的社会活动中暂时脱身。福克斯通位于英国东南，濒临英吉利海峡。谢福芸独自南下，但她的心仍牵挂着陷入战争中的中国和那么多的中国朋友。励诚好吗？宋太太在哪里？“花儿”的孩子“小熊”还那么调皮吗？在福克斯通，她没有休息，每天都伏案写作，历经八月，终于用回忆与牵挂完成了《崭新中国》，并于 1938 年在英国出版。

1939 年 9 月德国入侵波兰，随后英法宣战，第二次世界大战全面爆发。完成《崭新中国》写作后，谢福芸出任布兰普顿走读学校（Brampton Down School）教职，担任英语与法语的教学。但战争的阴霾很快蔓延到福克斯通，1939 年肃杀之秋，她与学校一起撤离至萨默塞特郡汤顿市附近的一座叫亨拉德（Henlade）的小城。《崭新中国》修订版 1940 年出版时，谢福芸在大部分章节的结尾增加了关于时局的最新内容，那些初版时还在赞美的人与景在修订版里变成了废墟，与中国血脉相连的谢福芸，心在滴血。她在修订版的扉页增加了这样一句话——“1940 年，此书得成，实因感佩中国为争取自由而战斗不辍之精神，并对其最终胜利抱有无比坚定之信心。此信念立足的缘由此书三年前已详述，三年来更千百遍证实不虚。”

这段战火纷飞的岁月，谢福芸一直在布兰普顿学校，从福克斯通到亨拉德，从英法语教师到担任副校长。在校期间，她用回忆写成了她第四本也是最后一本中国“小说”：*The Pool of Ch'ien Lung: A Tale of Modern Peking*（《潜龙潭：北平新事》），1944 年在伦敦出版。此书英文版不到两百页，是这“四部曲”中最薄的，也无照片做插图，但扉页是一张由著名旅美画家蒋彝亲绘的彩色仕女图，图片里巧笑倩兮的少女就是该书的主人公之一晶莉（Crystal Lily），北平一所女校的青年老师。谢福芸前三本书都涉及很多名流，但这本书完全着墨于普通人，通过描写这所女校几个老师的工作与生活，展示二十世纪三四十年代中国的一个侧面。谢福芸写作时，中国还在硝烟中。她写这几个普通人，意在展示这个民族的生命力及对胜利的信心。她热爱这片土地上的中国人，和她的父亲、夫君一样，一直以同情及耐心期待这个国家的进步。此书最后一章题名《卯时》，她说中国人将一天二十四个小时分为十二个时辰，卯时之后便是辰时，辰就是龙，巨龙代表胜利。“也许卯时的生活还有点混乱，但辰时的生活一定会让人振奋，现在似乎可以透过远山看见巨龙震动的双翼。”

1945 年，中国这头潜伏的巨龙终于以昂首的姿态屹立在反法西斯胜利者同盟的队列中。但随后又是内战的炮火与无情的残杀。谢福芸也进入她人生的寒冬了。1946 年年底，六十一岁的她从布兰普顿学校退休，迁居英格兰南部的莱德林奇（Redlynch），一座离索尔兹伯里（Salisbury）八英里的小城。英格兰南部的远山，在雨天与中国江南的烟雨蒙蒙竟有些相似，故国山河，哀乐人间。

1959 年 2 月 15 日，七十四岁的谢福芸在索尔兹伯里的一家医院告别人世。

二

谢福芸这四本旅华见闻录在欧美出版时都冠以小说之名。在西方出版界，图书主要分非虚构与虚构两大类，小说自然属于后者。因对苏慧廉家族及其行迹的探索与了解，我发现她的所谓小说，除了人名虚构外，其他几乎全是非虚构的。就像我们受邀参加一场化装舞会，宾主原本认识，但今晚都带上了斑斓的面具。其实，谢福芸在《中国淑女》中有说明："我这本书不是虚构的小说。它记录的是真实发生的事而不是凭空的想象：它是一出生活在当下的中国人的戏剧，描绘的是此时此刻活生生的生活。"在《名门》中她也这样写道："我在书中做了一些必要的改动，比如姓名、地名和官阶，并非和实际生活中完全一致。"比如《名门》中的主线宫（Kung）家，我后来考证出是翁同龢后人。何以如此推测并断言，除了在《寻找·苏慧廉》一书中有所涉及外，我还专门写了篇文章《翁同龢家族的域外留影》（收入《一条开往中国的船》，新星出版社，2016），细述"破案"过程，有兴趣的读者可找来一读，此不赘述。

《中国淑女》的写作背景是 1926 年随中英庚款代表团在

中国考察，当时的中方委员胡适、丁文江、王景春自然成为书中的人物。海峡两岸对胡适的研究早已汗牛充栋，但他与谢福芸在火车里辩论上帝是否存在的记录则是第一次见到。2010年我曾写有《胡适与苏慧廉》一文，先刊发在《老照片》，后台北的《传记文学》与北京的《胡适研究通讯》均予以转载，算得到胡适研究界的肯定，其实所据的材料基本来自这本“小说”。

第三十三章谢福芸采访化名为“林博士”的丁文江，丁回忆去欧洲留学时在马来西亚槟城拜访老革命康有为的故事：

“康有为非常和蔼，谦恭有礼，”“文江”感激地说道。“他把我们领进书房”——这是关系紧密的一种表现，他完全可以把他们留在客厅里。“面对我们时，他的心情一定很复杂。我们衣着寒酸，显然很穷，可我们却说要去英国留学。当我们准备起身告辞时，他问起了我们个人的情况，而不只是谈论中国及其改革的必要性——‘或是革命，无论你们怎么称呼它，’他说。他告诉我们在英国留学费用很高，担心我们没有意识到费用有多高。问我们是否确定自己有足够的钱？出于自尊，我们回答，‘是的，谢谢您。我们有足够的钱’——而当时我们身上剩下不到3英镑，因为我们还花了点钱雇人力车，还给了中国驻新加坡总领馆的服务员一些小费，你知道这是中国人的通常做法。我们正发愁自己要如何在抵达英国后从南安普敦或是伦敦去往爱丁堡。我们甚至已经开始计算走路去爱丁堡要花多长时间。但是康有为坚持要问，最后他干脆直接问我们身上有多少钱。我们回答有5000美元。”

“哦，林博士！”我忍不住笑出声来，“哦，天哪！”

他目光如炬。“我们死也不会告诉他真相，只有3英镑，太丢人了！你知道中国人在这方面多讲面子。让我们吃惊的是，康先生变得很不安。‘5000美元——你们三个人一共才500英镑！太少了，’他惊呼。‘我有一个外甥在英国留学，每年我得给他3000美元，而这样也才勉强够用。他应该有更多的钱才好。你们三个人花5000美元肯定不够！’他变得很忧虑。如果他知道真相会说些什么呢？他走到书桌旁，打开锁，拿出一个帆布袋。‘看，’这位善良和蔼的人说道，‘你们知道，中国人有给远行的朋友送个小礼物的传统。我没时间给你们买礼物，所以我希望你们收下这个——就算是一个老革命者送给年轻一代革命者的礼物吧。口袋里有我保存的十个英国金币，我在槟城用不上它们。’”

三个男孩的自尊被他的慷慨所击败，带着满满的感激和尊敬收下了这份礼物。

康有为避居马来西亚是1901年的夏天，康同璧所撰《南海康先生年谱续编》记载是年“先君经戊戌、庚子之难，积忧多病”。积忧多病也是当时中国的写照。但康有为对祖国来的年青一代革命者依然热情有加，并慷慨解囊。坊间都说康有为豪爽仗义、出手阔绰，丁文江的这段记忆给出了一条生动的注解。不论是康有为研究，还是近年日渐重视的丁文江研究，这段被英文小说保存下来的记录，都属首度披露。

谢福芸说：“我的父母都是传教士，我先生又是领事官员，对此我深感幸运……不够格的我却享受着某种特权，在中国招待我的人有的是为了我父母，有的是为了我先生，有的两者皆是。”正因此特殊的身份，她当时接触到的人与事，都非普通。

比如《中国淑女》第十章《服务于中国的美国人》记录访问金陵大学时，一位美国传教士，也是这所大学的副校长特别接待了她，并陪着参观校园。当时两人有很多的谈话，关于中国教育及正风起云涌的民族主义。不幸的是，这个在谢福芸眼里有慈父般面庞的美国绅士在他们道别后不久就殒命于一中国士兵的枪下。这个美国人其实就是金陵大学的创办人文怀恩（John Elias Williams，1871—1927），他的被杀也是1927年轰动世界的“南京事件”的导火索。谢福芸的笔记录下了他生前的音容笑貌，还有听闻来的被杀时的细节，甚至有他夫人在丈夫去世后让人动容的无私表现。如果有近代史学者要还原“南京事件”，这些记述一定是不可或缺的史料。

民国史坛祭酒傅斯年曾有“近代史学只是史料学”的观点，虽聚讼纷纭，实切中要害。近代史需要新史料，这些留在域外的一手材料，应为研究者提供新的细节与视角。

谢福芸最后一本小说《潜龙潭》是回忆在一所坚守儒家思想的女校里，与三位中国女性结下的深厚友谊。这所在小说里没有名字的女校应该就是民国北平名校“箴宜”。箴宜的创办者书中称为Miss Chi，她的真名叫继诚，字识一，镶白旗宗室，世祖顺治帝七世孙女，裕宪亲王福全六世孙女。其父为荆州将军、奉恩将军祥亨。继诚1861年出生，是祥亨的次女，但因长姊夭折，所以就成了事实上的独生女。这位独生女与众不同，觉着男女没什么分别。父亲无子，女便是男。她少小读书，“毕五经、长诗文、工书法”，还立志不嫁。光绪三十年（1904）祥亨病故，此时继诚已四十四岁，依然没有出嫁的念头，并决定用自己名下的财产创办学堂，“思中国之所以积弱，实缘女学之不振，有志于兴办女学，以牖新知”。1906年，她在北京东四牌楼第五巷内班大人胡同私宅创设女塾，捐出私宅五十余间永为校产。为了奖励女性入学，箴宜不收费，学堂十年费用全靠她一人支撑。1916年继诚病故，享年五十六岁。临终前立下契约，将一切房产、家具物什全部捐助学堂。当时的教育总长范源濂，感其“罄一已之产，竭毕生之力，兴学育才”，呈报代理大总统黎元洪颁发匾额褒词。

继诚去世后，接任的是其高足骆仲儒。骆校长也是女中豪杰，与继小姐一样选择终身不嫁，“卿其亡师遗命，力支此校。罄其所积，以充校费”。骆仲儒也是当时名儒林纾的弟子。骆仲儒字树华，怪不得谢福芸在书中为她取名Miss Flower of the Tree Way。有意戴上的面具，不经意一个侧身，还是仿佛惊鸿一瞥。

在书中，树华身边还有个好姐妹“香华”（Miss Fragrance of the Lily blossom Lo），姓骆，是《名门》中写到的骆大人的小女儿。辛亥后满人没落，她不满家人对其后半生的安排，外出独立生活，求职箴宜。这个琴棋书画皆擅、品行高洁、不依附他人的独身女子，真名叫白祥华，号达斋，是民国北平时还有点名气的古琴家，师事琴家叶潜，为诗梦斋女弟子。王世襄的《自珍集——俪松居长物志》中也有提及她的名字，说到她1947年曾到访他家，参与一场在京琴人的雅集。

谢福芸的《潜龙潭》就是记述这所早已湮没在历史尘埃中的女校及几个今天可称为女性意识觉醒的独立女性。这几个单身女人薪尽火传的这所学校其实穿过了历史的长河，1952年收归国有，改称班大人胡同小学，1965年改名育芳小学，2008年改称七条小学育芳分校。我在百度上输入七条小学的名字，惜未见校史介绍，跳出来的都是以学区房为概念的长短租及二手房广告。

三

有“史界歌德”之誉的德国历史学家兰克（1795—1886）有一句名言：“让亲临其境者说话。”谢福芸无疑是20世纪中国的一个亲临其境者。或许有人会问，她的“小说”都是真实且一手的记录吗？或者说，你们从小说中“侦破”出来的都是真实的历史吗？说真的，这两个问题我都不敢给予完全肯定的答复。

在《名门》第二十一章，谢福芸记录了被孙中山称为“盖世之杰”的吴禄贞的被刺案，当时她正住在天津翁家，吴将军与翁斌孙都曾在山西为官，平日有来往。这段案情是从翁斌孙儿子那里听闻的：

他告诉我，他所敬仰的一位吴将军在1911年12月被自己手下的士兵谋杀了。他说，他的父亲同样非常钦佩这位将军。这位将军在出事的时候，正准备前往山西署理巡抚，死的时候只有32岁。吴将军被杀的那一天，他的两匹马还在几百里外的天津，不知为何，一直在马厩里呜咽哭泣！而他和李先生去赛马场的马车就是被这些马拉着的，这些马是吴将军的朋友借给李先生的，这个朋友说他永远都不会卖掉这么忠心耿耿的马，尽管确实有人已经开出了天价。

吴将军两袖清风，死后家中一贫如洗。吴将军的遗孀，也就是吴太太，在丈夫死后终日以泪洗面。吴将军的这位朋友就把她接到自己家中，予以悉心的照料。但她还是终日悲恸。为了给她换个环境调整情绪，这位朋友便打算送她去上海调养。当船行驶到黄浦江入口的吴淞时，这个女人从船上纵身一跃，结束了自己的生命。

吴禄贞 1911 年 11 月 7 日深夜的遇刺无疑改变了辛亥格局，事过百年，刺吴案依旧扑朔迷离，但谢福芸这段当时听闻的记录，多少应为今人的研究多一个角度。史料中从未被提及的吴夫人及其纵身一跃的画面，更给生命留下了一个鲜活的惊叹号。

其实，我们无意把谢福芸塑造成历史学家，更何况，在当代学界，历史早已突破考据史料的范畴。历史不是仅指作为过去存在的历史，亦不是指史料这样的作为记录的历史，而是被写出来的历史。过去的历史宛如一片幽暗之地，而当前生活中的关切就如同探照灯，决定了被照亮的是过去中的哪些部分。

同样在《名门》里，谢福芸记录了与宫大人（即翁斌孙）的一段对话，这倒是她自己的亲历。当时已是民国初年，袁世凯力邀息影津门的翁斌孙出山，就任山西巡抚，但翁斌孙认为袁对清廷不忠，“一名大清的官员，能够在这个人的统治下为官吗？”

“但我不认为你是一个大清的官员，”谢福芸张大眼睛争辩道：“你是一个中国的官员，你的首要任务是对你的国家负责，而不是对一个皇朝负责。”“但如果不是大清，我就不会成为一个官员，”翁斌孙坚持自己的道理，“那才是根。”

忠君还是报国？家天下还是国天下？做忠臣还是做公民？谢福芸的言论在当时无疑是超前的。经过剑桥洗礼及新教伦理浸润的谢福芸，在率真的同时有理性与清醒的一面，她的冷静及斩钉截铁的争辩，在今天依然掷地有声。

在《崭新中国》里，她记录了西安事变后的一段见闻，

1936年的西安事变就发生在她从上海到温州途中。圣诞那日的夜晚，在温州参观父亲年轻时创建的城西教堂时，她从无线电获知此事终得解决。次日两万名温州人举行欢庆集会。在拥挤、亢奋的人群里，她却想起1910年元旦在山西太原参加的第一次中国人的大型集会。当时“清兵们大喊‘万岁！万岁！’五岁的小皇帝刚刚坐上龙椅。一年以后，他就被废黜了。那是动荡的岁月，如今也是。”她在书中这样写道。

动荡似乎是中国历史的主调。谢福芸的四本小说竟然暗合了清社既屋、共和初缔、北伐军兴、御侮救亡这四个近代史上最大的时代旋涡，当然，她书中的人物在他们后续的真实人生中还要蹚过无数时代洪流。

唐德刚的“历史三峡论”认为历史的长河里会有转型期，转型犹如过三峡，充满凶险。他认为中国历史上出现过两次大的转型，第一次是自“商鞅变法”起至汉武帝和汉昭帝之间，历经三百年，实现了从封建到帝制的转型。此次转型是自动的，内部矛盾运行的结果；第二次大转型则是被迫的，外来刺激而行，已发轫于鸦片战争之后。唐氏预言，第二次过三峡大概需要两百年，顺利的话，到本世纪中叶方能基本完成。

马礼逊、李提摩太、赫德、赛珍珠、苏慧廉、谢立山、谢福芸……这一行西人接踵来华的年代就是中国第二次水过三峡的年代，他们的所作所为、所见所闻、所思所传就是对这次要努力从传统农民社会向现代公民社会转化的实验与思考。他们关注人，关注女人，关注普通人，关注有独立人格的中国人在转型时代中的命运与作用。两百年其实已过大半，过去一个半世纪中国的变乱、颠沛都已记载在书本里，最后一段路，今人如何读，如何行?

“历史不是叫我们哭的，也不是叫我们笑的，乃是叫我们明白他的。”这是一位热情、敏感、独立、清醒如谢福芸般的中国女作家陈衡哲说的。

沈迦

二〇一八年一月三十日初稿于上海，二月三日改定